W0062207

Regina Rettenbach

Die Psychotherapie-Prüfung

Regina Rettenbach

Die Psychotherapie-Prüfung

Kompaktkurs zur Vorbereitung
auf die Approbationsprüfung
nach dem Psychotherapeutengesetz
mit Kommentar zum IMPP-
Gegenstandskatalog

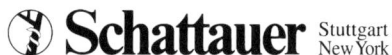
Schattauer Stuttgart
New York

Bibliografische Information der Deutschen Bibliothek
Die Deutsche Bibliothek verzeichnet diese Publikation
in der Deutschen Nationalbibliografie; detaillierte
bibliografische Daten sind im Internet über
<http://dnb.ddb.de> abrufbar.

Besonderer Hinweis:
Die Medizin unterliegt einem fortwährenden Entwicklungsprozess, sodass alle Angaben, insbesondere zu diagnostischen und therapeutischen Verfahren, immer nur
dem Wissensstand zum Zeitpunkt der Drucklegung des
Buches entsprechen können. Hinsichtlich der angegebe-
nen Empfehlungen zur Therapie und der Auswahl sowie
Dosierung von Medikamenten wurde die größtmögliche
Sorgfalt beachtet. Gleichwohl werden die Benutzer auf-
gefordert, die Beipackzettel und Fachinformationen der
Hersteller zur Kontrolle heranzuziehen und im Zweifels-
fall einen Spezialisten zu konsultieren. Fragliche Un-
stimmigkeiten sollten bitte im allgemeinen Interesse
dem Verlag mitgeteilt werden. Der Benutzer selbst bleibt
verantwortlich für jede diagnostische oder therapeutische Applikation, Medikation und Dosierung.
In diesem Buch sind eingetragene Warenzeichen (ge-
schützte Warennamen) nicht besonders kenntlich gemacht. Es kann also aus dem Fehlen eines entsprechenden Hinweises nicht geschlossen werden, dass es sich
um einen freien Warennamen handelt.

Das Werk mit allen seinen Teilen ist urheberrecht-
lich geschützt. Jede Verwertung außerhalb der Bestimmungen des Urheberrechtsgesetzes ist ohne schriftliche Zustimmung des Verlages unzulässig und strafbar.
Kein Teil des Werkes darf in irgendeiner Form ohne
schriftliche Genehmigung des Verlages reproduziert
werden.

© 2005 by Schattauer GmbH, Hölderlinstraße 3,
70174 Stuttgart, Germany
E-Mail: info@schattauer.de
Internet: http://www.schattauer.de
Printed in Germany

1. Nachdruck 2006

Lektorat: Dipl.-Biol. Katja Ehmcke, Erlangen
Umschlagabbildung: Bruno Budrovic/Illustration
Source/PICTURE PRESS
Satz: Satzpunkt Ewert GmbH, Bayreuth
Druck und Einband: Gulde Druck GmbH,
72072 Tübingen

ISBN-10: 3-7945-2387-3
ISBN-13: 978-3-7945-2387-0

Vorwort

Sie stehen kurz vor der staatlichen Prüfung zum Psychologischen Psychotherapeuten oder Kinder- und Jugendlichenpsychotherapeuten? Ich war im Sommer 2003 nach dreijähriger Ausbildung an der Wiesbadener Akademie für Psychotherapie (WIAP) an diesem Punkt meiner Karriere angelangt.

Vielleicht teilen Sie meine Ansicht, dass die Ausbildung persönlich sehr bereichernd und für die Qualitätssicherung des Berufsstandes der Psychotherapeuten bedeutsam ist, aber die Prüfung – ist das nicht eigentlich eine Zumutung? Ich bin durchaus motiviert, lebenslang zu lernen, aber warum muss ich immer wieder Grundlagenwissen pauken? Vor langer Zeit lernte ich so für das Vordiplom im Psychologiestudium, vor nicht allzu langer Zeit lernte ich so für das Diplom, dann lernte ich noch mal so für das Rigorosum bei der Promotion und spätestens zu diesem Zeitpunkt wollte ich nie wieder so lernen. Zum Abschluss der Psychotherapie-Ausbildung dachte ich, dass es spätestens jetzt „auf die großen Zusammenhänge" und das „praktische Wissen" ankommen wird. Aber als ich mich mit der Internetseite des Instituts für medizinische und pharmazeutische Prüfungsfragen (IMPP) beschäftigte, wurde ich eines Besseren belehrt: Der Gegenstandskatalog zeigte deutlich, dass in der schriftlichen Prüfung wieder Detailwissen verlangt wird. Vielleicht wissen Sie noch alles aus dem Studium, vielleicht wurde Ihnen der Prüfungsinhalt umfassend im Theorieteil der Ausbildung nahe gebracht. Für mich galt das leider nicht und ich fand keine Literatur, in der alle oder zumindest viele der notwendigen Informationen zusammengefasst waren. Also verbrachte ich viel Zeit am Schreibtisch und suchte aus unzähligen Büchern und noch mehr Internetseiten zusammen, was ich beim Blick auf den Gegenstandskatalog für relevant hielt. Auf diese Weise wurde jeder einzelne Unterpunkt der neuesten Version des IMPP-Gegenstandskatalogs bearbeitet. Zu jedem Stichwort kann man eigentlich ganze Bücher schreiben, aber die wesentliche Information lässt sich auch knapp zusammenfassen. Das scheint mir gelungen zu sein, denn ich habe mit Hilfe des so entstandenen Skripts sowohl die schriftliche wie auch die mündliche Prüfung mit „sehr gut" bestanden. Mit dem Text haben sich mittlerweile viele andere Kandidaten problemlos auf die Prüfung vorbereitet und orientiert am Skript gebe ich inzwischen auch erfolgreich Vorbereitungskurse zur Prüfung an der WIAP. Anhand der Erfahrungen der Kandidaten in der Prüfung wurde der Text in den letzten Monaten fortlaufend ergänzt und jetzt erscheint es folgerichtig, ihn als Buch einer größeren Öffentlichkeit zur Verfügung zu stellen. Das Buch orientiert sich am Gegenstandskatalog für Psychologische Psychotherapeuten. Dieser entspricht allerdings zu etwa 90% dem Gegenstandskatalog für Kinder- und Jugendlichenpsychotherapeuten, denen das Buch damit auch eine Hilfe sein kann.

Vielleicht noch ein „Tipp" nach leidvoller eigener Erfahrung: Sie sollten Ihre Energie nicht durch Auswendiglernen vergeuden. Der Großteil der schriftlichen Prüfung besteht aus Multiple-choice-Fragen. Worauf es dabei ankommt, ist, die richtige Antwort wieder zu erkennen, weil man davon gelesen hat – das Bekannte wird Ihnen in den Antwortmöglichkeiten regelrecht „entgegenspringen".

Bitte beachten Sie noch Folgendes: Ich wollte eigentlich im Text immer sowohl die weibliche wie auch die männliche Sprachform benutzen, aber die Sätze wurden dadurch leider völlig unverständlich. Also spreche ich im Dienst der Vereinfachung im Buch immer nur von Therapeut und Patient. Mir ist dabei auch durchaus bewusst, dass nicht jeder Mensch, der sich psychotherapeutisch behandeln lässt, ein Patient im eigentlichen Sinn sein muss; aber auch da stand im Vordergrund, dass die Information kurz und gut verständlich ist. Vielleicht fällt Ihnen auf, dass das Buch relativ wenige Literaturhinweise enthält. Wenn ich jede Aussage direkt belegt hätte, wäre der entsprechende Anhang fast so dick wie das vorliegende Buch. Das erschien mir den Aufwand nicht wert.

Nun zum besonders angenehmen Teil des Vorwortes: Vielen Dank für die umfassende Unterstützung, die ich bei der Durchführung des Buchprojektes erhalten habe! Meine Familie, Freundinnen und Freunde, Kolleginnen und Kollegen kennen die Auswirkungen solcher Projektzeiten und verlieren erstaunlicherweise doch nicht die Geduld mit mir. Besonderen Dank an Rainer Schittler, der mir vor allem in PC-Fragen zur Seite stand. Bei Herrn Dr. Bertram und Frau Dr. Hardt vom Schattauer-Verlag sowie bei Frau Ehmcke möchte ich mich herzlich für die hervorragende Betreuung bei der Manuskriptgestaltung – im Besonderen für ihre Flexibilität und humorvoll-zuvorkommende Art – bedanken.

Eppstein, im März 2005

Regina Rettenbach

Inhalt

1 Psychologische und biologische Grundlagen der Psychotherapie (einschließlich entwicklungspsychologischer Aspekte)

1.1 Allgemeine und psychologische Grundlagen der Psychotherapie

1.1.1 Allgemeine Aspekte und Grundbegriffe

■ **Modellvorstellungen zu Krankheit:** Krankheit kann z. B. verstanden werden als

- **Funktionsstörung bzw. Strukturschädigung:** Die Abweichung der Lebensvorgänge in Organen oder im gesamten Organismus führt zu subjektiv empfundenen bzw. objektiv feststellbaren körperlichen, geistigen oder seelischen Veränderungen.
- **Botschaft:** Kranksein hat einen entschlüsselbaren Sinn.
- **Lösungsversuch:** Durch die Krankheit kann unerträgliche Spannung abgewehrt werden.
- **Systemstörung:** Krankheit führt gleichzeitig zu Regulationsprozessen auf der körperlichen, sozialen und psychischen Ebene.

■ **Modellvorstellungen zu Gesundheit:** Unter Gesundheit versteht man z. B.

- das geordnete Zusammenspiel normaler Funktionsabläufe im Organismus.
- den Zustand optimaler Leistungsfähigkeit für die wirksame Erfüllung der Rollen und Aufgaben, für die das Individuum sozialisiert wurde.
- die individuelle Anpassungsfähigkeit oder die Fähigkeit sich selbst eine gute Lebensqualität zu gestalten und zu bewahren.
- den Zustand des vollkommenen körperlichen, seelischen oder sozialen Wohlbefindens (WHO, 1946).

■ **Modellvorstellungen zur Krankenrolle:** Die Krankenrolle ist ein Konzept, das Veränderungen der Kontrollfunktion durch das Erleben einer Krankheit beschreibt. In der Krankenrolle

- ist man von alltäglichen Rollenverpflichtungen befreit,
- wird man in der Regel nicht für seine Erkrankung verantwortlich gemacht,
- soll man alles tun, was zur Genesung beiträgt und
- ist man dazu angehalten, fachkundige Hilfe aufzusuchen.

■ **Störungs- versus Krankheitsbegriff:** In der Medizin werden die Bezeichnungen Störung und Krankheit häufig synonym verwendet. Genau genommen sollte aber von Krankheit nur dann gesprochen werden, wenn die Symptome eine organische Ursache haben. Der Begriff der Störung umfasst dagegen auch Veränderungen, bei denen das nicht der Fall ist. Der Terminus Störung wird meist als weniger stigmatisierend empfunden als der Krankheitsbegriff.

■ **Störungskonzepte:** Beispiele für Konzepte psychischer Störungen sind

- **der physiologische Ansatz:** Die psychopathologischen Phänomene haben eine organische Ursache.
- **der psychoanalytische Ansatz:** Die Grundlage einer Störung liegt in der Verdrängung

von Ich-bedrohlichen Inhalten, die ihren Ursprung in frühen Kindheitskonflikten haben.

- **der lerntheoretische Ansatz:** Abweichendes Verhalten beruht auf Lernprozessen wie z. B. auf klassischer Konditionierung, operanter Konditionierung oder Modelllernen.
- **der kognitive Ansatz:** Psychische Störungen basieren auf dysfunktionalen Wahrnehmungs- und Interpretationsschemata.
- **der humanistische Ansatz:** Zu psychopathologischen Entwicklungen kommt es, wenn das eigene Wertgefühl blockiert oder verleugnet wird.
- **der bio-psycho-soziogenetische Ansatz:** Bei der Erklärung psychischer Störungen wird neben körperlichen und psychologischen Prozessen auch der soziale Lernprozess berücksichtigt.

■ **Diagnostik:** Die Diagnostik ist die Fähigkeit oder die Lehre zur Abklärung von Gesundheitsstörungen bzw. Beratungsursachen. Sie umfasst auch die einsetzbaren Untersuchungsmethoden (z. B. Anamnese, körperliche Untersuchung, Tests usw.). Der diagnostische Prozess verläuft auf der Symptom-, der Syndrom- und der Diagnoseebene.

■ **Psychotherapie:** Mit Psychotherapie wird eine Vielzahl psychologischer Methoden zur Behebung seelischer, emotionaler und Verhaltensstörungen umschrieben. Die Grundannahme für psychotherapeutische Interventionen lautet, dass psychische Prozesse veränderbar sind. Psychotherapie ist ein interaktioneller Prozess zwischen Therapeut und Patient mit einem zielgerichteten, bewussten und geplanten Ablauf. Durch wissenschaftlich begründetes Vorgehen mittels lehrbarer Techniken werden mit psychologischen Mitteln Störungen und Leidenszustände beeinflusst.

■ **Psychologische Interventionen:** Der Begriff dient als Sammelbezeichnung für psychologische Beratung und Psychotherapie. Er bezieht sich meist auf die unmittelbare Arbeit mit den Betroffenen. Psychologische Interventionen umfassen alle Formen der professionellen psychologischen Unterstützung bei der Bewältigung vornehmlich psychischer, aber auch körperlicher Störungen.

■ **Beratung:** Die Abgrenzung zwischen Beratung und Psychotherapie ist in der Praxis schwierig. In der Beratung werden leichtere, aktuelle Probleme in Form von eher stützenden Gesprächen bearbeitet. Sie soll die momentane Situation erleichtern und hat nicht die Umstrukturierung der Persönlichkeit zum Ziel. Auf die Bearbeitung unbewusster Inhalte wird verzichtet. Die Beratung setzt keine psychotherapeutische Weiterbildung voraus, beinhaltet eher lenkende Vorgehensweisen und erfordert meist weniger Zeit als eine Therapie.

■ **Entstehung und Verlauf psychischer Störungen:**
- **Prä- und perinatale Phase:** Abhängig vom Zeitpunkt einer Schädigung unterscheidet man:
  - pränatale Noxen: z. B. Infektion, Intoxikation, Hypoxie, Strahlenschaden, genetischer Schaden
  - perinatale Noxen: z. B. Frühgeburt, verzögerte Geburt, Hirnblutung, Nabelschnurumschlingung

  Neben prä- und perinatalen Noxen kennt man auch postnatale Noxen (z. B. Ernährungsstörung, Meningismus, Hirntrauma, sozioökonomische oder psychosoziale Faktoren).
- **Sozialisations- und Entwicklungsphase:** Sozialisation ist die Vermittlung normativer Rollenerwartungen in einer Gesellschaft. Die durch die Sozialisation bedingten Veränderungen sind kultur- und zeitspezifisch. Je nach vornehmlichem Sozialisationsfeld wird in unserer Kultur unterschieden in:
  - primäre Sozialisationsphase: Bis zum ca. sechsten Lebensjahr beeinflusst vornehmlich die Familie die Sozialisation des Kindes.
  - sekundäre Sozialisationsphase: Bis zum ca. 20. Lebensjahr steigt zunehmend der Einfluss von Schule, Vereinen, Ausbildungsstätten etc. auf die Sozialisation.

– tertiäre Sozialisationsphase: Während des Erwachsenenalters werden die Einflüsse der Sozialisationsfelder Arbeitsplatz, Medien, Parteien etc. stärker.

Die ontogenetischen Entwicklungsphasen sind genetisch bedingt und an das Lebensalter gebunden. Sie sind – trotz Schwankungen im Entwicklungstempo – universell.
Der Entwicklungsstand eines Menschen wird durch die genetische Disposition, das Lebensalter und die Sozialisationseinflüsse bestimmt.

- **Prodromalphase:** Die Prodromalphase ist das Vorläuferstadium einer Erkrankung. So kann man z. B. vor dem eigentlichen Ausbruch der Schizophrenie meist schon Monate zuvor unspezifische Symptome nachweisen.
- **Erkrankungs- bzw. Störungsphase:** Phasen sind Abschnitte einer stetigen Entwicklung. Sie werden abgegrenzt gegen Schübe (akute Prozesse, die zu einer dauerhaften Veränderung führen) und Episoden (Prozesse bei einer völlig rückbildungsfähigen Erkrankung). Man unterscheidet unter anderem in akute, remittierte oder chronische Erkrankungs- bzw. Störungsphasen.
- **Remission:** Remissionen sind als vorübergehendes Nachlassen von körperlichen oder psychischen Krankheitssymptomen ohne das Erreichen der vollkommenen Genesung definiert. Bei der Schizophrenie bedeutet Remission z. B., dass noch Negativsymptome bestehen können und nur die Produktivsymptomatik nicht mehr feststellbar ist. Bei einigen Erkrankungen gibt es Behandlungsansätze zur Remissionsstabilisierung (Rezidivprophylaxe).
- **Rezidiv:** Von Rezidiv spricht man bei Rückfällen von Erkrankungen, die bereits überwunden schienen.
- **Chronifizierung:** Chronifizierte Symptome sind lang anhaltend oder häufig wiederkehrend, oft mit Verschlimmerung.

■ **Vulnerabilität:** Der Begriff meint Verletzlichkeit oder Krankheitsanfälligkeit. Unter dem Druck von Anforderungen kann z. B. die psychische Struktur an die Grenzen ihrer Belastbarkeit gelangen. Je höher die Vulnerabilität ist, umso geringere Belastungen reichen aus, um Störungen hervorzurufen.

■ **Risikofaktoren:** Risikofaktoren sind Verhaltensweisen oder Befunde, die die Wahrscheinlichkeit für das Auftreten einer Erkrankung oder Störung statistisch nachweisbar erhöhen. In unserer Kultur häufige Risikofaktoren sind Alkoholkonsum, Rauchen, fehlende Bewegung, falsche Ernährung, Übergewicht und Stress.

■ **Marker:** Marker sind biologische Substanzen, deren Nachweis das Risiko für eine Erkrankung oder die Reaktion auf eine Therapie vorhersagbarer machen. Man kann z. B. in Familien mit gehäuftem Auftreten einer psychischen Störung nach genetischen Markern suchen und die Betroffenen entsprechend beraten.

■ **Protektive Faktoren:** Schutz bieten können
- externe Ressourcen (z. B. materielle Bedingungen, soziale Unterstützung)
- interne Ressourcen (z. B. kognitive Personenvariablen, soziale Kompetenz)

■ **Resilienz** (s. auch 4.1, S. 61 f. und 6.1, S. 103 f.): Resilienz ist eine Größe, die den Ausbruch bzw. Verlauf der Störung mildernd beeinflusst. Sie ist definiert als Stärke eines Menschen, Lebenskrisen ohne anhaltende Beeinträchtigung zu überstehen. Die Widerstandskraft wird durch das soziale und wirtschaftliche Umfeld, die biologische Vitalität und die Einstellung zu Problemen bestimmt. Die Resilienz ist hoch beim Erleben von Engagement (statt sich zu fügen), Kontrolle (statt Machtlosigkeit) und Herausforderung (statt Bedrohung).

1.1.2 Methodische Grundlagen: Ätiologieforschung, Psychotherapieforschung

Methoden der Ätiologieforschung

■ **Querschnitterhebungen:** Zu einem bestimmten Zeitpunkt werden mehrere (unabhängige) Stichproben mit demselben oder einem vergleichbaren Messinstrument jeweils einmal untersucht. Beispielsweise wird ein Fragebogen zur Häufigkeit und Stärke von Depressionen bei verschiedenen Altersgruppen in einem Altersheim eingesetzt. Die Querschnittstudie erlaubt Aussagen über die Punktprävalenz (s. unten).

Vorteile:
- kurze Durchführungsdauer der Untersuchung
- geringer Aufwand

Nachteile:
- Die Kohorten haben unter Umständen verschiedene Sozialisationsbedingungen.
- Unabhängige Stichproben erlauben keine Aussagen zu intraindividuellen Unterschieden.
- Für unabhängige Stichproben stehen weniger effiziente statistische Verfahren zur Verfügung.
- Die Generalisierung der Ergebnisse über den Zeitpunkt der Untersuchung hinaus ist problematisch.

■ **Längsschnitterhebungen:** Dieselbe (abhängige) Stichprobe von Individuen wird zu verschiedenen Zeitpunkten mit demselben oder einem vergleichbaren Messinstrument untersucht. Man erhebt z. B. den Leistungsstand in Mathematik in derselben Schulklasse vom ersten bis zum vierten Schuljahr. Längsschnittuntersuchungen erlauben die Bestimmung der Periodenprävalenz (s. unten) und der Inzidenzraten (s. unten).

Vorteile:
- Die Unterschiede in den Messwerten geben die intraindividuelle Veränderung wieder.
- Die Unterschiede innerhalb der Stichprobe geben interindividuelle Unterschiede wieder.
- Für abhängige Stichproben stehen effiziente statistische Verfahren zur Verfügung.

Nachteile:
- Veränderungen der Umweltbedingungen während der Untersuchungsdauer können

sich als nicht kontrollierbare Störfaktoren auswirken.
- Mortalität und Alterung der Probanden können Probleme bei der Auswertung machen.
- Es besteht die Gefahr systematischer drop outs.
- Lerneffekte oder reaktive Effekte können auftreten.
- Die Untersuchungsverfahren sind im Verlauf der Studie nicht mehr zu verändern.
- Die richtige Wahl der Sequenz der Untersuchungen ist bedeutsam.

■ **Retrospektive Untersuchungen:** Bei retrospektiven Studien untersucht man vom Ergebnis ausgehend die Einflussgrößen. Ein Beispiel für eine retrospektive Untersuchung ist die Befragung von Senioren über ihre Erinnerungen an den Zweiten Weltkrieg.

Vorteile:
- Erfassung großer Datenmengen, die bei prospektiven Studien nur über eine lange Beobachtungszeit erworben werden können.
- Hohe Wirtschaftlichkeit, weil die Untersuchungen in der Regel leicht, schnell und billig durchzuführen sind.

Nachteile:
- Retrospektive Untersuchungen geben nur Hinweise, sie haben keine Beweiskraft.
- Die Richtung des Zusammenhangs bleibt unklar: Variable A kann Variable B beeinflussen, Variable B kann Variable A beeinflussen oder Variable C übt Einfluss aus.
- Wenn man auf die Erinnerung von Probanden angewiesen ist, können Fehler auftreten (z. B. recall bias: Ereignisse, die der Proband als nicht relevant erachtet, berichtet er nicht).

■ **Labor- und Feldstudie:** Bei der Laborstudie wird eine Untersuchung in einem speziell zu diesem Zweck entwickelten (künstlichen) Milieu durchgeführt. Der Fremde-Situations-Test von Ainsworth (s. S. 65) ist ein Beispiel einer

Laborstudie. Laborforschung hat hohe interne, aber geringe externe Validität.

Vorteile der Laborstudie:
- Die Situation ist leicht manipulierbar.
- Die Störvariablen können gut kontrolliert werden.
- Die Untersuchung erfolgt unter optimalen Bedingungen.

Nachteile der Laborstudie:
- Die Umgebung wirkt u. U. unnatürlich.
- Die Personen wissen, dass sie untersucht werden und verändern eventuell ihr Verhalten.
- Die Übertragbarkeit auf natürliche Situationen ist fraglich.

Bei der Feldforschung soll die diagnostisch-therapeutische Situation möglichst wenig durch die Untersuchung verfälscht werden. Eine Feldstudie ist z. B. die Auszählung aggressiven Verhaltens von Kindern auf einem Spielplatz. Feldstudien haben hohe externe, aber geringe interne Validität.

Vorteile der Feldstudie:
- natürliche Umgebung
- spontanes, normales Verhalten
- gute Übertragbarkeit auf natürliches Verhalten
- keine Verfälschung durch Wissen um Studie

Nachteile der Feldstudie:
- Die Störvariablen können schlecht kontrolliert werden.
- Die Manipulation der Situation ist schwierig.
- Das Verhalten ist u. U. schwer zugänglich.
- Die Untersuchungsbedingungen sind nicht optimal.

■ **Einzelfall- und Gruppenstudien:** Bei Einzelfalluntersuchungen wird entweder ein Individuum (z. B. Patient mit seltener Erkrankung) oder ein im Hinblick auf ein Merkmal homogenes Kollektiv (z. B. Verein) betrachtet. Die Untersuchung erfolgt meist mittels nicht oder

wenig standardisierter Verfahren. Die Einzelfallstudie erlaubt die detaillierte Beschreibung eines Phänomens und dient oft der Hypothesengenerierung. Die Auswertung erfolgt über eine Zeitreihenanalyse, die Aussagen über Trend, Oszillation und Fehlerkomponenten macht. Die Zusammenfassung von Einzelergebnissen (Aggregation) aus Einzelfallstudien ist problematisch. Aussagen über die Generalisierbarkeit der Befunde sind nur durch Replikationsuntersuchungen möglich.

Gruppenstudien werden mit möglichst großen Stichproben durchgeführt. Es wird zwischen Experimental- und Kontrollgruppen unterschieden, für die Mittelwertsunterschiede berechnet werden, die dann statistisch auf Signifikanz überprüft werden können. Bei Verwendung repräsentativer Stichproben sind Generalisierungen möglich.

■ **Experimentelle und quasiexperimentelle Studien:** Beim Experiment wird eine Situation genau definiert. Es dient der Überprüfung einer Hypothese und kann diese bestätigen oder widerlegen. Von einem Experiment wird gefordert, dass es reproduzierbar ist. Es gibt eine Experimental- und eine Kontrollgruppe, die durch Randomisierung der Probanden gebildet wurden. Die unabhängige Variable wird verändert und die abhängige Variable wird gemessen. Andere Variablen werden konstant gehalten oder kontrolliert.

Beim Quasiexperiment gibt es entweder gar keine Kontrollgruppe oder sie ist nicht durch Randomisierung aus der Gesamtpopulation entstanden. Die Befunde müssen daher nicht auf die Veränderung der Bedingungen, sondern können auf Gruppenunterschiede zurückgehen.

■ **Epidemiologische Erhebungen:** Die deskriptive Epidemiologie beschreibt das Auftreten und die Verteilung der Krankheiten über Populationen, geografische Regionen und die Zeit. Die analytische Epidemiologie erfasst Ursachen, Risikofaktoren und weitere Determinanten von Gesundheit und Krankheit.
- **Prävalenz (Grundanteil):** Die Prävalenz beschreibt die Häufigkeit, mit der ein be-

stimmtes Merkmal (z. B. eine Diagnose) in definierten Zeiträumen in einer Population vorkommt.

- – Die Punktprävalenz gibt die Häufigkeit zu einem bestimmten Zeitpunkt (z. B. Stichtag) an.
- – Die Periodenprävalenz gibt die Häufigkeit in bestimmten Zeitabschnitten (z. B. in den letzten sieben Tagen) an.
- – Die Jahresprävalenz ist die Periodenprävalenz für zwölf Monate.
- – Die Lebenszeitprävalenz ist die Periodenprävalenz für das gesamte Leben.
- – Die Prävalenzrate ist die Anzahl der Erkrankten im Verhältnis zur Anzahl der untersuchten Personen.
- **Inzidenz:** Die Inzidenz gibt das Neuauftreten definierter Merkmale (z. B. bestimmter Diagnosen) in bestimmten Zeiträumen (z. B. während des letzten Jahres) in einer Population an.
- **Falldefinition:** Durch die Falldefinition werden Erkrankte (sog. Fälle) und nicht Erkrankte epidemiologisch unterschieden. Meist wird diese Entscheidung nach den Kriterien aus der ICD-10 (International Classification of Diseases) getroffen.
- **Fallregister:** Das Fallregister erlaubt die zentralisierte, personenbezogene, kontinuierliche Dokumentation aller Kontakte von Patienten mit den verschiedenen medizinischen Diensten einer umschriebenen Region. Das Einrichten von Fallregistern ist relativ teuer und birgt Datenschutzprobleme.

■ **Repräsentative und klinische Stichprobe:** Bei der Stichprobengewinnung wird mit einer mathematischen Methode eine Teilmenge aus einer Grundgesamtheit (Population) erzeugt. Die Stichprobe besteht aus einer Menge von Elementen, die hinsichtlich eines Merkmals übereinstimmen. Repräsentative Stichproben entsprechen in ihrer Zusammensetzung der Population, aus der sie entnommen sind. Nur aus solchen Stichproben lassen sich Schlüsse auf die Population ziehen. Klinische Stichproben rekrutieren sich aus dem Personenkreis, der sich in Behandlung befindet.

Methodik der Psychotherapieforschung

■ **Ziele:** Die Psychotherapieforschung soll z. B. Aussagen machen über:

- **Wirksamkeit:** Die Wirksamkeit von Therapieverfahren wird über die Effektstärke ermittelt. Sie berechnet sich aus dem Mittelwertsunterschied eines Merkmals vor und nach der Therapie dividiert durch die Standardabweichung des Merkmals vor der Behandlung.
- **Differenzielle Indikationen:** Die differenzielle Indikation soll Angaben darüber machen, welche Maßnahme, durch wen, wann, bei wem, mit welchem Problem und unter welchen Bedingungen zu welchem Ergebnis führt.
- **Prozessanalysen:** Dabei werden die Abläufe zwischen Therapeut und Patient untersucht. Erfasst werden Makro- (gesamter Therapieverlauf) oder Mikroprozesse (einzelne Sequenzen). Die Prozessanalyse soll verdeutlichen, was in Therapien wie wirkt.

■ **Strategien:** Methoden der Psychotherapieforschung sind unter anderem:

- **Einzelfallstudie:** siehe oben
- **Gruppenvergleiche:** siehe oben
- **Metaanalysen:** Die Metaanalyse ist eine Methode zur Zusammenfassung von Primäruntersuchungen (z. B. zur Wirksamkeit einer therapeutischen Maßnahme), in denen quantitative Daten statistisch ausgewertet wurden. Ihr Nutzen liegt darin, die Ergebnisse aus verschiedenen Untersuchungen quantitativ vergleichbar zu machen. Da Metaanalysen nicht besser sein können als die Studien, die sie integrieren, muss die methodische Güte (z. B. Größe der Stichprobe, Erhebung der Daten, Art der verwendeten Statistik) der Primärstudien berücksichtigt werden.

Ergebnisse der Psychotherapieforschung

■ **Wirkfaktoren und Wirkungsnachweise bei wissenschaftlich anerkannten Verfahren:** Zu den spezifischen Wirkfaktoren der einzelnen

Therapieschulen zählen z. B. das freie Assoziieren aus der Psychoanalyse, die Hot-Seat-Technik aus der Gestalttherapie oder die systematische Desensibilisierung aus der Verhaltenstherapie. Größeren Einfluss auf die Wirksamkeit scheinen die unspezifischen Wirkfaktoren zu haben, die in allen Psychotherapieverfahren bedeutsam sind. Dazu zählt man nach Grawe (1995) „Ressourcenaktivierung", „Problemaktualisierung", „aktive Hilfe zur Problembewältigung" und „motivationale Klärung". Wie diese Wirkfaktoren verwirklicht werden und welche jeweils eine übergeordnete Bedeutung haben, unterscheidet sich bei den einzelnen Therapieverfahren.

Das Äquivalenzparadoxon oder Dodo-Verdikt (Luborsky et al. 1975), nach dem jede Psychotherapie eine Veränderung hervorruft und auf unterschiedliche Weise gleiche Prozesse in Gang gesetzt werden, scheint nach neueren Untersuchungen nicht zu gelten (Grawe et al. 1994). Vielmehr kann man von differenziellen Wirkungen der einzelnen Therapieverfahren ausgehen. Am besten wurden dabei die kognitiv-verhaltenstherapeutischen Verfahren untersucht. Eine Vielzahl von Studien belegt ihre therapeutischen Effekte z. B. bei der Behandlung von Ängsten. Die Wirksamkeit der Psychoanalyse ist umstritten – auch weil das Ziel einer langfristigen Persönlichkeitsumstrukturierung relativ schwer zu erforschen ist. Tiefenpsychologisch fundierte (Kurzzeit-)Therapien gelten als verhältnismäßig gut wissenschaftlich gesichert und konnten ihre Wirksamkeit in verschiedenen Studien nachweisen. Dies gilt auch für die Gesprächspsychotherapie.

1.1.3 Lernpsychologische Grundlagen (s. auch 2.2.2, S. 21 f.)

■ **Historische Entwicklung der Lerntheorien:** Die Lerntheorien (vgl. Markgraf 1996) basieren auf den Untersuchungen von Watson (Einführung des Begriffs Behaviorismus), Pawlow (klassisches Konditionieren), Thorndike (law of effect) und Skinner (instrumentelles Konditionieren) vom Beginn des 20. Jahrhunderts.

Verhaltenstherapeutische Orientierung bekamen die Arbeiten um 1950 durch Wolpe (reziproke Hemmung), Tolman (cognitive maps) und Mowrer (2-Faktoren-Theorie). Die so genannte kognitive Wende wird um 1970 datiert. Vertreter kognitiver verhaltenstherapeutischer Ansätze sind z. B. Kanfer (Selbstregulation), Bandura (soziales Lernen) und Beck (kognitive Therapie). In den 80er Jahren des 20. Jahrhunderts wurden eine Vielzahl von Stress- und Selbstsicherheitsprogrammen (z. B. Meichenbaum) entwickelt. Bis heute erweitert sich das Spektrum der verhaltenstherapeutischen Interventionen kontinuierlich. Die Anwendung der Lerntheorien wird zunehmend z. B. mit Erkenntnissen aus der Sozialpsychologie und der Verhaltensmedizin kombiniert.

■ **Definition und Bestimmungselemente der Lernformen:** Lernen ist ein Prozess, durch den ein Organismus sein Verhalten als Resultat von Erfahrungen ändert. Veränderungen durch Ermüdung, Adaptation, Reifung und Drogen werden nicht als Lernen bezeichnet.

● **Respondentes Lernen, klassisches Konditionieren:** Ein unkonditionierter Reiz (z. B. Fehlhaltung) löst eine unkonditionierte Reaktion (z. B. Muskelverspannung) aus. Wenn ein vorher neutraler Reiz (z. B. Arbeitsplatz) mit einem unkonditionierten Reiz verbunden wird, wird er zum konditionierten Reiz. Beim Auftreten dieses Reizes folgt die konditionierte Reaktion (z. B. Rückenschmerz).

● **Operantes Lernen:** Verhalten (z. B. Kind zeigt Angst vor Hunden), auf das als Konsequenz ein verstärkendes Ereignis (z. B. Zuwendung der Mutter) auftritt, wird bekräftigt. Das Verhalten tritt in Folge mit höherer Wahrscheinlichkeit oder in größerem Umfang auf.

● **Beobachtungslernen:** Ein Beobachter (z. B. neues Kindergartenkind) ahmt ein Modell (z. B. „Rüpel" der Kindergartengruppe) nach. Die Wahrnehmung von Modellverhalten führt dazu, dass
  – der Beobachter neues Verhalten erlernt.
  – eine bereits erlernte Reaktion ausgelöst oder ihr Auftreten erleichtert wird.

– die Reaktion des Beobachters durch die Wahrnehmung des Modells gehemmt oder enthemmt wird.

- **Kognitives Lernen, Lernen durch Einsicht:** Der Lernprozess besteht darin, dass logische Strukturen und Bedeutungszusammenhänge (z. B. Lösungsweg bei Mathematikaufgaben) begriffen werden. Die geistigen Fähigkeiten werden aktiv eingesetzt und aufgenommene Information wird ständig weiter verarbeitet. Die Beziehungen zwischen den Elementen einer Problemsituation werden plötzlich erkannt, ohne dass ein Ausprobieren erfolgen müsste (Einsicht statt Lernen durch Versuch und Irrtum).

■ **Verbindung von Lernformen:** In der Realität des alltäglichen Lernens durchdringen sich die verschiedenen Lernarten gegenseitig. Lernen erfolgt meist in der Kombination der verschiedenen lerntheoretischen Ansätze (z. B. 2-Faktoren-Modell von Mowrer: Nach dem Prinzip der klassischen Konditionierung erwirbt eine ursprünglich neutrale Situation [z. B. Besuch des Vaters] aufgrund traumatischer Bedingungen [z. B. Schläge durch den Vater] im Laufe der Zeit selbst aversive Stimuluseigenschaften. Durch diskriminative Hinweisreize lernt das Individuum im Sinne der instrumentellen Konditionierung [z. B. Weglaufen, wenn das Kind die Stimme des Vaters hört] die Situation zu vermeiden.)

1.1.4 Kognitionspsychologische Grundlagen

■ **Definition und Bedeutung von:**
- **Wissen:** Das Wissen ist die Gesamtheit der gespeicherten Inhalte (Repräsentationen) im Gedächtnis. Differenziert werden:
  – explizites Wissen: semantisches Wissen (erlerntes Wissen, z. B. „Die Erde ist rund.") und episodisches Wissen (erlebtes Wissen, z. B. „Bei Kennedys Tod war ich gerade zu Hause.")
  – implizites Wissen: prozedurales Wissen (z. B. Wissen, wie man Fahrrad fährt)

- **Erwartungen:** Erwartungen beschreiben die subjektiv wahrgenommene Wahrscheinlichkeit, dass ein Objekt bestimmte Merkmale besitzt. Die Erwartung spielt z. B. eine große Rolle bei der Leistungsmotivation. Eine Erfolgserwartung stärkt die Leistungsmotivation, eine Misserfolgserwartung schwächt sie.
- **Gedächtnis:** Unter der Gedächtnisleistung versteht man die Fähigkeit, Sinneswahrnehmungen, Erfahrungen und Bewusstseinsinhalte zu registrieren, zu speichern und wieder zu reproduzieren. Man unterscheidet:
  – prozedurales Gedächtnis für erlernte Bewegungsabläufe
  – episodisches Gedächtnis für persönliche Erlebnisse
  – semantisches Gedächtnis für Fakten, die bewusst erlernt werden
- **Erinnern:** Erinnern ist die Rekonstruktion eines Erlebnis- oder Bewusstseinsinhaltes aus dem Gedächtnis. Die Konstruktion ist keine exakte Kopie der Erfahrung.
- **Einstellung:** Die Einstellung ist die intellektuelle und emotionale Haltung einer Person, z. B. ihre Haltung gegenüber Ausländern. Sie wird erworben und bestimmt die beständige Art und Weise, wie sich ein Mensch verhält. Einstellungen dienen zur Orientierung in der Umwelt.
- **Attribution:** Durch Attributionen versucht man eigenes und fremdes Verhalten zu erklären, zu kontrollieren und vorherzusagen. Bestimmten Ereignissen werden durch Attributionen Ursachen und Erklärungen zugeschrieben (z. B. das Opfer eines Überfalls hat selber Schuld). Bei der Attribution kann man drei Dimensionen unterscheiden: intern/extern, global/spezifisch und stabil/labil.
- **Kontrollüberzeugung:** Die Kontrollüberzeugung beinhaltet die prinzipielle Ansicht einer Person, das eigene Leben selbst bestimmen und bewältigen zu können. Eine starke Kontrollüberzeugung geht mit besserer allgemeiner Gesundheit und größerer Lebenszufriedenheit einher. Ältere Menschen sind sich sicherer, ihr Leben gestalten zu können als jüngere Personen. Männer

haben in allen Altersgruppen eine stärkere Kontrollüberzeugung als Frauen. Als günstig für die Lebensbewältigung gelten internale Kontrollüberzeugungen, also generalisierte Erwartungen, dass man selbst Einfluss auf die Folgen seines Handelns nehmen kann. Eher ungünstig wirken sich external-fatalistische (auf Glück oder Zufall) oder external-personenbezogene Kontrollüberzeugungen (auf mächtige Personen oder Organisationen) aus.

- **Selbstwirksamkeit:** Banduras Selbstwirksamkeitskonzept (1979) (Kompetenzerwartung, self efficacy) beschreibt die Überzeugung einer Person in einer definierten Situation die nötigen Fähigkeiten und Kompetenzen zu besitzen. Die Selbstwirksamkeit nimmt auf das Verhalten Einfluss, indem sie sich auf Motivation und Wahrnehmung auswirkt. Sie legt beispielsweise fest, welcher Situation sich eine Person aussetzt, wie sehr sie sich in dieser Situation anstrengt und wie viel Ausdauer sie zeigen wird.
- **Kognitive Netzwerke:** Jede neue Information wird in ein organisiertes Netzwerk vorhandenen Wissens, oft auch als Schema bezeichnet, eingepasst. Widerspricht die neue Information dem Schema, so wird es neu organisiert.
- **Informationsverarbeitung:** Der Mensch nimmt Informationen auf und verarbeitet sie, wobei ein großer Teil ausgefiltert wird und nicht im Bewusstsein bleibt. Die Informationsverarbeitung gliedert sich in:
  - Informationsaufnahme
  - Informationstransformation
  - Informationsspeicherung
  - Informationsabgabe
- **Schemata und Pläne:** Unter Schemata versteht man kognitive Strukturen, die durch Abstraktion von den Besonderheiten eines Einzelfalles entstehen:
  - Ereignisschemata bezeichnet man auch als Skripte (z. B. gewohnte Abläufe [Eintreten, Bestellen, Essen, Zahlen, Gehen] bei einem Restaurantbesuch).
  - Situationsschemata bezeichnet man auch als Rahmen oder frames (z. B. alles,

  was mit einem Kindergeburtstag zusammenhängt).
  - Handlungsschemata bezeichnet man auch als Pläne (z. B. eigene Aktivitäten auf dem Weg zwischen Arbeitsplatz und Wohnung).

Schemata erleichtern die Steuerung der Aufmerksamkeit, die Integration von Informationen und die Bildung von Schlussfolgerungen.

- **Antizipation:** Die Antizipation ist die vorstellungsmässige Erwartung eines Ereignisses und wird durch die bisherigen Erfahrungen bestimmt.
- **Coping:** Coping ist ein koordinierter Ich-Prozess, um eine Stresssituation zu bewältigen. Nach dem transaktionalen Ansatz von Lazarus und Launier (1978) wirken Coping-Prozesse als zentrale Mechanismen bei der Adaptation von Individuen an belastende Person-Umwelt-Beziehungen. Sie bestimmen als primäre Bewertung, ob ein Ereignis als Schaden, Bedrohung oder Herausforderung wahrgenommen wird. Bei der sekundären Bewertung werden die Ressourcen geprüft. Die Bandbreite der Coping-Mechanismen ist groß. Grob unterteilt man in: Informationssuche, direktes Handeln, Unterlassen einer Handlung sowie intrapsychisches Coping. Diese Strategien können bei der Problem- bzw. der Emotionsbewältigung helfen.

1.1.5 Motivations- und emotionspsychologische Grundlagen

- **Grundlegende Motivationstheorien:**
- **Triebtheoretischer Ansatz:** Die Triebtheorien gehören zu den ältesten Erklärungsversuchen des motivationalen Geschehens. Bedürfnis, Disposition, Trieb, Antrieb und Motiv wurden oft synonym verwendet. Als Vertreter der Triebtheorien gelten z. B.:
  - Mc Dougall: Nach der Instinkttheorie von Mc Dougall (1908) gibt es zwölf Instinkte, die direkt oder indirekt die Antriebsquellen jeglicher Tätigkeit sind.

– Freud: Die Triebtheorie von Freud (1933/ 1999) entwickelte sich in mehreren Phasen. Zunächst ging er vom Dualismus zwischen den Ich-Trieben (Selbsterhaltung) und den sexuellen Trieben (Arterhaltung) aus. Später vereinte er beide zum Lebenstrieb (Eros), dem er den Todestrieb (Thanatos) entgegenstellte. Nach Freud liegt die Triebquelle in einem körperlichen Spannungszustand, der Unlust bereitet. Das Triebziel ist die Aufhebung dieses Spannungszustandes.

– Hull: Nach Hull (1951) sind Triebe (drives) die motivationalen Komponenten physiologischer Bedürfnisse, die durch Störung der Homöostase entstehen. Liegt ein Bedürfniszustand vor, dann stellt der Trieb ungerichtete Energie bereit, mit der die in der Situation dominante Reiz-Reaktions-Verbindung (habit) aktiviert wird. Die Verhaltenstendenz wird als Funktion des Produktes von drive und habit definiert: Reaktion = f (drive × habit). Später erweiterte Hull seinen Ansatz durch die Berücksichtigung des Anreizwertes eines Zielobjektes. Die entsprechende Formel lautet: Reaktion = f (habit × [drive × Anreiz]).

- **Lerntheoretische Antriebstheorie:** Antrieb oder Motivation sind keine klassischen Themen der Behavioristen, weil sie als intervenierende Variablen Phänome in der nicht direkt erforschbaren Black Box sind. Lerntheoretische Ansätze erklären die Aktivität von Individuen durch die Konsequenzen des Verhaltens (z. B. Verstärkung oder Bestrafung), wobei die Verstärker auf angeborenen Trieben (z. B. Hunger) basieren. Aus der Verbindung mit diesen primären Trieben können sekundäre Triebe wie Angst oder Aggression erworben werden.

■ Spezielle Motivationsformen und deren Bedeutung für die Psychotherapie:

- **Leistungsmotivation:** Nach Heckhausen (1965) ist die Leistungsmotivation das Bestreben, die eigene Tüchtigkeit in den Bereichen zu steigern und möglichst hoch zu halten, in denen man einen Gütemaßstab für verbindlich hält. Die erste Theorie zur Leistungsmotivation stammt von McClelland et al. (1953) nach Anwendung des Thematischen Apperzeptionstests (TAT). Aus den Geschichten zu diesem projektiven Verfahren wurde die Hoffnung auf Erfolg und die Furcht vor Misserfolg bestimmt. Nach Atkinson (1957) (Risiko-Wahl-Modell) ist leistungsmotiviertes Handeln von den Erfolgserwartungen (Situation), den Erfolgsmotiven (Person) und der wahrgenommenen Schwierigkeit der Aufgabe (Anreiz) abhängig. Erfolgsmotivierte wählen Aufgaben mit mittlerer Schwierigkeit, Misserfolgsmotivierte wählen eher sehr leichte oder sehr schwere Aufgaben.

- **Änderungsmotivation:** Der Aufbau der Änderungsmotivation kann als ein erstes Therapieziel angesehen werden. Sie steht in Zusammenhang mit der Hoffnung auf Erfolg bzw. der Furcht vor Misserfolg. Zur Förderung der Änderungsmotivation müssen selbstabwertende und resignierende Gefühle (Demoralisierung) reduziert werden. Nach Kanfer (2000) wird die Änderungsmotivation dadurch gesteigert, dass die Therapie freiwillig und möglichst transparent ist und der Patient ständig Kontrolle über den Therapieprozess erlebt. Er soll selbst Ziele formulieren und eigene Kompetenz wahrnehmen. Werden in der Therapie Motivationsprobleme deutlich, können nach einer Motivationsanalyse spezielle Strategien wie z. B. reframing, Beseitigung der Hindernisse oder Schaffung von Anreizen eingesetzt werden.

■ Komponenten und Funktionen von Emotionen:
Emotionen sind vorrationale Steuerungs- und Bewertungsmechanismen. Sie liegen auf den Kontinuen zwischen Lust – Unlust, Spannung – Lösung und Erregung – Beruhigung. Emotionen haben motivierende Eigenschaften, dienen zur Bewertung von Situationen und enthalten einen Handlungsentwurf. Die Kommunikation von Emotion ist eine Voraussetzung für das Verständnis – sowohl in der Binnenkommunikation wie in der zwischenmenschlichen Kommunikation.

- **Emotionen und klinische Syndrome:** Maladaptive Emotionen „verrauchen" nicht und enthalten keinen Handlungsentwurf. Störungen der Emotion finden sich z. B. bei:
  - Angst: Überstarke, unangemessene Angst schränkt das Denken und das Handeln ein. Sie führt zu einer Art Lähmung des Betroffenen.
  - Depression: Die Stimmung hellt sich auch nach erfreulichen Ereignissen nicht auf. Die Bandbreite des emotionalen Erlebens ist stark reduziert.
  - Zwang: Wird einem Zwang nicht nachgegeben, stellt sich unerträgliche Angst ein.
  - Reaktionen auf Belastungen: Im Trauma werden Affekte abgespalten, die später durchbrechen können. Posttraumatische Belastungsreaktionen können so als Folge nicht verarbeiteter Emotionen verstanden werden.
  - Psychosomatischen Erkrankungen: Alexithymie (Gefühlsblindheit) ist ein häufiger Verarbeitungsmodus bei psychosomatisch Erkrankten.
- **Bedeutung von Emotionen für die Psychotherapie:** Zur therapeutischen Arbeit mit Emotionen werden folgende Strategien eingesetzt:
  - Die Aufmerksamkeit des Patienten wird auf seine Emotionen gelenkt.
  - Wenn der Patient abschweift, wird er wieder auf seine Emotionen aufmerksam gemacht (Refokussieren).
  - Der Patient soll sich, auch während er über Vergangenes spricht, auf den momentan erlebten inneren Zustand konzentrieren.
  - Die Intensität der erlebten Gefühle wird vom Therapeuten möglichst gesteigert.
  - Der Therapeut analysiert den nonverbalen Ausdruck des Patienten, um ihm Informationen über den affektiven Zustand zu geben.
  - Die Veräußerlichung der Emotion, z. B. über Sprache oder Bilder, macht sie für die Bearbeitung verfügbar.
  - Nachdem das Gefühl verbalisiert wurde, hilft der Therapeut dabei, Handlungen festzulegen.

Durch diese Strategien werden zuvor unbewusste Gefühle in das Bewusstsein gerückt und als legitim angenommen. Die Aktivierung starker emotionaler Reaktionen wirkt oft erleichternd (Katharsis). Die in der Therapie erlebten Gefühle verändern Einstellungen und Konzepte. Der Patient erlebt, dass auch er und nicht nur die Umwelt für die Gefühle verantwortlich ist. Unangepasste affektive Reaktionen werden dadurch veränderbar. Der Patient spürt, dass er vom Therapeuten auch dann anerkannt wird, wenn er negative Gefühle ihm gegenüber äußert.

■ **Psychodynamische Grundlagen** (s. 2.3.1, S. 24 ff.): Freud (1933/1999) betont die energetisierende Funktion von Emotionen. Sie werden als abgeschwächter Rest der unterdrückten Triebe gesehen, der in das Bewusstsein gelangt. Emotionen spielen damit eine wichtige Rolle bei der Auswahl und der Steuerung von Verhaltensweisen.

1.1.6 Kommunikations- und sozialpsychologische Grundlagen

■ **Interaktion und Kommunikation auf verbaler und nonverbaler Ebene:** Die Medien der nonverbalen Interaktion oder Kommunikation sind Körperbewegungen (z. B. Mimik, Gestik, Haltungen, Handlungen), paralinguale Phänomene (z. B. Stimmqualität, Pausen, Geräusche), die Position im Raum, Gerüche, Haptik und Aussehen. Nonverbale Kommunikation/Interaktion vermittelt Information gewollt oder ungewollt, v. a. auf der Beziehungsebene. Verbale Kommunikation bzw. Interaktion vermittelt eher Inhalte.

■ **Grundlegende Merkmale und Funktionen von Interaktion und Kommunikation:** Interaktion ist als wechselseitiges Sozialverhalten, Kommunikation als sozialer Zeichengebrauch oder wechselseitiger Austausch von Information definiert. Der Datenfluss wird dabei sowohl vom Sender als auch vom Empfänger bestimmt. Nach Watzlawick et al. (2000) kann man nicht

nicht kommunizieren, weil jedes Verhalten eine Mitteilungsfunktion hat. Im Sinne der Laswell-Formel (1948) besteht Kommunikation aus den Komponenten: Wer sagt was, zu wem, womit, durch welches Medium, mit welcher Absicht und mit welchem Effekt? Man unterscheidet den Sach-, den Beziehungs-, den Selbstoffenbarungs- und den Appellaspekt von Kommunikation. Die hauptsächliche Funktion der Kommunikation liegt in der Kontrolle der Beziehung zum anderen.

- **Reziprozität:** Unter Reziprozität versteht man den gegenseitigen Wechsel in der Kommunikation.
- **Appellation:** Die Appellation ist Ausdruck dessen, was von anderen erwartet wird.

■ **Kommunikationsstörungen:** Eine Kommunikationsstörung ist die Beeinträchtigung oder Unfähigkeit mit anderen in Kontakt zu treten. Kommunikationsstörungen ergeben sich z. B. aus paradoxen Mitteilungen, wenn verbaler und nonverbaler Inhalt nicht übereinstimmen. Chronisch paradoxe Kommunikation kann zu Doppelbindungen (double bind) führen.

■ **Soziale Dimension von Verhalten, soziale Wahrnehmung, Urteilsbildung, Etikettierung (Labeling):** Soziale Wahrnehmung ist die Fähigkeit, sich mit sich selbst und anderen Personen in Bezug auf soziale Rollen, Positionen und Interaktionen auseinander zusetzen (z. B. Status-Einschätzung des Gegenübers). Die soziale Urteilsbildung beschreibt, wie Meinungen und Bewertungen durch soziale Faktoren beeinflusst werden (z. B. Wirkung von Ähnlichkeiten bzw. Unähnlichkeiten zwischen Menschen). Beim Labeling- oder Etikettierungsansatz wird untersucht, wie eine psychiatrische Diagnose (= Label oder Etikett) das soziale Verhalten eines Patienten beeinflussen kann, weil er in eine bestimmte Rolle gedrängt wird. Die Zuschreibung der Person als psychisch krank kann auf den Verlauf der Störung Einfluss nehmen.

■ **Gesundheits- und Krankheitsverhalten:** Das Gesundheitsverhalten umfasst die Einstellung und das Verhalten gegenüber Gesundheit und Gesundheitsrisiken. Es ist abhängig von den Werten in der Familie und der Gesellschaft sowie der gesundheitlichen Aufklärung der Bevölkerung.

Das Krankheitsverhalten (s. auch 2.4.2, S. 31 f.) umfasst die Verhaltensweisen, die eine Person zeigt, wenn sie subjektiv eine Gesundheitsstörung erlebt (z. B. Leugnung der Störung, Selbstmedikation, Aufsuchen eines Heilpraktikers). Es ist abhängig von der Art und dem Schweregrad der Erkrankung, von der persönlichen Einstellung des Patienten gegenüber der Krankheit, von den Rollenerwartungen an Arzt und Patient sowie den Normen für die Krankheitsbewältigung.

Gesundheitsschädigende Einstellungen werden in der primären Sozialisation erworben und durch gruppendynamische Prozesse beeinflusst. Dabei spielen auch Werbung und die Verfügbarkeit von Genussmitteln eine Rolle. Einen gesundheitlich besonders riskanten Lebensstil haben junge Männer mit eher geringer Bildung. Finanzieller Druck und schlechte Wohnverhältnisse gehen mit einem ungesunden Lebensstil und mangelnder Inanspruchnahme von Gesundheitsdiensten einher. Menschen aus unteren Schichten haben oft eine instrumentale Körperbeziehung. Sie schenken dem Körper nur dann Beachtung, wenn er versagt. In den oberen Gesellschaftsschichten wird der Körper häufiger kontinuierlich beobachtet (reflexive Körperbeziehung). Das Risikobewusstsein ist höher, der Lebensstil gesundheitsbewusster.

■ **Soziogenese:** Erkrankungen können auch soziogenetisch d. h. durch den Einfluss sozialer Bedingungen erklärt werden. Bei der primären Soziogenese liegt die Ursache der Erkrankung direkt in den sozialen Bedingungen wie z. B. bei Berufskrankheiten. Die sekundäre Soziogenese z. B. bei AIDS, Bronchialkarzinom oder Tuberkulose drückt aus, dass soziale Bedingungen neben anderen pathogenetischen Faktoren wirken. Die tertiäre Soziogenese bezieht sich auf den vergleichsweise geringeren Einfluss sozialer Faktoren z. B. auf den Genesungsverlauf nach einem Herzinfarkt oder bei der Rückfallprophylaxe nach Nikotinentwöhnung.

1.1.7 Persönlichkeits-psychologische Grundlagen

Grundlegende Persönlichkeits-konzepte und deren Relevanz für psychische Störungen bzw. die Psychotherapie

■ **Verhaltenstheoretische Sicht:** Die Kern-idee der behavioristischen Sichtweise ist, dass abweichendes Verhalten wie jedes andere erlernt wird. Abnormität wird dabei kon-textabhängig und relativ verstanden. Die Abweichungen sind nach dem verhaltensthera-peutischen Modell mit Methoden der experi-mentellen Psychologie behandelbar. Grundvo-raussetzung dafür ist die intensive Verhaltens-beobachtung. Therapieansätze sind z. B. Gegenkonditionierung, systematische Desensi-bilisierung, Habituation, aversives Konditio-nieren, token economy, Modelllernen oder Rollenspiel.
Aus kognitionspsychologischer Sicht kommt es beim Lernen zu komplexeren Prozessen als der passiven Bildung von Reiz-Reaktionsverbin-dungen. Kognitive Psychologen untersuchen wie Information empfangen, gespeichert und verwendet wird. Gemäß der Mediatortheorie löst ein Umweltreiz automatisch eine vermit-telnde innere Reaktion (wie z. B. Denkprozes-se) aus, die denselben Verstärkerprinzipien un-terworfen ist wie die offene Reaktion. Das Ziel der Therapie ist die Veränderung der inneren Reaktion.

■ **Psychodynamische Sicht:** Die psychodyna-mischen Persönlichkeitstheorien räumen un-bewussten Prozessen eine wesentliche Rolle bei der Entwicklung und Stabilisierung der Per-sönlichkeit ein. Das gestörte Verhalten wird als Ergebnis von unbewussten Lösungsversuchen innerpsychischer Konflikte oder von Entwick-lungsdefiziten verstanden. In der psychodyna-mischen Therapie sollen die unbewussten Pro-zesse aufgedeckt und bearbeitet werden.

1.1.8 Entwicklungspsycho-logische Grundlagen

■ **Entwicklung psychischer Funktionen in der Kindheit** (s. 4.1, S. 61 ff.): In jeder Alters-stufe werden bestimmte intrapsychische Anfor-derungen gestellt. Zu deren Bewältigung sind bestimme Fähigkeiten notwendig, die sich im Laufe der Ontogenese entwickeln. Zur gesun-den psychischen Entwicklung scheint ein adä-quates Verhältnis zwischen Schutz- oder Resili-enz- und Risikofaktoren notwendig zu sein.

■ **Ergebnisse der Gerontologie und Aspekte erfolgreichen Alterns** (s. auch 9.5.2, S. 187 ff.): Objektive Kriterien erfolgreichen Alterns sind Kompetenzerhaltung, Bewahrung der Funkti-onsfähigkeit und Langlebigkeit. Günstige, aber nicht zwingende Voraussetzungen dafür sind eine gute physische und psychische Gesundheit sowie adäquate Lebensumstände (z. B. familiä-re Unterstützung, ausreichende finanzielle Mittel). Von großer Bedeutung für subjektiv erfolgreiches Altern scheint zu sein, ob es dem alten Menschen gelingt, seine Ressourcen zu erhalten bzw. zu mobilisieren.

● **Disengagement:** Dieser Begriff wurde 1961 von Cumming und Henry geprägt und um-schreibt den Rückzug älterer Menschen aus ihren gesellschaftlichen Rollen. Der Ansatz geht davon aus, dass sich der Mensch im Al-ter freiwillig, naturgemäß und unvermeid-bar aus sozialen Verpflichtungen zurück-zieht. Es wird postuliert, dass die Besinnung auf die eigene Person und die größere Dis-tanz zur Gesellschaft die Zufriedenheit im Alter erhöht. In der Aktivitätstheorie wird dagegen die Ansicht vertreten, dass erfolg-reiches Altern durch soziale Betätigung po-sitiv beeinflusst wird.

● **Entwicklungsmodell der Selektion, Opti-mierung und Kompensation (SOK):** Der Verlust an biologischen Entwicklungs- und Kapazitätsreserven kann durch Selektion (Spezialisierung, Eingrenzung von Alterna-tiven), Optimierung (Übung) und Kom-pensation (Anwendung von „Kniffen") auf-gefangen werden. Selektion, Optimierung und Kompensation sind universelle Entwicklungsprozesse, die kontext-, phänomen- und personenspezifisch ausgestaltet werden müssen. Der SOK-Wert korreliert mit der Lebenszufriedenheit im Alter.

- **Kognitive Alternstheorie**: Diese Theorie betont die wichtige Rolle subjektiver Gedanken, Einstellungen und Gefühle usw. für das Verhalten im Alter (Thomae 1971). Altersbedingte Anpassungsprozesse stehen mit subjektiv erlebten Änderungen in höherem Zusammenhang als mit der objektiven Umweltsituation. Das subjektive Erleben ist von Bedürfnissen und Erwartungen der Person oder ihrer Bezugsgruppe abhängig.

1.2 Biologische und biopsychologische Grundlagen

1.2.1 Neuro- und psychophysiologische Grundlagen

■ **Vigilanz:** Vigilanz ist als Wachsamkeit oder Bereitschaft zur willkürlichen Aufmerksamkeit definiert. Sie wird durch das aufsteigende retikuläre Aktivierungssytem(ARAS) der Formatio reticularis gesteuert. Die Vigilanz erlaubt schnelles Reagieren und kann über Signalentdeckungstests erfasst werden. Ihre Einschränkung bestimmt die quantitative Bewusstseinsstörung. Man unterscheidet dabei die Stufen: Benommenheit, Schläfrigkeit, Somnolenz, Stupor, Sopor, Koma und Coma vigile. Im Vergleich dazu ist die qualitative Bewusstseinsstörung durch die veränderte Klarheit des Bewusstseins charakterisiert. Beispiele dafür sind Verwirrtheitszustand, Delirium tremens oder Dämmerzustand.

■ **Orientierung:** Orientierung ist die Fähigkeit, sich in einer Umgebung örtlich, zeitlich und persönlich zurechtzufinden. Die Orientierungsreaktion ist eine unspezifische (somatische, vegetative, sensorische) Reaktion in Richtung eines neuartigen Reizes zur Erhöhung der Wirkung dieses Reizes. Durch Reizwiederholung kommt es zur Löschung der Orientierungsreaktion.

■ **Schreck:** Schreck ist die physiologisch messbare Reaktion des Organismus auf einen unerwarteten, häufig bedrohlichen Reiz. Er wirkt über das autonome (vegetative) Nervensystem und führt unter anderem zu Blässe, Schweißausbruch und gesteigerter Herzfrequenz. Die „Schrecksekunde" zwischen Wahrnehmung und Reaktion ist individuell und situationsbedingt verschieden.

■ **Aktivierung und Habituation:** Aktivierung geht vor allem mit verstärkter noradrenerger Erregung einher. Die EEG-Frequenz wird gesteigert, die EEG-Amplitude gesenkt. Außerdem beschleunigen sich Herzfrequenz und Atmung, die Hautleitfähigkeit nimmt zu, die Pupillen werden weiter, Reaktionszeiten werden kürzer und die Sinneswahrnehmung wird schärfer. Die Aktivierung wird einerseits durch Amphetamine und Halluzinogene gesteigert, andererseits durch Sedativa und Tranquilizer gesenkt. Die graduelle Abstufung reicht von Koma, Tiefschlaf, Schlaf, Schläfrigkeit, Entspannung, Munterkeit, Aufregung bis zu Angst und Schrecken. Durch Habituation (Adaptation) nimmt die Wirkung des Reizes und die psychophysiologische Erregung bei Reizwiederholung ab. Es handelt sich um einen adaptiven Lernprozess, durch den die Verarbeitung redundanter Information gehemmt wird.

■ **Sensibilisierung und Toleranzbildung:** Mit Sensibilisierung umschreibt man die Verstärkung der Empfindlichkeit gegenüber einem Reiz oder einer Substanz nach wiederholtem Kontakt. Toleranzbildung ist der Prozess, durch den, um die gleiche Wirkung zu erreichen, die Dosis von Medikamenten oder psychotropen Substanzen gesteigert werden muss.

■ **Preparedness:** Nach der Theorie von Seligman (1979) gibt es eine evolutionär bedingte erhöhte Bereitschaft auf bestimmte Reize (z. B. Schlangen, Spinnen, Dunkelheit) mit Angst zu reagieren. Preparedness stellt damit eine gewisse biologische Vulnerabilität dar.

■ **Assoziationsbildung und Gedächtnis:** Assoziation nennt man die Verknüpfung von zwei oder mehr Gedächtniselementen. Assoziationsgesetze beruhen auf Kontiguität, Assimilation, Häufigkeit, Intensität, Dauer, Zusammenhang, Bekanntheitsgrad usw. Die assoziativen Verknüpfungen von Gedächtnisinhalten wurden erstmals 1885 von Ebbinghaus untersucht.

■ **Reaktionsspezifität:** Jeder Rezeptor reagiert bevorzugt auf eine Reizform. Für das Auge liegt der adäquate Reiz bei 350–750 nm (Lichtwellen), für das Ohr bei 20–16000 Hz (Schallwellen, Tonhöhe) im Bereich von 0–140 dB (Lautstärke). Inadäquate Reize (z. B. Druck, Vibration) sind nicht oder nur bei sehr hohen Intensitäten erregungsauslösend (z. B. Sterne sehen bei starkem Druck auf das Auge).

■ **Interozeption:** Interozeption ist die Wahrnehmung der Vorgänge in den Eingeweiden (auch Viscerozeption).

■ **Neuronale Reifung insbesondere des ZNS, Plastizität des ZNS, multiple Kontrolle:** Vor allem während der ersten Lebensmonate reift das Hirn schnell. Dafür werden die Nervenzellen vernetzt und die Nervenbahnen myelinisiert. Das Gewicht des Gehirns nimmt dadurch deutlich zu. Grundlage für die Ausreifungsprozesse sind Sinneseindrücke. Es kommt allerdings auch unter suboptimalen Bedingungen z. B. bei Sehfehlern oder Hörschwächen zu einer weitgehend normalen Entwicklung.
Die Plastizität macht das ZNS lernfähig. Die plastischen Veränderungen finden vornehmlich an den Synapsen statt. Abhängig vom Gebrauch wird die Signalübertragung an der Synapse optimiert z. B. indem die Menge an ausgeschüttetem Botenstoff oder die Anzahl der Rezeptoren erhöht wird. Ein Beispiel für plastische Veränderung im Gehirn ist die long term potentiation, bei der es durch kurze tetanische Reizung zu einer lang anhaltenden Zunahme von exzitatorischen postsynaptischen Potenzialen kommt.
Gemäß der multiplen Kontrolle kann eine bestimmte Funktion durch verschiedene Gehirnteile kontrolliert werden. So muss es nicht zum Funktionsausfall kommen, wenn ein bestimmtes Gebiet im Gehirn geschädigt wird.

■ **Hirnelektrische Aktivität (spontan, evoziert):** Mit der Elektroenzephalografie (EEG) wird die elektrische Aktivität des Gehirns, v. a. der Großhirnrinde, gemessen. Die Spannungsschwankungen sind die Folge exzitatorischer und inhibitorischer postsynaptischer Potenziale, die mit einer gewissen Synchronizität in größeren Nervenzellgruppen auftreten. Man kann die Spontanaktivität (Ruhe-EEG) erfassen oder die Aktivität durch Provokationsmaßnahmen (z. B. Hyperventilation oder Lichtblitze) evozieren.

■ **Typische Registriermethoden der Psychophysiologie:**
● **Elektroenzephalografie (EEG):** Das EEG ist eine Methode zur Messung elektrischer Gehirnströme. Die Gehirnströme entstehen durch die Aktivität großer Nervenzellverbände, ihre Rhythmik wird vom Thalamus erzeugt. Erfasst werden im EEG die Potenzialschwankungen zwischen jeweils zwei von rund 20 Elektroden, die auf die Kopfhaut aufgesetzt werden. Die Lage der Ableitelektroden und die Filter, Verstärker, Zeitkonstanten etc. wurden standardisiert. Man unterscheidet folgende Wellen im EEG:
 – **Delta-Wellen:** 0,5–3 Hz und Amplitude 5–250 µV, im Tiefschlaf, im Koma, in der Narkose, bei erhöhtem Hirndruck, oft Hinweis auf eine schwere Schädigung
 – **Theta-Wellen:** 4–7 Hz und Amplitude 20–100 µV, im Wachzustand bei Kindern bis zum fünften Lebensjahr und bei Erwachsenen im Schlaf, in Trance und unter Hypnose
 – **Alpha-Wellen:** 8–13 Hz und Amplitude 20–120 µV, entspannter Wachzustand mit geschlossenen Augen, an allen Ableitungsorten etwa gleich (synchronisiertes EEG)
 – **Beta-Wellen:** 14–30 Hz und Amplitude von 5–50 µV, Wachzustand mit offenen Augen, häufig bei geistiger Tätigkeit, desynchronisiertes EEG, verstärkt bei

Medikamentenwirkung (z. B. Barbiturate, Benzodiazepine)
- Gamma-Wellen: 31–60 Hz und Amplitude von –10 µV, Gesetzmäßigkeiten von Auftreten und Lokalisation sind nicht bekannt.

Das EEG wird eingesetzt zur Erfassung
- der Schlafstadien:
    - Stadium I oder Einschlafstadium mit Abnahme der Alpha- und Beta- sowie Zunahme der Theta-Aktivität
    - Stadium II oder leichter Schlaf mit K-Komplexen und Schlafspindeln
    - Stadium III und IV oder Tiefschlaf mit Delta-Aktivität
    - Stadium V, Traumschlaf oder paradoxer Schlaf mit rapid eye movements (REM-Phasen) mit Beta-Muster.
    In jeder Nacht werden die Stadien 4–6-mal wiederholt, wobei die Schlaftiefe insgesamt abnimmt und die REM-Phasen länger werden.
- der Neigung zu epileptischen Anfällen (Krampfpotenziale)
- des Vorliegens entzündlicher oder stoffwechselbedingter Erkrankungen bei Leber- oder Nierenschädigungen (allgemeine Veränderungen)
- von Schlaganfällen (Herdbefund)
- des Hirntodes (Nulllinie).
- **Magnetenzephalografie (MEG):** Bei der MEG werden die magnetischen Felder erfasst, die durch die elektrischen Signale der Nerven im Gehirn verursacht werden. Die Methode wird v. a. in der Epilepsieforschung eingesetzt.
- **Elektrokardiogramm (EKG):** Das EKG misst über die Hautoberfläche die elektrischen Vorgänge bei der Reizausbreitung im Herzen. Normalerweise werden sechs Elektroden auf der Brustwand und vier Elektroden an Beinen und Armen angelegt. Mit dem EKG werden u. a. Extrasystolen, Versorgungsstörungen, Kammerflattern oder -flimmern diagnostiziert. Unter Umständen wird das EKG auch unter körperlicher Belastung z. B. auf dem Fahrradergometer erfasst.
- **Elektromyogramm (EMG):** Mit dem EMG wird die bioelektrische Aktivität der Muskulatur erfasst. In der Regel werden dazu Nadelelektroden benutzt. Die Methode dient beispielsweise der Diagnose von Myopathien, Polyneuropathien oder Nervenwurzelkompressionen.
- **Blutdruck:** Der Blutdruck ist der vom Herzen in den Arterien erzeugte Druck. Bei der Blutdruckmessung nach Riva-Rocci werden der systolische und der diastolische Wert bestimmt. Bei der Messung soll die Manschette am Oberarm (ca. 2 cm oberhalb des Ellenbogens) liegen. Die Manschette wird rasch aufgepumpt (etwa 30 mmHg über dem systolischen Blutdruck) und drückt die Oberarmarterie zu. Beim langsamen Absenken des Manschettendrucks (2–3 mmHg/s) lässt sich mit dem Stethoskop in der Ellenbeuge hören, wann der systolische Druck den Manschettendruck überwindet und etwas Blut wieder in den Unterarm gelangt (Strömungsgeräusch). Wenn der Manschettendruck unter den diastolischen Wert fällt ist kein Strömungsgeräusch mehr zu hören, weil das Blut wieder ungehindert durch die Adern fließen kann. Die Normwerte bei Erwachsenen liegen bei unter 150 mmHg für den systolischen Druck und bei etwa 90 mmHg für den diastolischen Druck.
- **Hautleitfähigkeit:** Zwischen zwei Elektroden an der Handinnenfläche oder den Fingern wird eine geringe Spannung angelegt. Wenn sich die Schweißproduktion der Haut erhöht, sinkt der Hautwiderstand während die Leitfähigkeit der Haut steigt. Diese Veränderungen werden gemessen und weisen auf die Aktivierung des Sympathikus hin.

■ **Prinzipien bildgebender Verfahren:**
- **Computertomografie (CT):** Die Computertomografie basiert auf dem Röntgenverfahren. Die Bilder zeigen die Absorption von Strahlung durch das Gewebe. Die Bilder sind statisch.
- **Magnetresonanztomografie (MRT):** Bei der Magnetresonanztomografie werden zunächst die Wasserstoffatome des Gewebes in einem magnetischen Feld ausgerichtet.

Beschallt man dann mit Radiowellen, wird ein messbares elektromagnetisches Signal ausgesendet. Auch diese Bilder sind statisch.

- **Funktionales Magnetresonanz-Imaging (fMRI):** Im aktiven Hirnareal ändern sich Hirnstoffwechsel, Sauerstoffverbrauch und Hirndurchblutung. Die dadurch bedingte lokale Signaländerung kann durch das fMRI sichtbar gemacht werden. Die Untersuchungen zu Aktivitätsänderungen im Gehirn können durchgeführt werden, während die Patienten bestimmte Aufgaben ausführen. So kann man auch die neuronale Aktivität psychischer Funktionen erfassen.

1.2.2 Stress/Belastung

■ **Diathese-Stress-Modell:** Dieses Modell erfasst die oft subtilen Wechselwirkungen zwischen der konstitutionellen Disposition für eine Krankheit (=Diathese) und belastenden Lebensereignissen. Der Erbfaktor bei der Schizophrenie wird z. B. als Diathese verstanden. Unter dem Einfluss von Stress kann sich die Erkrankung manifestieren.

■ **Vulnerabilitäts-Stress-Modell:** Bei der Krankheitsmanifestation wirken Vulnerabilität als multifaktorell vermittelte Schwäche und innere bzw. äußere Stressoren zusammen. Bei gegebener Empfindlichkeit reichen geringere Belastungen aus, um zur Dekompensation zu

führen. Die Vulnerabilität wird im Vergleich zur Diathese als weniger zeitstabil verstanden.

■ **Beispiele und Ansatzpunkte der Psychoneuroimmunologie:** In der Psychoneuroimmunologie werden die Zusammenhänge zwischen Nerven-, Hormon- und Immunsystem sowie Erleben und Verhalten erforscht. Ausgangspunkt war die Beobachtung, dass sich Immunreaktionen klassisch konditionieren lassen. Bei den heutigen Studien wird meist untersucht, wie sich Stressoren auf das Immunsystem bzw. die Erkrankungsrate auswirken. Dabei stellte man z. B. fest, dass durch Stress kurzfristig Adrenalin und Noradrenalin aus dem Nebennierenmark ausgeschüttet werden, weil der Sympathikus aktiviert wird. Längerdauernder Stress führt dazu, dass aus dem Hypothalamus Kortikotropin-Releasing-Hormone ausgeschüttet werden, die bei der Hypophyse zur Ausschüttung von adenokortikotropen Hormon (ACTH) führt. ACTH regt die Nebennierenrinde zur Ausschüttung von Glukokortikoiden an.

■ **Beispiele und Ansatzpunkte der Verhaltensneurobiologie:** Bei der Verhaltensneurobiologie werden Zusammenhänge zwischen beobachtbaren funktionellen Verhaltenseigenschaften und ihren neurobiologischen Grundlagen erforscht. Man erfasst z. B. den genetischen Einfluss auf die Verhaltenssteuerung oder die Folgen neurochirurgischer Eingriffe.

2 Konzepte über Entstehung, Aufrechterhaltung und Verlauf psychischer Störungen und psychisch mitbedingter Krankheiten

2.1 Epidemiologie

2.1.1 Begriffe und Methoden

■ **Prävalenz:** Die Prävalenz entspricht der Häufigkeit, mit der ein bestimmtes Merkmal (z. B. eine Diagnose) in einer Population vorkommt. In den Industriestaaten wird derzeit z. B. pro 650 Geburten ein Kind mit Down-Syndrom geboren. Die Punktprävalenz ist die Prävalenz zu einem Stichtag oder im Augenblick. Bei der Periodenprävalenz wird ein Zeitraum (in der letzten Woche, in der Kindheit, im letzten Jahr, im ganzen Leben) untersucht.

■ **Lebenszeitrisiko:** Das Lebenszeitrisiko gibt an, mit welcher Wahrscheinlichkeit man im Laufe seines Lebens an einer bestimmten Störung erkrankt. Beispielsweise beträgt das Lebenszeitrisiko für ein Melanom 1 %, d. h. jeder 100. Mensch ist betroffen.

■ **Inzidenz:** Die Inzidenz gibt den Anteil von Neuerkrankten im Verhältnis zur Anzahl der Untersuchten an, die während einer definierten Zeit registriert werden (z. B. in einem Zeitraum von einem Jahr erleiden 76 von 2000 rauchenden Männern im Alter zwischen 60 und 80 Jahren einen Myokardinfarkt. Die Inzidenz des Infarkts für diese Personengruppe beträgt 76/ 2000 = 3,8 %).

■ **Relatives Risiko:** Das relative Risiko ist die Häufigkeit, mit der ein Ereignis (z. B. Lungen-krebs) bei Angehörigen einer Population mit einem bestimmten Merkmal auftritt (z. B. Raucher) dividiert durch die Ereignishäufigkeit bei nicht Merkmalsträgern (z. B. Nichtraucher) aus der Population.

■ **Attributables Risiko:** Das attributable Risiko berechnet sich aus dem relativen Risiko und der Prävalenz des Risikofaktors in der Population. Es gibt den Anteil der Erkrankungen an, der mit großer Wahrscheinlichkeit auf den Risikofaktor zurückgeführt werden kann und der verhindert werden könnte, wenn der Risikofaktor eliminiert werden würde. So kann man z. B. Aussagen darüber machen, wie viele Todesfälle durch Herzinfarkte vermeidbar wären, wenn der Cholesterinspiegel in der Bevölkerung normalisiert werden könnte.

■ **Schutzfaktoren:** Die Epidemiologie erfasst auch Schutzfaktoren (z. B. Normalgewicht), die die Gefahr für Erkrankungen senken.

■ **Primär- und Sekundärdaten:** Primärdaten entsprechen den Rohdaten, die bei einer Datenerhebung unmittelbar registriert werden. Die daraus abgeleiteten Daten, wie statistisch ermittelte Werte und Daten aus Generalisierung, Klassifizierung oder Interpretation, sind Sekundärdaten.

■ **Fallregister:** Das Fallregister dokumentiert an zentraler Stelle kontinuierlich alle Kontakte von Patienten mit den verschiedensten medizinischen Diensten einer umschriebenen Region. Das Fallregister ist relativ teuer und wirft Datenschutzprobleme auf. Der Vorteil liegt in seinem Längsschnittcharakter.

■ **Feldstudien:** Bei Feldstudien erfolgen die Untersuchungen in der natürlichen Umgebung (z. B. Studie in der Schule). Problematisch ist die geringe Kontrollierbarkeit der Situation.

■ **Soziodemografische Variablen und deren Einfluss auf psychische Störungen:**
● **Geschlecht:** Bei Frauen werden z. B. häufiger Depressionen, Ess- und Angststörungen, dissoziative Störungen, posttraumatische Belastungsstörungen, Borderline-Persönlichkeitsstörungen und funktionelle Störungen diagnostiziert. Außerdem kommt es bei Frauen häufiger zu Suizidversuchen als bei Männern. Männer neigen mehr zu Artikulationsstörungen, aggressivem oder asozialem Verhalten und Drogenkonsum. Bei ihnen kommt es öfter zum Suizid als bei Frauen. Gründe für die unterschiedlichen Häufigkeiten können biologisch (genetische oder hormonelle Unterschiede), psychologisch (Unterschiede in den subjektiven Rollenverpflichtungen) und psychosozial (unterschiedliche Erziehungsbedingungen oder soziale Unterstützung) sein.
● **Alter:**
  – Kinder und Jugendliche haben eine Punktprävalenz von ca. 17 % für psychische Störungen. Unter ADHS leiden 2–10 % der Kinder und Jugendlichen, unter oppositionellem Trotzverhalten 6–10 %, unter Angststörungen 5–20 % und unter Depressionen 2–20 %.
  – Im Alter zwischen 18 und 65 Jahren liegt die Jahresprävalenz bei rund 32 %. In diesem Lebensabschnitt sind Angststörungen (14,5 %), depressive Störungen (11,5 %) und somatoforme Störungen (11 %) in allen Altersgruppen etwa gleich verteilt.
  – Bei etwa 25 % der über 65-Jährigen sind psychische Störungen feststellbar. Demenzen machen bis zu 75 % dieser Fälle aus. Die Prävalenz für das Delir liegt bei

alten Menschen in Einrichtungen bei bis zu 50 %. Unter schweren depressiven Störungen leiden 2–5 % der alten Menschen, unter paranoiden Syndromen 4 % und unter Alkoholabhängigkeit bis zu 2 %.
● **Personenstand:** Die Stressfaktoren Tod des Ehepartners, eheliche Trennung und Ehescheidung werden von allen kritischen Lebensereignissen am belastendsten erlebt. Allein Erziehende – v. a. allein erziehende Mütter – leiden gehäuft unter psychischen und physischen Störungen. Verheiratet zu sein, stärkt dagegen die Gesundheit. Dies scheint für Männer etwas mehr zu gelten als für Frauen.
● **Schicht:** Je niedriger die soziale Schicht, umso häufiger kommen psychische Störungen vor. Vor allem Psychosen finden sich gehäuft in den unteren Sozialschichten. Je höher die Schicht, umso größer ist die Wahrscheinlichkeit psychotherapeutisch behandelt zu werden. Angehörige niedriger Schichten bekommen eher somatische Behandlungen, institutionelle Verwahrung oder gar keine Behandlung angeboten. Nach der Drift-Hypothese kommt es durch die psychische Erkrankung zum sozialen Abstieg, dagegen zieht nach der Trigger-Hypothese der soziale Abstieg die psychische Erkrankung nach sich (Goldberg und Morrison 1963).

2.1.2 Epidemiologie psychischer Störungen

■ **Auftretenshäufigkeiten:** Bei den einzelnen Störungen liegt die Lebenszeitprävalenz für:
● Depressionen bei Frauen bei 10–25 %, bei Männern bei 5–12 %,
● bipolare Erkrankungen bei ca. 1 %,
● Angststörungen bei bis zu 12 %,
● Zwang bei rund 2,5 %,
● schizophrene Psychosen bei etwa 1 %,
● Alkoholabhängigkeit bei 10–15 %,
● Missbrauch illegaler Drogen bei 0,5–1 %,
● Essstörungen bei Frauen bei ca. 1 %, bei Männern bei 0,5 % und
● Persönlichkeitsstörungen bei 1–3 %.

Bei psychischen Störungen ist die Komorbiditätsrate relativ hoch (s. 3.4.2, S. 48).

■ **Geschlechtsunterschiede:** Die Lebenszeitprävalenz für psychische Störungen liegt in Deutschland bei Frauen höher als bei Männern. Im Hinblick auf die Häufigkeiten von Schizophrenien, Manien und Zwängen gibt es keine deutlichen Geschlechtsunterschiede. Frauen leiden häufiger als Männer unter Ängsten, Depressionen, dissoziativen, funktionellen und Essstörungen. Männer haben häufiger als Frauen Sucht- (Ausnahme Sedativa) und antisoziale Störungen.

■ **Erstmanifestation und Veränderungen über das Lebensalter:** Das Ersterkrankungsrisiko ist in den ersten drei Lebensjahrzehnten am höchsten. Das typische Ersterkrankungsalter variiert je nach Diagnose: Vor dem 20. Lebensjahr sind Phobien, Drogenmissbrauch und Essstörungen häufig. Später auftretende Störungen sind Panikstörung, generalisierte Angst, Alkoholmissbrauch und Depression. Hohe Spontanremissionsraten finden sich bei frühen Phobien und Drogenmissbrauch. Affektive Störungen verlaufen häufig episodisch. Alkoholismus, Angststörungen, somatoforme Störungen, Schizophrenien und Dysthymien sind eher persistierend.

2.2 Allgemeine Krankheitslehre aus verhaltenstherapeutischer Sicht

2.2.1 Grundmerkmale und Grundbegriffe

■ **Verhalten:** Verhalten umfasst alle Aktivitäten und körperlichen Reaktionen. Nach neueren Ansätzen werden auch innere Erlebnisprozesse wie z. B. das Denken und Fühlen als Verhalten bezeichnet.

■ **Verhaltensebenen:** Verhalten kann auf verschiedenen Ebenen beschrieben werden:

- **affektive/emotionale Ebene:** Gefühl, das mit körperlichen Reaktionen wie z. B. Blässe oder Tränen verbunden sein kann
- **kognitiv-verbale Ebene:** Wahrnehmung, Erkennen, Vorstellung, Urteil, Erinnerung, Lernen, Denken, Erwartung, Problemlösen und sprachlicher Ausdruck dessen
- **motorische Ebene:** Gesamtheit aller Bewegungsabläufe
- **physiologische Ebene:** Körpergeschehen z. B. der Sinnesorgane, des Stoffwechsels etc.

Nach dem multimodalen Ansatz sollen Modifikationen auf verschiedenen Ebenen (BASIC-ID) wirken: B (behavior), A (affect), S (sensation), I (imagery), C (cognition), I (interpersonal relationships), D (drugs and biological factors) (Lazarus 1973).

■ **Operationalisierung und Beobachtbarkeit:** Bei der Operationalisierung werden Kriterien festgelegt, mit denen ein theoretisches Konstrukt empirisch erfassbar wird. Mit der operationalen Definition werden Begriffe auf das Beobachtbare zurückgeführt. Angst wird z. B. als Verhalten des Versuchstieres in einer shuttle box operationalisiert: Ein Tier, das die eine Kammer acht Sekunden vermeidet, hat mehr Angst als eines das die Kammer nur zwei Sekunden vermeidet. Die operationale Definition erlaubt so die Quantifizierung.

■ **Planung und Zielorientierung:** Nach Kanfer und Saslow (1965a) ist die Erhebung von Informationen zu folgenden drei Fragekomplexen Voraussetzung für die Durchführung der Verhaltenstherapie:

- **Bedingungsanalyse:** Was sind die Bedingungen des Erwerbs und der Aufrechterhaltung des Verhaltens?
- **Zielanalyse:** Welche Verhaltensmuster sollen bezüglich Häufigkeit, Intensität oder Dauer verändert werden?
- **Therapieplanung:** Welche Methoden sind zur Überführung des Ausgangs- in den Zielzustand geeignet?

■ **Anwendung von Theorien und Technologie:** Die Verhaltenstherapie stützt sich auf wissenschaftliche Theorien und erprobte Veränderungstechnologien. Die wissenschaftlichen Lerntheorien basieren auf Beobachtungen des Zusammenhangs zwischen Reiz und Reaktion. Das technologische Wissen bezieht sich auf die Mittel, mit denen die Ziele erreichbar sind. Sie werden z. B. in Therapiemanualen zusammengestellt.

■ **Beziehung:** Grundbedingung für den Erfolg in der Verhaltenstherapie ist die Schaffung eines kooperativen Arbeitsbündnisses (therapeutische Allianz). Bereits die Herstellung des therapeutischen Kontakts kann eine therapeutische Wirkung haben. Das Arbeitsbündnis ist durch eine professionelle Beziehung, zeitliche Befristung und Asymmetrie gekennzeichnet. Verständnis, Diskretion, Interesse, Akzeptanz und Unterstützung sind therapeutische Basisvariablen. Auf dieser Grundlage kann eine vertrauensvolle Beziehung aufgebaut werden. Diese ist eine Voraussetzung für die Verständigung über die konkreten Ziele und das weitere strukturierte Herangehen. Für einen günstigen Therapieverlauf ist eine hohe Eigenaktivität des Patienten wichtig.

■ **Therapeutenvariablen:** Als wichtige Therapeutenvariablen in der Verhaltenstherapie gelten unter anderem Aktivität, Einfühlsamkeit, Verständlichkeit, didaktisches Geschick und Konkretheit.

■ **Veränderungsmechanismen:** Ein Grundsatz der Verhaltenstherapie besteht darin, dass psychische Störungen durch Anwendung der Lerntheorien verändert werden können. Gemäß einem hypothetischen Änderungsmodell wird in einem ersten Schritt das prinzipielle Veränderungsprinzip (z. B. graduierte Konfrontation) gewählt, das dann auf den Einzelfall (z. B. Angsthierarchie) abgestimmt wird. Bei der Reihenfolge der Interventionen folgt der Therapeut dem Prinzip des ergebnisorientierten Optimierens. Das verhaltenstherapeutische Vorgehen ist störungsorientiert und muss für den Patienten nachvollziehbar sein.

■ **Allgemeine Merkmale von Verhaltenstherapie:** In der Verhaltenstherapie werden Methoden und Prinzipien der experimentellen Psychologie zur therapeutischen Modifikation von Verhalten angewendet. Das Augenmerk liegt weniger auf der Ätiologie, sondern mehr auf den Symptomen. Es handelt sich meist um eine „Breitbandbehandlung" unter Einsatz verschiedener Methoden. Das Ziel der Therapie liegt in der „Hilfe zur Selbsthilfe", damit der Patient seine persönliche Handlungsfreiheit ohne Schädigung der eigenen Person oder anderer erreichen kann. Kennzeichnend sind die spezifische

- **Problemorientierung:** Die Verhaltenstherapie setzt an einem aktuellen Problem an.
- **Bedingungsorientierung:** Die Interventionen orientieren sich an den auslösenden und aufrechterhaltenden Bedingungen des Verhaltens.
- **Handlungsorientierung:** Nur aktives Handeln des Patienten führt zu Veränderungen.
- **Zielorientierung:** Patient und Therapeut definieren explizit Ziele.

2.2.2 Lernpsychologische Konzepte am Beispiel klinischer Phänomene (s. auch 1.1.3, S. 7 f.)

■ **Lerntheorien:**
- **Klassische und operante Konditionierung:** Die klassische Konditionierung basiert darauf, dass auf einen neutralen Reiz (z. B. Lampe) ein unbedingter Reiz (z. B. Futter) folgt. Durch die Verbindung beider Signale wird der bisher neutrale Reiz konditionierter Reiz, der eine konditionierte Reaktion (z. B. Speichelfluss) auslöst. Dieses Prinzip wird in der Verhaltenstherapie beispielsweise zur Erklärung von Angststörungen eingesetzt: Das aversive Erleben wird auf neue, ursprünglich neutrale Situationen übertragen.
  Beim instrumentellen Lernen oder operanten Konditionieren basiert das Lernen auf dem Erfolg: Ein Verhalten, das eine verstärkende Konsequenz hat, nimmt an Häufigkeit zu, wogegen ein Verhalten mit bestra-

fender Konsequenz an Häufigkeit abnimmt. Die Anwendung des instrumentellen Lernens in Form von shaping, response cost, fading out etc. findet sich z. B. im Erziehungswesen.

- **Stimulus und Stimuluskontrolle:** Ein Stimulus (Reiz) ist ein Ereignis, das einem Verhalten vorausgeht. Bei der Stimuluskontrolle analysiert der Patient, welche externen und internen Reize sein Verhalten beeinflussen. Diese Reize werden dann systematisch gemieden bzw. aufgesucht. Um beispielsweise ein unerwünschtes Verhalten wie Rauchen oder Trinken zu reduzieren, können die Reizbedingungen unter denen es auftreten soll, systematisch eingeengt (z. B. nur am Tisch) werden. Entsprechend kann durch Ausweitung der Reizbedingungen ein erwünschtes Verhalten häufiger werden.
- **Verstärkung:** Von Verstärkung spricht man, wenn die Konsequenzen eines Verhaltens dazu führen, dass die Auftretenswahrscheinlichkeit für dieses Verhalten steigt. Man unterscheidet positive Verstärkung durch angenehme Konsequenzen und negative Verstärkung durch Wegfall unangenehmer Konsequenzen.
- **Verhaltenskonsequenzen:** Das Verhalten löst Effekte aus, die auf das Individuum zurückwirken. Hinsichtlich ihrer Qualität unterscheidet man:
  - positive Verstärkung (angenehme Konsequenz),
  - negative Verstärkung (Wegfall einer unangenehmen Konsequenz),
  - direkte Bestrafung (unangenehme Konsequenz) und
  - indirekte Bestrafung (Wegfall einer angenehmen Konsequenz).

Welche Qualität eine Konsequenz für das Individuum hat, lässt sich nur über die Veränderung der Auftrittswahrscheinlichkeit des Verhaltens bestimmen. Konsequenzen können entweder von außen (z. B. Beschimpfung) auf den Patienten einwirken oder intern stattfinden (z. B. Selbstlob). Die Kontingenz (kontinuierlich vs. intermittierend, fixiert vs. variabel, nach Quote oder

Intervall) und der zeitliche Abstand der Konsequenz zum Verhalten haben Einfluss auf deren Wirksamkeit.

- **Vermeidung:** Verhaltensweisen, die in der Lage sind, die unangenehme Situation zu beenden (Flucht) oder zu umgehen (Vermeidung), werden negativ verstärkt. Die Auftrittswahrscheinlichkeit des Verhaltens steigt dadurch. Ein Patient lernt zu vermeiden, indem er sich den erwarteten unangenehmen Konsequenzen entzieht.
- **Modelllernen und Nachahmung:** Nach Bandura (1976) ändert eine Person beim Modelllernen ihr Verhalten in Richtung des beobachteten Verhaltens. Zwischen den Phasen der Aneignung (Aufmerksamkeits-, Gedächtnisprozess) und der Ausführung (motorischer Reproduktions-, Verstärkungs- und Motivationsprozess) kann eine zeitliche Differenz liegen. Wenn das Modell soziale Macht hat, Ähnlichkeiten zwischen Modell und Beobachter bestehen, das Modell den Beobachter verstärkt oder das Modell verstärkt wird, wird das stellvertretende Lernen erleichtert.

2.2.3 Kognitive Konzepte und Selbstregulation am Beispiel klinischer Phänomene

■ **Automatische Gedanken und Grundüberzeugungen:** Irrationale negative Gedanken, die als automatisch, andauernd und unfreiwillig erlebt werden, können sich zu Grundüberzeugungen verdichten (z. B. „Ich bin nichts wert.").

■ **Selbstverbalisation:** Der Selbstverbalisationsansatz von Meichenbaum (1995) basiert auf der Verhaltenssteuerung durch verdeckte Reaktionen. Mit dem Patienten werden funktionale Kognitionen eingeübt, um angemessenes Verhalten, aber auch positivere Emotionen hervorzurufen. Selbstverbalisationen werden z. B. im Stressimpfungstraining eingesetzt: Nach der Problemanalyse und theoretischen Erläuterungen (Unterrichtsphase) bereitet sich der Patient in der Übungsphase auf stressauslösende Ereignisse vor (z. B.: „Was habe ich zu tun?"). Er prüft seine Möglichkeiten und beruhigt sich (z. B.: „Diese Angst war zu erwarten."). Dann konfrontiert er sich mit den Ereignissen und versucht Panikgefühle zu verhindern (z. B.: „Ich mache eine Pause, bevor es zu schlimm wird."). Nach der Bewältigung verstärkt er sich für das neue Verhalten (z. B.: „Ich habe es geschafft."). Die Generalisierung im Alltag erfolgt dann in der Anwendungsphase.

■ **Relevanz dysfunktionaler Überzeugungen und Kausalattributionen für die Entstehung psychischer Störungen:** Ellis beschreibt in der ABC-Theorie, wie Auslöser (activating event) über Bewertungen (belief system) zu Konsequenzen (consequences) führen (Ellis 1977). Psychische Probleme werden auf in der Erziehung vermittelte irrationale Bewertungen zurückgeführt. Irrational sind Bewertungen, wenn sie nicht dem Ziel einer zufrieden stellenden Lebensführung dienen. Die drei grundlegenden irrationalen Imperative lauten:

● „Ich muss perfekt sein."
● „Andere Menschen müssen mich zuvorkommend behandeln."
● „Die Umstände müssen so sein, wie ich es will."

Neben diesen drei Imperativen formuliert Ellis elf irrationale, unangemessene Überzeugungen, die die Hauptursache für neurotische und Verhaltensstörungen darstellen sollen. Zur Therapie wird vorgeschlagen, den Patienten von der Irrationalität der Ansichten zu überzeugen und so dysfunktionale Kognitionen zu verändern.

Nach Beck (kognitive Therapie) sind Depressionen durch die kognitive Triade aus

● negativ verzerrter Selbstwahrnehmung,
● Interpretation der Umwelt als Quelle von Enttäuschung und
● eingeengter Sicht der Zukunft

gekennzeichnet (Beck et al. 1992). Sie sind Folge dysfunktionaler, in der Kindheit durch Traumata gelernter und durch belastende Erlebnisse wieder aufgerufener Denkschemata. Das Denken ist durch logische Fehler wie eine

dichotome Denkweise (z. B.: „Ich bin nicht gut, also bin ich schlecht."), perfektionistisches Denken (z. B.: „Ich muss 120 % leisten."), falsche Schlussfolgerungen (z. B.: „Alle Ausländer taugen nichts."), Übergeneralisierungen (z. B.: „Nie schaff ich was."), selektive Abstraktionen (z. B.: „Ich bestand die Prüfung nicht, weil ich ein Versager bin."), Katastrophisierung (z. B.: „Es gibt nicht Schlimmeres als dass mich die anderen nicht mögen.") und Personalisierung (z. B.: „Die Leute reden bestimmt über mich.") geprägt. Die Therapie erfolgt durch

● logische Analyse (Suche nach Widersprüchen im kognitiven System),
● empirische Analyse (Suche nach Widersprüchen zwischen Kognition und Realität) und
● pragmatische Analyse (Prüfung der Konsequenzen der Kognitionen).

Dazu dienen Techniken wie z. B. sokratischer Dialog, „Und-wenn-Technik", Advocatus-diaboli-Technik, Rollentausch oder Übungen zur Externalisierung des Problems.

■ **Selbstinstruktion:** Selbstinstruktion ist eine Selbstverbalisation mit Handlungsauftrag an sich selbst und dient der Steuerung des Verhaltens. Das Selbstinstruktionstraining von Meichenbaum (1975) wird z. B. bei impulsiven Kindern eingesetzt: Zunächst führt der Therapeut eine Aufgabe aus und spricht laut dabei. Dann führt das Kind die Aufgabe selbst durch, während es vom Therapeuten instruiert wird. In der dritten Stufe begleitet das Kind sein Tun selbst durch lautes Sprechen. Die beobachtbare Selbstanleitung wird dann abgeschwächt bis sich das Kind die Selbstinstruktionen nur noch lautlos gibt.

■ **Selbstbeobachtung:** Voraussetzung jeder Selbstkontrolle ist Beobachtung und Protokollierung des erwünschten oder unerwünschten Verhaltens. Vor Beginn einer Behandlung wird das Verhaltensdefizit durch die Beobachtung quantifiziert. Im Therapieverlauf werden dann die Verhaltensänderungen beobachtet. Die Beobachtung soll möglichst kurz vor Ausübung unerwünschter Verhaltensweisen und kurz nach Ausübung erwünschter Verhaltensweisen erfolgen. Allein schon die Aufgabe, das Verhalten zu beobachten, hat einen Effekt darauf (Reaktivität). Die Dokumentation anhand von Tagesprotokollen, Strichlisten oder Situationsfragebögen muss überschaubar und leicht verständlich sein.

■ **Selbstbewertung:** Die Selbstbewertung erfolgt durch den Vergleich des Verhaltens mit bestimmten Standards. Bei ausreichender Diskrepanz zwischen Ist- und Soll-Wert entsteht eine Veränderungsmotivation.

■ **Selbstverstärkung und Selbstbestrafung:** Der Patient definiert für sich geeignete Verstärker bzw. Bestrafungen, die er selbst einsetzen kann:

● Bei der positiven Verstärkung gibt sich der Patient für erwünschtes Verhalten eine Belohnung z. B. in Form eines Eigenlobes.
● Bei der direkten Bestrafung folgt dem unerwünschten Verhalten z. B. eine Selbstapplikation von Schmerz durch das Schnippen eines Gummibandes.
● Bei der negativen Verstärkung wird ein selbst aufgebauter negativer Reiz bei erwünschtem Verhalten abgebaut. Möglich ist z. B., dass eine symbolische Menge an Teer bei erfolgreicher Raucherentwöhnung reduziert wird.
● Bei der indirekten Bestrafung wird bei unerwünschtem Verhalten eine Belohnung ausgesetzt oder verschoben. Beispielsweise geht der Patient aus einer als angenehm erlebten geselligen Runde und setzt sich einer selbstauferlegten Auszeit (time out) aus.

■ **Selbstkontrolle:** Selbstkontrolle liegt dann vor, wenn

● zugunsten einer langfristig zu erwartenden positiven Konsequenz auf eine unmittelbare positive Konsequenz verzichtet wird oder
● zugunsten einer langfristig zu erwartenden positiven Konsequenz eine kurzfristig negative Konsequenz in Kauf genommen wird.

Techniken zur Förderung der Selbstkontrolle sind z. B. soziale Kontrakte, Gedankenstopp,

Stimuluskontrolle oder verdeckte Konditionierungen.

■ **Selbstmanagement** (s. auch 9.1.7, S. 159): Selbstmanagement umfasst die psychischen Prozesse, mit denen eine Person ihre eigenen Ziele anstrebt und ihr Verhalten selbst steuern kann. Als Grundregeln für den Aufbau des Selbstmanagements beim Patienten gelten:

● verhaltensorientiert denken
● lösungsorientiert denken
● positiv denken
● in kleinen Schritten denken
● flexibel denken
● zukunftsorientiert denken

Ziel dieses Ansatzes ist es, den Patienten zu seinem eigenen Therapeuten zu machen.

2.3 Allgemeine Krankheitslehre aus psychoanalytischer und tiefenpsychologischer Sicht

2.3.1 Grundannahmen zur Struktur der Psyche

■ **Bedeutung des Unbewussten:** Das Unbewusste entspricht Vorgängen der Psyche, die vom Individuum auch bei willentlicher Anstrengung nicht wahrgenommen werden können. Das Unbewusste beinhaltet vor allem verdrängte Erfahrungen wie z. B. die kindlichen Triebwünsche oder traumatische Erlebnisse. Durch die verringerte Kontrolle kann sich das Unbewusste z. B. im Traum, in der Fantasie und in psychischen Krankheiten manifestieren. Jung erweiterte Freuds Verständnis vom persönlichen Unbewussten auf das so genannte kollektive Unbewusste.

■ **Triebtheoretische Modellvorstellungen:** Durch einen internen Reiz entsteht nach dem psychoanalytischen Triebmodell eine als unangenehm erlebte Triebspannung. Diese Spannung erzeugt den Wunsch nach Befriedigung am Triebziel. Die aversive Spannung steigt, je länger der Trieb nicht befriedigt wird. Das Individuum kann die Triebbefriedigung zwar zeitweilig aufschieben oder verschieben (Sublimierung), es kann dem Triebreiz aber nicht ausweichen.

■ **Topografisches Modell und Strukturmodell (3-Instanzen-Modell):** Das topografische Modell beschreibt die drei Ebenen psychischer Prozesse:

- **Bewusstes:** Das Bewusstsein empfängt Informationen aus der Außenwelt. Seine Inhalte sind verbalisierbar.
- **Vorbewusstes:** Inhalte des Vorbewusstseins können mit Anstrengung ins Bewusstsein geholt werden. Im Vorbewussten finden die Zensur und die Anpassung der Triebwünsche an die Realität statt.
- **Unbewusstes:** Das Unbewusste ist der Verwahrungsort für verdrängte Inhalte, die zwar dem Bewusstsein nicht direkt zugänglich sind, aber das Verhalten beeinflussen.

Im Strukturmodell werden die drei Instanzen der Persönlichkeit (psychischer Apparat) beschrieben:

- **Es:** Das Es ist der Ursprung der Triebenergie und unbewusst. Es ist fordernd, impulsiv, asozial und irrational auf der Suche nach Triebbefriedigung. Dabei folgt es dem Lustprinzip.
- **Ich:** Das Ich folgt dem Realitätsprinzip. Es dient der Wahrnehmung der äußeren und inneren Realität. Das Ich setzt Abwehrmechanismen ein und steuert die Es- und Überich-Impulse.
- **Überich:** Das Überich (moralische Instanz) enthält die internalisierten Gebote und Verbote der Eltern sowie die gesellschaftlichen Normen.

■ **Ich-Psychologie:** Die Ich-Psychologie ist eine Modifikation der klassischen Psychoanalyse z. B. durch Horney, A. Freud, Erikson, Rapaport und Hartmann (vgl. Blanck und Blanck 1980). Im Vergleich zur Psychoanalyse wird dem Ich mehr Autonomie zugesprochen. Ent-

gegen dem Schubmodell von Freud (1969) gehen die Vertreter der Ich-Psychologie davon aus, dass es Befriedigungen für das Ich gibt, die unabhängig vom Es sind: „Das Individuum ist soviel Ich wie Es".

■ **Selbstpsychologie:** Die psychische Entwicklung vom Autoerotismus (fragmentiertes Selbst) bis zum gesunden Narzissmus (kohärentes Selbst) hängt nach Kohut entscheidend von der Entwicklung der Selbstobjekte ab (vgl. Siegel 2000). Das Selbstobjekt wird als Teil des Selbst wahrgenommen und dient zur innerseelischen Strukturierung und Differenzierung. Für die gesunde Entwicklung ist die Befriedigung von drei Selbstobjektbedürfnissen notwendig:

- **Bedürfnis nach Spiegelung:** Die Erfahrung der einfühlsamen Reaktion eines Objekts führt zur Entwicklung von Selbstwert, Selbstrespekt und Selbstbehauptung.
- **Bedürfnis nach Idealisierung:** Die Erfahrung der beschützenden Reaktion eines Objekts führt zur Entwicklung der Fähigkeit zur Selbstberuhigung.
- **Bedürfnis nach Gleichheit und Zugehörigkeit:** Die Erfahrung der gemeinsamen Aktivitäten mit einem Objekt führt zur Entwicklung von Gemeinschaftsgefühl und Stolz.

Ein gesundes Selbst braucht das ganze Leben lang stützende Selbst-Selbstobjekt-Beziehungen. Sind sie unzureichend, entstehen psychische Störungen, die als Störungen der Selbstorganisation die weitere Entwicklung behindern.

■ **Objektbeziehungstheorie:** Frühe Beziehungserfahrungen bestimmen die Ausformung verinnerlichter Vorstellungsbilder des Selbsts, der Objekte und der interpersonalen Kontakte. Die frühen Beziehungen sind das Modell für die Bindungsmuster des späteren Lebens. Zur Entwicklung positiver Objektbeziehungen ist die frühe Erfahrung einer haltenden Umgebung notwendig. Objektbeziehungstheorien stammen z. B. von Balint, Winicott, Fairbairn, Sullivan, Klein, Kernberg und Erikson (vgl. Cashdan 1990).

2.3.2 Konfliktpathologie am Beispiel klinischer Phänomene

Bei der Konfliktpathologie wird angenommen, dass den Symptomen ein unbewusster Konflikt zugrunde liegt. Von einer Konfliktpathologie wird in der Regel bei so genannten Symptomneurosen und leichteren Persönlichkeitsstörungen (z. B. vermeidend-selbstunsicher) mit einem relativ intakten Ich ausgegangen.

■ **Begriffserklärungen:**
● **Äußerer, interpersoneller Konflikt:** Der äußere oder reale Konflikt entsteht zwischen dem Ich und der Umwelt und geht mit Realangst einher. Die äußere Belastung wird erst durch das subjektive Erleben des Patienten zum Konflikt. Bei einer frühen Störung liegen bevorzugt interpersonelle Konflikte als äußere Konflikte vor.
● **Innerer Konflikt (Ambivalenz):** Der innere Konflikt z. B. die Ambivalenz zwischen Liebe und Hass wird auch als neurotischer Konflikt bezeichnet. Er besteht zwischen dem Es und der durch das Überich verstärkten Abwehrstruktur des Ichs. Bei dieser Auseinandersetzung ist die Umwelt nicht beteiligt. Er geht mit Es- oder Triebangst einher.
● **Verinnerlichter Konflikt:** Beim verinnerlichten Konflikt oder Gewissenskonflikt stehen die ursprünglichen Bedürfnisse des Individuums den Interessen der Außenweltobjekte gegenüber. Der Konflikt besteht zwischen Ich und Überich. Die Umwelt ist indirekt beteiligt. Der verinnerlichte Konflikt muss nicht neurotisch sein und geht mit Gewissens- oder Überich-Angst einher.
● **„Normaler" versus pathogener Konflikt:** „Normale" oder bewusste Konflikte können stark belasten. Sie sind aber prinzipiell lösbar und nicht notwendigerweise krankmachend. Beim pathogenen Konflikt haben sich Hemmungen und Blockierungen zum Zweck der Abwehr gebildet. Der krankmachende Konflikt ist unbewusst und subjektiv unlösbar.

● **Angst, Schuldgefühle, Scham:** Angst, Schuld und Scham führen bei Konflikten zu Vermeidungsstrategien.

■ **Symptombildung bei Konfliktpathologie:**
● **Auslösende Situation (Versuchungs- und Versagungssituation):** Bei einer inneren Bereitschaft wird ein äußeres Ereignis zur Versuchung. Versagung ist nach Freud die Tatsache, dass ein Trieb nicht befriedigt werden kann (Freud 1930/1966, Bd. IX). Die Versuchungs-Versagungs-Situation erzeugt einen inneren Konflikt, der zunächst mit den bekannten Bewältigungsmechanismen gelöst werden soll. Wenn der aktuelle Zwiespalt einen ungelösten infantilen Konflikt aktiviert, greifen diese Bewältigungsversuche nicht. Das Individuum erlebt Angst, auf die mit verstärkter Abwehr reagiert wird. Wenn die andrängenden Impulse zu stark sind, dekompensiert die Abwehr und als Kompromiss bilden sich die Symptome aus. Die Kompromissbildung ist pathologisch bei
  – einer zu starken Tendenz zur Selbstverletzung,
  – einer zu großen Restriktion der Befriedigung von Triebabkömmlingen,
  – einem Übermaß an Angst oder Depression,
  – zu vielen Konflikten mit der Umwelt und
  – zu großer Hemmung der Funktionsfähigkeit des Ich.
● **Reaktualisierung unbewusster Konflikte:** Bei unbewussten Konflikten stammen die zentralen Wünsche meist aus lebensgeschichtlich frühen Phasen. Sie sind die Folge unzureichender Beziehungserfahrungen. Die Impulse sind vital, körperlich und auf bedrohliche Weise intensiv. Sie drängen, um zum Abschluss zu kommen auf Wiederholung (Wiederholungszwang) und können durch passende Situationen reaktualisiert werden. Das Individuum erlebt die Situation dann wie als Kind. Deshalb erscheinen seine Reaktionen oft unangemessen.
● **Konzept der Abwehr als Mittel der Angstvermeidung:** Nach A. Freud (1936) dienen v. a. folgende Abwehrmechanismen der Angstvermeidung: Rationalisierung, Ver-

drängung, Reaktionsbildung, Isolierung, Ungeschehenmachen, Verleugnung, Projektion, Wendung gegen die eigene Person, Introjektion und Regression. Bei der neurotischen Symptombildung misslingen diese Abwehrversuche.

- **Abwehrmechanismen:** Die Abwehr ist eine unbewusste Reaktion, mit der das Ich Triebimpulse aus dem Es zu verhindern sucht. Dabei handelt sich um unzureichende Versuche der Problembewältigung. Wichtige Abwehrmechanismen sind:
  - Affektualisierung: Ein Ereignis oder Verhalten wird dramatisiert.
  - Entwertung/Idealisierung: Objekte werden unbewusst entwertet oder überhöht.
  - Identifikation: Bestimmte Anteile einer anderen Person werden in das eigene Selbst integriert.
  - Intellektualisierung: Der angstbesetzte Inhalt wird theoretisch, ohne Gefühl behandelt.
  - Introjektion: Bestimmte Teile des Verhaltens, bestimmte Merkmale oder Anschauungen einer anderen Person werden in die eigene Persönlichkeit übernommen.
  - Isolierung: Die Triebregung wird als fremd erlebt und abgetrennt.
  - Projektion: Eigene Gedanken, Gefühle, Impulse, Bedürfnisse werden anderen unterstellt.
  - Projektive Identifikation: Abgespaltene Selbstanteile werden auf einen anderen projiziert, bevor es zur Identifikation mit dem anderen kommt.
  - Rationalisierung: Im Nachhinein wird eine (Schein-)Begründung für ein Geschehnis gefunden.
  - Reaktionsbildung: Angstbesetzte Inhalte werden durch ihr Gegenteil ersetzt.
  - Regression: Es erfolgt eine unbewusste Rückentwicklung auf eine frühere Entwicklungsstufe.
  - Spaltung: Inkompatible Inhalte werden auf verschiedene Objekte aufgeteilt.
  - Sublimierung: Die Triebregung wird auf ein kulturell höherwertiges Ziel verlagert.
  - Ungeschehenmachen: Geschehnisse sollen magisch rückgängig gemacht werden.
  - Verdrängung: Es kommt zur Amnesie für angstbesetzte Inhalte.
  - Verleugnung: Die Realität wird grob verzerrt, indem Tatsachen oder Emotionen nicht wahrgenommen werden.
  - Vermeidung: Triebregungen werden umgangen.
  - Verschiebung: Die Bedrohlichkeit wird auf ein anderes Objekt verlagert.
  - Wendung gegen die eigene Person: Autoaggressive Handlungen werden ausgeführt.

Bei den einzelnen Störungen werden bestimmte Abwehrformen bevorzugt. Phobien sind z. B. oft verbunden mit Vermeidung, Verschiebung, Projektion und Identifikation. Depressive neigen zu Introjektion, Regression und Wendung gegen die eigene Person. Borderline-Patienten reagieren bevorzugt mit Spaltung, projektiver Identifikation, Idealisierung/Entwertung und Verleugnung. Narzisstische Störungen sind gekennzeichnet durch Idealisierung/Entwertung, Vermeidung und Verleugnung. Beim Zwangspatienten findet man oft Sublimierung, Reaktionsbildung, Ungeschehen machen, Verschiebung, Rationalisierung/Intellektualisierung und Isolierung. Dissoziative Störungen gehen häufig einher mit Projektion, Verdrängung, Verschiebung, Verleugnung, Identifikation oder Regression (Unterscheidung der Abwehrformen in unreife und reife Mechanismen s. 4.1.3, S. 71).

- **Symptombildung als Kompromiss zwischen Wunsch und Abwehr:** Die Symptombildung ist ein adaptiver Versuch zur Bewältigung des Konflikts, wenn die Abwehr nicht ausreicht. Das Symptom stellt einen Kompromiss zwischen Wunsch und Abwehr dar und ist für den Patienten derzeit die beste Lösungsmöglichkeit. Durch das Symptom reduziert sich die Angst. Es tritt ein Gefühl der inneren Entspannung ein.
- **Aufrechterhaltende Faktoren:** Als aufrechterhaltende Faktoren wirken ungünsti-

ge äußere oder innere Bedingungen, die eine Besserung der Störung erschweren oder verhindern (z. B. Erwartung negativer Folgen bei einer Besserung, sekundärer Krankheitsgewinn).

- **Primärer und sekundärer Krankheitsgewinn:** Der primäre Krankheitsgewinn ergibt sich aus der Entlastung des Patienten durch die Kompromissbildung in Form des Symptoms und besteht in einer Abnahme der Angst. Der sekundäre Krankheitsgewinn besteht aus Vergünstigungen für den Patienten aus der sozialen Umgebung aufgrund der Krankheit (z. B. mehr Aufmerksamkeit von der Familie).

■ **Symptom- versus Charakterneurose:** Typisch für Neurosen ist das sich wiederholende Verhaltensmuster, das auf infantile, unbewusste und ungelöste Triebkonflikte hinweist. Neurosen sind inadäquate Lösungsversuche, die durch eine aktuelle Lebenssituation ausgelöst werden.

Die Symptomneurosen sind durch ein dominierendes Krankheitszeichen definiert. Man unterscheidet:
- **depressive Neurose** (entspricht Dysthymia)
- **Zwangsneurose** (entspricht Zwangsstörung)
- **Angstneurose** (entspricht Angststörung)
- **hysterische Neurose/Konversionsneurose** (entspricht dissoziativer Störung)
- **hypochondrische Neurose** (entspricht hypochondrischer Störung)

Die Charakterneurosen sind so genannte symptomlose Neurosen. Sie werden nicht durch spezifische Konflikte ausgelöst. Kennzeichnend ist die Störung der Persönlichkeit, weniger eine bestimmte Symptomatik. Man unterscheidet sie nach:
- **schizoider Struktur:** Tendenz zur Überindividualisierung, zum Misstrauen, zur Überempfindlichkeit
- **depressiver Struktur:** Tendenz zur Anklammerung und zur Angst vor Selbstständigkeit
- **zwanghafter Struktur:** Tendenz zum Perfektionismus, zur Rechthaberei und zu Schuldgefühlen

- **hysterischer Struktur:** Tendenz zu übersteigertem Geltungsbedürfnis, Beeinflussbarkeit und Planlosigkeit

■ **Bindungstheorie, Säuglingsforschung** (s. auch 4.1.3, S. 71): Bowlby beschreibt in der Bindungstheorie, dass bereits in der frühen Kindheit eine enge Beziehung zur betreuenden Person aufgebaut wird, die Schutz bieten und die Basis für die Erkundung der Welt darstellen soll (Bowlby 1969a). Die frühen Bindungserfahrungen werden internalisiert und auf spätere Kontakte übertragen. Die moderne Säuglingsforschung als Entwicklung aus der Ich- und Objektpsychologie führt ebenfalls zu einem Bild von einem aktiven, Interaktion stimulierenden und durchaus kompetenten Säugling. Dieser Ansatz widerspricht der klassischen Psychoanalyse, die den Säugling als eher passiv, den Trieben ausgeliefert und abhängig versteht.

2.3.3 Strukturpathologie

Die Strukturpathologie geht davon aus, dass dem Symptom ein Entwicklungsschaden (unzureichende Ich-Funktionen) zugrunde liegt. Vor allem schwere Persönlichkeitsstörungen (z. B. Borderline-Persönlichkeitsstörung) werden mit Hilfe der Strukturpathologie erklärt.

■ **Strukturmodell** (s. auch 2.3.1, S. 25):
- **Ich:** Die Ich-Funktionen sind teilweise angeboren, reifen jedoch zum großen Teil erst in der Interaktion zwischen Kind und Bezugsperson. Bei strukturellen Störungen gelang diese Ausreifung nicht. In der Folge besteht eine ausgeprägte Ich-Schwäche.
- **Ich-Funktionen:** Die bewussten Ich-Funktionen sind Wahrnehmen, Erinnern, Denken, Lernen und Planen. Unbewusste Ich-Funktionen liegen in der Abwehr gegenüber dem Es und dem Überich sowie in der Bewältigung der Anforderungen aus der Außenwelt. Im Sinne der Strukturpathologie beruhen psychische Störungen darauf, dass die Ich-Funktionen unzureichend entwickelt sind.

- **Selbst** (s. auch 4.1.3, S. 69 f.): Das Selbst wird als eigenständige Struktur oder als Teil des Ichs beschrieben. Es umfasst bewusste und unbewusste Anteile der Psyche. Die Funktionen des Selbst sind Selbstwahrnehmung, Selbststeuerung, Abwehr, Objektwahrnehmung, Kommunikation und Bindung. Bei strukturellen Störungen sind diese Funktionen gestört. Es entsteht kein kohärentes Selbst- oder Identitätsgefühl. Stattdessen sind die Facetten des Selbst nur lose miteinander verbunden.
- **Persönlichkeitsstruktur:** Die Persönlichkeitsstruktur entspricht in etwa dem Charakter einer Person. Man unterscheidet beispielsweise depressive, zwanghafte, phobische oder hysterische Persönlichkeitsstrukturen. Beim strukturell gestörten Patienten ist die Persönlichkeitsstruktur geschwächt. Er reagiert dadurch überstark, chaotisch und fühlt sich überflutet.
- **Niveau der Persönlichkeitsorganisation:** Das Niveau der Persönlichkeitsorganisation bestimmt den Schweregrad einer psychischen Störung. Die Betroffenen sind in einem bestimmten Entwicklungsstadium stehen geblieben oder kehren unter Belastung dorthin zurück. Nach der Güte der Ich-Struktur und damit nach der Güte der internalisierten Objektbeziehungen sowie der vorherrschenden Abwehrmechanismen unterschied Kernberg (1970) zunächst in folgende Persönlichkeitsorganisationen:
  - Charaktere der höheren Strukturebene: hysterischer Charakter, Zwangscharakter, depressiv-masochistischer Charakter
  - Charaktere der mittleren Strukturebene: orale Typen, sadomasochistische Persönlichkeiten, narzisstische Persönlichkeiten
  - Charaktere der niederen Strukturebene: infantile Persönlichkeiten, präpsychotische Persönlichkeiten, Als-ob-Charaktere, antisoziale Persönlichkeiten

In einer überarbeiteten Form des Klassifikationsmodells teilte Kernberg (1996) in psychotische, Borderline und neurotische Persönlichkeitsorganisationen. Diese Einteilung kann mit Hilfe des „Strukturellen Interviews" erfolgen, das später zum „Structural Interview of Personality Organization" (STIPO) mit den Skalen Identität, Objektbeziehungen, primitive Abwehr, Coping/Rigidität, Aggression, Wertvorstellungen und Wahrnehmungsverzerrungen/Realitätskontrolle erweitert wurde (Kernberg 1981).

■ **Symptombildung bei strukturellen Störungen – Konflikt- versus Strukturpathologie:** Bei der Konfliktpathologie kommt es als Kompromiss zur Ausbildung von Symptomen (s. oben). Nach der Strukturpathologie führt das Defizit an förderlichen Beziehungserfahrungen in der Kindheit zu einem Mangel an inneren Objekten, die beruhigen, anerkennen und steuern. Die Strukturen der Selbstregulierung (Ich-Funktion) sind defizitär und die Person bleibt auf äußere Objekte angewiesen. Zerbricht eine bedeutsame Beziehung, kommt es bei Patienten mit strukturellen Störungen zu regressiven Reaktionen, die mit dem Gefühl der Überflutung, Leere oder Dissoziation verbunden sind. Oft werden Suchtmittel, selbstverletzendes Verhalten oder dissoziale Verhaltensweisen eingesetzt, um innere Spannung abzubauen.

■ **Ich-Funktionsdefizite:** Einschränkungen der Ich-Funktionen zeigen sich bei strukturellen Störungen in Defiziten bei der Realitätsprüfung, der Fähigkeit zur Unterscheidung zwischen Innen und Außen, der Impuls- und Frustrationskontrolle, der Angsttoleranz und der Differenzierung zwischen Emotionen. Außerdem versagen bei Störungen der Ich-Struktur die Abwehrmechanismen, die bei reiferen Neurosen eine Rolle spielen.

■ **Ätiologische Faktoren:** Eine strukturelle Störung wird verstanden als
- **defizitäre Entwicklung:** Aufgrund ungünstiger Umstände (z. B. Verluste, Erkrankungen, unzureichende Betreuung) haben sich wesentliche Ich-Funktionen nicht entwickelt.
- **regressive Entdifferenzierung:** Die Ich-Funktionen haben sich zwar entwickelt,

sind jedoch in belastenden Situationen nicht ausreichend stabil.

2.3.4 Traumamodell

■ **Traumabegriff:** Nach der ICD-10 ist das psychische Trauma Folge eines kurzzeitigen oder längeren Ereignisses, das außerhalb der menschlichen Erfahrung liegt. Es wäre für fast jeden belastend und wird mit Angst, Schrecken und Hilflosigkeit erlebt. Die Folge ist eine emotionale und kognitive Verwirrung. Die Erlebnisse bleiben unverarbeitet (keine Integration) und können über den Betroffenen hereinbrechen (flash back). Ein Trauma beeinträchtigt die Lösung künftiger Entwicklungsaufgaben. Ungeeignete „Entweder-oder-Versuche" werden durch Traumaerfahrungen begünstigt.

■ **Sequenzielles und kumulatives Trauma:** Statt in einem einmaligen traumatischen Eingriff wird die Schädigung heute eher in der Abfolge von wiederholten Traumen gesehen. Dieser Ansatz gewichtet nicht so sehr den isolierten Reizeinbruch, sondern die Umweltkonstellation, in der sich das traumatische Ereignis abspielt. Der Begriff kumulatives Trauma drückt aus, dass eine Ansammlung von Erlebnissen traumatisierend sein kann, auch wenn jedes einzelne Erlebnis für sich genommen gut zu bewältigen wäre, wie z. B. beim Mobbing. Bei sequenziellen Traumata erleben die Betroffenen eine Aufeinanderfolge von hohen seelischen und/oder körperlichen Belastungen wie z. B. bei politischen Verfolgungswellen.

■ **Beziehung zur Strukturpathologie beim kumulativem Trauma:** Traumata schwächen die Struktur des Betroffenen. Überfordernde Ereignisse können zu einem Zusammenbruch der psychischen Struktur führen. Dabei kann die schädigende Wirkung u. U. erst durch die Häufung einzelner, subjektiv geringerer Belastungen erfolgen.

2.4 Multifaktorielle Modelle über Entstehung, Aufrechterhaltung und Verlauf psychischer Störungen und psychisch mitbedingter Krankheiten

2.4.1 Ätiopathogenetische Modelle: multifaktorielle Ansätze

■ **Konzept der Salutogenese:** Antonovsky (1979) ging davon aus, dass Gesundheit nicht von selbst fortbesteht, sondern immer wieder neu hergestellt werden muss. Er ging eher der Frage nach, warum Menschen gesund bleiben als sich mit den Ursachen von Krankheit zu beschäftigen und definierte ein Kontinuum zwischen gesund und krank. Zentraler Punkt seiner Theorie ist die Definition des Kohärenzgefühls (sense of coherence) als Zuversicht, dass die Erfahrenswelt vorhersagbar und handhabbar ist. Faktoren, die dieses Gefühl beeinflussen, sind:

- **Verstehbarkeit** (sense of comprehensibility)
- **Bewältigbarkeit** (sense of manageability)
- **Sinnhaftigkeit** (sense of meaningfulness)

Bei einem starken Kohärenzgefühl fühlt man sich von Stressoren (physikalisch, biochemisch, psychosozial) weniger bedroht.

■ **Medizinisches Risikofaktorenkonzept:** Als Risikofaktoren für die sieben wichtigsten Zivilisationserkrankungen wurden um 1970 Alkohol, Rauchen, erhöhte Blutfett- und Blutzuckerwerte, Bewegungsmangel, Übergewicht und reduzierte Stressbewältigung bestimmt (Altgeld et al. 1997). Mittlerweile kennt man ca. 250 Risikofaktoren, die sich spezifischem Konsumverhalten (z. B. Essen, Alkohol), physiologischen Faktoren (z. B. Blutfett, Blutdruck) und psychischen Faktoren (z. B. Typ A, inadäquates Coping) zuordnen lassen. Als Risikofaktor gelten Charakteristika von Personen oder Bevölkerungsgruppen, deren Vorhandensein die Wahrscheinlichkeit in einem definierten Zeitraum zu erkranken, signifikant erhöht. Beim Risikofaktorenmodell bleibt die Frage der Kausalität problematisch, da zwar Aussagen über Korrelationen zwischen Risikofaktor und Erkrankung, aber kaum über die Beziehungen von Ursache und Wirkung möglich sind. Es besteht die Gefahr, dass unbekannte Drittvariablen den Zusammenhang beeinflussen.

■ **Psychosomatische Stressmodelle (einschließlich Life-event-Modell):** Bei den psychosomatischen Stressmodellen wird ein Zusammenhang zwischen emotionalen Prozessen (z. B. Stress durch unbewusste Konflikte) und Erkrankungen mit oder ohne Organbefund postuliert. Klassische Psychosomatosen nach Alexander (1951) sind: Asthma bronchiale, Magenulkus, Colitis ulcerosa, essenzielle Hypertonie, rheumatoide Arthritis, atopisches Ekzem und Anorexie. Heute geht man davon aus, dass Stress bei keiner Erkrankung eine spezifische Ursache ist. Allerdings kann er Auslöser sein. In der aktuellen psychosomatischen Forschung wird das Diathese-Stressmodell vertreten, nach dem die subjektiv erlebte Stressbelastung und die individuelle Prädisposition in Wechselwirkung zueinander stehen.

Die Life-event-Forschung sucht nach Zusammenhängen zwischen (belastenden) Lebensereignissen und seelischen oder körperlichen Folgen. Die Untersuchung erfolgt mit der Social Readjustment Rating Scale (SRRS). Mit dem Life Change Unit Score (LCU-Score) werden die differenziellen Stresswerte der erlebten Ereignisse gewichtet. Es zeigt sich z. B. ein Zusammenhang zwischen dem LCU-Wert und Gesundheitsproblemen wie Infektionen oder Allergien. Die Formulierung allgemeiner Aussagen aus der Life-event-Forschung ist jedoch problematisch, weil die individuelle Wechselwirkung zwischen Prädisposition, Stressor und kognitiver Bewertung beachtet werden muss. Die Life-event-Forschung kann keine Aussagen über den Zusammenhang von Ursache und Wirkung machen, denn die Störung oder

Erkrankung kann auch selbst als Stressor wirken.

■ **Giving-up/Given-up-Modelle:** In einer ersten Phase (giving up) glaubt der Betroffene keine Kontrolle über die Umwelt zu haben. In der zweiten Phase (given up) werden hochbewertete Lebensziele als endgültig unerreichbar verworfen. Aus der Hilf- und Hoffnungslosigkeit können dann Krankheiten (z. B. Depressionen) entstehen.

■ **Biopsychosoziale Modelle:** In Ergänzung zum psychosomatischen Modell wird beim biopsychosozialen Stressmodell auch die Umwelt der Person, ihre Einbettung in psychosoziale Bezüge sowie die Disposition berücksichtigt. Die drei Ebenen beeinflussen sich wechselseitig.

2.4.2 Krankheitsverhalten

■ **Normales und abnormes Krankheitsverhalten (auch Inanspruchnahmeverhalten):** Das Krankheitsverhalten umfasst die Symptomwahrnehmung einschließlich der innerpsychischen Abwehr, die Selbstmedikation oder Selbsthilfe sowie die Inanspruchnahme des Laien- und des professionellen Versorgungssystems. Als abnormes Krankheitsverhalten gelten relativ stabile unpassende Prozesse der Wahrnehmung und Bewertung des eigenen Befindens und der Reaktion auf diese Prozesse. Bei abnormen Krankheitsverhalten steht das subjektive Verhalten in keinem angemessenen Verhältnis zu den medizinischen Befunden. Folgen sind z. B. demonstrative Hilflosigkeit, verdeckte Feindseligkeit oder Spaltungsversuche. Abnormes Krankheitsverhalten kann u. U. Ausdruck einer psychischen Störung (z. B. bei Angst, somatoformer Störung, Hypochondrie, Schizophrenie oder Sucht) sein.

In vielen Bereichen der medizinischen Versorgung liegt die wahre Prävalenz deutlich höher als die Behandlungsprävalenz. Die Inanspruchnahme professioneller Hilfe ist um so wahrscheinlicher, je schmerzhafter, sichtbarer und auffälliger das Symptom ist, je bedrohlicher die Erkrankung erscheint und je mehr der Alltag als eingeschränkt erlebt wird. Auch das Alter nimmt Einfluss: Je älter die Patienten sind, umso häufiger gehen sie zum Arzt. Je mehr Ärzte pro Einwohner verfügbar sind, umso höher ist die Inanspruchnahme. Die Inanspruchnahme ist auch davon abhängig wie hoch der Anteil der Kosten ist, der von Versicherungen übernommen wird. Je höher die Eigenbeteiligung, umso geringer ist die Konsultationsrate.

■ **Subjektive Krankheitstheorien:** Subjektive Krankheitstheorien beinhalten alle Ansichten des Patienten über Art, Entstehung, Verlauf und Behandlung seiner Erkrankung. Dies umfasst auch Vorstellungen über die Kausalattributionen, über die Kontrollierbarkeit/Heilbarkeit und über die Folgen der Erkrankung. Das subjektive Erleben des Betroffenen stimmt oft nicht mit der objektiven Sicht überein.

■ **Coping:** Coping ist die Anstrengung zur Bewältigung von Schwierigkeiten und belastenden Ereignissen in der Beziehung zwischen Mensch und Umwelt. Im ersten Analyseschritt der primären Einschätzung (appraisal) wird die Situation z. B. als Bedrohung oder Herausforderung bewertet, bei der sekundären Einschätzung werden die eigenen Möglichkeiten abgeschätzt. Als Resultat der Verrechnung dieser beiden Komponenten werden dann die Coping-Mechanismen gewählt. Nach Lazarus und Launier (1978) gelten als Coping Informationssuche, direkte Aktion, Aktionshemmung (z. B. „Schweigen ist Gold.") und intrapsychische Veränderungen (z. B. Selbsttäuschung). Durch das Coping verändert sich die Bewertung der Belastungssituation (reappraisal).

■ **Compliance:** Compliance ist die angemessene und kooperative Reaktion eines Patient auf die Vorschläge des Behandlers. Non-Compliance äußert sich in Abweichungen von den abgesprochenen Regeln. Am häufigsten ist eine Teilcompliance. Patientenverhalten kann auch übercompliant oder pseudocompliant sein. Die Compliance wird seit ca. 25 Jahren erforscht. Typische Merkmale von unkooperativen Patienten konnten bisher nicht eindeutig charakterisiert werden.

■ **Somatisierungsprozesse:** Kennzeichen der Somatisierung sind körperliche Symptome ohne organische Grunderkrankung. Der Patient zeigt die Tendenz, psychische Belastungen durch körperliche Symptome auszudrücken. Ursachen können in zurückgehaltenen Aggressionen, ungenügender Selbstbehauptung, reduzierter Ausdrucksfähigkeit oder unausgelebter Spannung liegen. Meist haben die Betroffenen Schwierigkeiten, Konflikte zu bewältigen.

■ **Chronifizierungsfaktoren:** Chronifizierung bedeutet, dass eine Störung zumindest auf einem Mindestniveau erhalten bleibt. Sie wird beeinflusst durch:
● **biologische Faktoren** wie z. B. Fehlhaltungen bei chronischem Schmerz oder Nervenschädigungen
● **psychologische Faktoren** wie z. B. Vermeidungsverhalten oder sozialer Rückzug bei Angststörungen
● **soziale Faktoren** wie z. B. niedriger sozialer Status, Unzufriedenheit am Arbeitsplatz, sekundärer Krankheitsgewinn

3 Definition, Diagnostik, Differenzialdiagnostik und Indikationsstellung psychischer Störungen

3.1 Allgemeine Kennzeichen der Klassifikation und Diagnostik psychischer Störungen

3.1.1 Kennzeichen der ICD-10- und DSM-IV-Klassifikation

Beim Kapitel V (F) der ICD-10 (International Classification of Diseases, Kap. F: Classification of Mental and Behavioral Disorders) der WHO und beim DSM-IV (Diagnostic and Statistical Manual of Mental Disorders) der American Psychiatric Association (APA) handelt es sich um internationale Klassifikationssysteme psychischer Störungen, die wissenschaftlich fundiert und von den verschiedenen Therapieschulen unabhängig sind. Bei beiden Systemen wird die Störung deskriptiv-phänomenologisch beschrieben. Die Diagnose wird kriteriumsbezogen und operationalisierbar gestellt. Angaben über ätiologische Zusammenhänge werden nicht gemacht. Als Neuerung gegenüber älteren Versionen der Klassifikationssysteme wird von Störungen statt von Krankheiten gesprochen. Der psychoanalytische Neurosebegriff und der Endogenitätsbegriff wurden aufgegeben.

■ **Forschungsrelevante und klinisch relevante Ziele:** Klassifikationssysteme fassen Objekte mit gemeinsamen Merkmalen zusammen und ignorieren Unterschiede, die für den verfolgten Zweck nicht relevant sind. Dadurch wird die Arbeitsökonomie erhöht. Forschungsrelevante Ziele liegen darin, den Therapieerfolg messbar zu machen und sicher zu stellen, dass sich Therapiestudien auf vergleichbare Störungen beziehen. Klinisch liegt das Ziel darin, die Art der Behandlung auf die einzelnen Störungen zuzuschneiden. Die Klassifikation dient auch als Grundlage von Statistiken z. B. für Planungen im Gesundheitswesen. Eine ICD-10-Diagnose ist heute Voraussetzung für die Abrechnung über die Krankenkassen.

■ **Multiaxiale Klassifikation:** Die verschiedenen Achsen der Klassifikationen erleichtern die umfassende und systematische Beurteilung der Störungen. Dadurch werden die Komplexität der Störungen und die Heterogenität der Patienten mit gleicher Diagnose berücksichtigt. Durch das multiaxiale System wird die Anwendung des biopsychosozialen Modells in Klinik, Ausbildung und Forschung gefördert. Die Beurteilung erfolgt auf den

- **Achsen der ICD-10:** Im engeren Sinn zählt die ICD-10 zwar nicht zu den multiaxialen Klassifikationssystemen. Es sind jedoch auch multiple Diagnosen durch Verschlüsselung auf folgenden Achsen möglich:
  - Ia = klinisch-psychiatrisches Syndrom nach Kapitel V der ICD-10
  - Ib = somatische Diagnosen nach allen anderen Kapiteln
  - II = Ausmaß der psychosozialen Funktionseinschränkung
  - III = Faktoren der sozialen Umgebung und der individuellen Lebensbewältigung
- **Achsen des DSM-IV:**
  - I = klinische Störung und andere klinisch relevante Probleme

- II = Persönlichkeitsstörungen und geistige Behinderung
- III = körperliches Symptom
- IV = psychosoziale oder umgebungsbedingte Belastung
- V = Funktionsniveau, globale Beurteilung
- **Achsen des MAS (Multiaxiales System zur Klassifikation psychischer Störungen bei Kindern und Jugendlichen):**
  - I = klinisch-psychiatrische Syndrome
  - II = umschriebene Entwicklungsstörung
  - III = Intelligenzniveau
  - IV = körperliche Symptome
  - V = assoziierte abnorme psychosoziale Umstände
  - VI = Globalbeurteilung der psychosozialen Anpassung

■ **Vor- und Nachteile der ICD-10 und des DSM-IV:** In beiden Klassifikationssystemen werden operationalisierte Diagnosekriterien angegeben, die besonders die Psychopathologie und den Verlauf berücksichtigen. Die Ursachen werden kaum beachtet. Es wurde zugunsten des Störungsbegriffs auf den Krankheitsbegriff verzichtet. Die Dichotomie zwischen Psychose und Neurose wurde aufgegeben und der Endogenitätsbegriff wurde gestrichen. Es wird multiaxial diagnostiziert (s. oben). In der ICD-10 werden alle Krankheiten erfasst, im DSM-IV ausschließlich psychische Störungen.
Vorteile des ICD-10 liegen in
- der langjährigen internationalen Gemeinschaftsarbeit und
- der ständigen Begleitforschung.

Als problematisch gilt bei der ICD-10, dass zum Teil Hinweise auf Prädisposition und Prävalenzen fehlen. Mehrfachstörungen sind schwierig zu diagnostizieren, es fehlen Entscheidungsbäume.
Das DSM-IV gilt als differenzierter, homogener und konsistenter als die ICD-10. Weitere Vorteile des DSM-IV liegen
- in der ausgereiften multiaxialen Beurteilung,
- in der Trennung zwischen Kindern und Erwachsenen,

- in der Berücksichtigung kultureller Unterschiede,
- im Einsatz von Entscheidungsbäumen und
- in der Verbesserung der Therapieplanung und Prognose durch die Achsen IV und V.

An dem DSM-IV wird kritisiert, dass
- Frauen und Homosexuelle sich diskriminiert fühlen können,
- Hegemonieansprüche formuliert werden,
- Validitätsangaben fehlen und
- die Skalierung kategorial statt dimensional ist.

■ **Grundprobleme der traditionellen Klassifikationssysteme:** Im Idealfall sollte sich ein Klassifikationssystem nach morphologisch-pathologischen Strukturen als Ursache der Erkrankungen richten. In der Psychiatrie sind solche Strukturen im Allgemeinen nicht bekannt. Die psychiatrischen Klassifikationssysteme sind postulierte Krankheits- bzw. Diagnoseeinheiten, also hypothetische Konstrukte, die allerdings empirisch abgesichert sind. Gegen Klassifikationen im Allgemeinen spricht die Gefahr des Informationsverlusts, das Problem der Etikettierung sowie das Risiko der Verwechslung von Deskription und Erklärung.

■ **Grundlegende Informationen für die Diagnosestellung (Symptome, Zeit- und Verlaufskriterien):** Die Diagnosestellung erfolgt operational und deskriptiv, sie ist nicht mehr ätiologisch orientiert. Die Diagnose ist durch einen Kriterienkatalog mit Verknüpfungsregeln definiert. Es werden Ein- und Ausschlusskriterien (Symptom/e muss/müssen vorhanden sein, Symptom/e darf/dürfen nicht vorhanden sein, von den Symptomen müssen mindestens x vorhanden sein) beschrieben. Außerdem werden Zeit- (z. B. Störung muss länger als zwei Jahre lang bestehen) und Verlaufskriterien (z. B. remittiert, episodisch) benannt.

■ **Güte der Klassifikation: Aspekte der Reliabilität und Validität, Interraterreliabilität der ICD-10-Diagnosen:** Die psychiatrische Diagnostik gilt als relativ unzuverlässig. Die unzureichende Übereinstimmung zwischen Diagnostikern beruht auf:

- **Subjektvarianz:** Der Patient wird in unterschiedlichen Krankheitszuständen untersucht.
- **Situationsvarianz:** Die Störung durchläuft verschiedene Phasen.
- **Informationsvarianz:** Den Untersuchern steht unterschiedliche Information zur Verfügung (z. B. Information vor versus nach der Entlassung aus einer stationären Behandlung).
- **Beobachtungsvarianz:** Jeder Diagnostiker nimmt die Information unterschiedlich wahr und gewichtet sie unterschiedlich.
- **Kriterienvarianz:** Jeder Untersucher nutzt verschiedene Kriterien für die Diagnose einer Störung.

Die Interraterreliabilität nimmt ab von organischen Störungen und Schizophrenien über affektive Störungen bis zu Persönlichkeitsstörungen. Die Validität psychiatrischer Klassifikationssysteme ist v. a. nach der Rosenhan-Studie von 1973 umstritten, bei der gesunde Versuchspersonen bei der Eingangsuntersuchung behaupteten, Stimmen zu hören, sich dann jedoch unauffällig benahmen. Die Scheinpatienten wurden im Durchschnitt 19 Tage stationär mit Medikamenten behandelt. In einem zweiten Experiment kündigte Rosenhan an, Scheinpatienten in die Klinik einzuschleusen, was dann aber nicht geschah. Dennoch wurden 41 Patienten als Simulanten entlarvt und zurückgewiesen (Rosenhan 1973).

3.1.2 Fehlerquellen im diagnostischen Prozess

■ **Fehlerquellen auf Seiten des Therapeuten:** Entsprechende Mechanismen (s. auch 4.3.1, S. 82) auf Seiten des Therapeuten sind z. B.:
- Wahrnehmungsabwehr, so dass z. B. beruhigende oder bedrohliche Informationen mehr Einfluss nehmen als neutrale
- Vermeidungsreaktion aufgrund der Wahrnehmung bedrohlicher Information

- Halo-Effekt als Tendenz des Beobachters einzelne hervorstechende Merkmale oder bekannte Tatsachen zu bevorzugen
- error of central tendency als Tendenz des Beobachters einen uncharakteristischen Mittelwert anzugeben.

Fehlerquellen aufgrund falscher Anwendung der Klassifikationssysteme sind:
- das Nichtbeachten von Symptom-, Zeit- und Verlaufskriterien,
- falsche Interpretation,
- das Nichtbeachten von Einschluss- oder Ausschlusskriterien,
- das Nichtbeachten von Komorbidität,
- die Anwendung unpassender Theorien und
- der Rückschluss aus singulärem Phänomen.

■ **Fehlerquellen auf Seiten des Patienten:** Als Fehlerquellen des Patienten kennt man
- Erinnerungsfehler
- Selbsttäuschung
- absichtliche Verfälschung (z. B. Simulation, Bagatellisierung, Aggravation)
- Antworttendenzen, response sets (z. B. Tendenzen zur Antwort in Sinne sozialer Erwünschtheit oder zu extremen Antworten)

3.2 Diagnostische Grundprinzipien

3.2.1 Ziele/Funktionen der Diagnostik (inklusive Indikation)

■ **Screening:** Das Screening (Siebtest) ist ein Verfahren zur Selektion von Personen oder Items zwecks weiterer Analyse.
- **Sensitivität:** Die Sensitivität von Screening-Verfahren zeigt die Eignung eines Tests, Merkmalsträger zu erkennen.
- **Spezifität:** Die Spezifität bestimmt, inwieweit der Test geeignet ist, nicht Merkmalsträger zu entdecken.

■ **Selektion:** Die Selektion ist die Auslese einer begrenzten Zahl von Personen aus mehreren Bewerbern. Sie stellt einen Spezialfall der Klassifikation mit den beiden Alternativen Zulassung und Ablehnung dar. Die Entscheidung kann einmalig oder sequenziell erfolgen und die verwendete Information kann ein- oder mehrdimensional sein (z. B. Berücksichtigung von Testwert und Lebenslauf).

■ **Klassifikation:** Anhand gemeinsamer Merkmale werden Elemente einer Population in Klassen aufgeteilt. Jedes Element soll möglichst nur einer Klasse angehören. Die Klassifikation ist hierarchisch aufgebaut.

■ **Problemdefinition, -deskription, -analyse:** Die Problemanalyse ist ein Ordnungssystem für Informationen. Sie verläuft als kontinuierlicher Rückkopplungsprozess. Das Problem wird präzise definiert und operationalisiert. Die Auslöser, Verhaltensweisen und Konsequenzen werden erfasst. Maßnahmen zu deren Quantifizierung werden festgelegt. Die therapeutischen Verhaltensregeln werden spezifiziert und alle Maßnahmen zur Erfüllung der Ziele systematisch kontrolliert.

■ **Unterscheidung zwischen funktionaler, ätiologischer und klassifikatorischer Diagnostik:**
● **Funktionale Diagnostik:** Bei der funktionalen Diagnostik wird beachtet, in welchen Zusammenhängen ein Merkmal (z. B. Symptom) steht. Sie basiert z. B. auf der Bedingungsanalyse zur Beziehung zwischen Reiz, Organismus, Reaktion, Konsequenz und Kontingenz (S-O-R-C-K nach Kanfer und Sasslow 1965b) (s. 9.1.1, S. 151).
● **Ätiologische Diagnostik:** Bei der ätiologischen Diagnostik wie z. B. der Konflikt- oder Strukturdiagnostik (s. 2.3.2, S. 26 f. und 2.3.3, S. 28 f.) wird der Entstehungshintergrund des Merkmals berücksichtigt.
● **Klassifikatorische Diagnostik:** Bei der klassifikatorischen Diagnostik wird dem Symptomkomplex einer Person eine Diagnose zugewiesen (s. 3.1.1, S. 33 ff.).

■ **Kategoriale versus dimensionale Diagnostik:**
● **Kategoriale Diagnostik:** Die Einteilung erfolgt, indem die Personen mit bestimmten Merkmalen den Klassen eines möglichst erschöpfenden, logischen und überlappungsfreien Diagnosesystems zugeordnet werden.
● **Dimensionale Diagnostik:** Es wird von kontinuierlichen Übergängen zwischen „gesund" und „gestört" ausgegangen. Die Einteilung in das Diagnosesystem erfolgt nach Schweregraden, so dass die Unterschiede zwischen den Klassen quantitativ, aber nicht qualitativ sind.

■ **Indikation, Zuordnung von Beispielen:** Die Indikation dient dazu, die optimale Zuordnung zwischen Patient, Therapeut und Methode zu erreichen:
● **Selektiv-differenzielle Indikation:** Selektiv-differenzielle Indikationsentscheidungen spielen v. a. bei der Planung einer Therapie eine Rolle. Ihr Ziel liegt in der Auswahl der geeignetsten aus den verfügbaren Interventionen (z. B. Expositionsverfahren bei Höhenangst oder Paartherapie bei Ehekonflikten). Dabei wird berücksichtigt, welche Verfahren, bei wem, für was, durch welchen Therapeuten, unter welchen Umständen geeignet sind. Gegebenenfalls verweist man den Patienten weiter.
● **Prozessual-adaptive Indikation:** Das Ziel der prozessual-adaptiven Indikation ist die Optimierung des Therapieverlaufs. Die Indikationsentscheidungen werden an die Veränderungen des Patienten angepasst (z. B. Medikamente bei Akutphase der Schizophrenie, die bei Besserung der Symptomatik durch stützende Therapie und Psychoedukation ergänzt werden).

■ **Störungsspezifische Diagnostik und Behandlung im Rahmen eines Gesamtbehandlungsplans entsprechend vorhandener Leitlinien:** Die Arbeitsgemeinschaft der Wissenschaftlichen Medizinischen Fachgesellschaften (AWMF) hat unter anderem auch eine Reihe von wissenschaftlich begründeten Leitlinien für Diagnostik und Therapie in der

Psychotherapeutischen Medizin und Psychosomatik festgelegt. In der AWMF sind derzeit über 140 wissenschaftliche Fachgesellschaften aus allen Bereichen der Medizin zusammengeschlossen. Die Leitlinien werden störungsspezifisch in einem 3-Stufen-Prozess (Expertengruppe, formale Konsensfindung und endgültige Leitlinie) erarbeitet und sollen bei der Entscheidung über angemessene Maßnahmen der Krankenversorgung unterstützen. Sie dienen zur Beantwortung der Fragen:

- Was ist notwendig?
- Was ist in Einzelfällen nützlich?
- Was ist obsolet?
- Was muss stationär und was kann ambulant behandelt werden?

Die Leitlinien werden möglichst einfach und umfassend definiert. Sie enthalten Angaben über Diagnostik, Indikation, Gegenindikation und Therapie. Dabei wird berücksichtigt, dass die einzelnen vorgeschlagenen Maßnahmen in einen Gesamtbehandlungsplan eingebettet werden.

■ **Therapieziele:** Ziele werden fall- und störungsspezifisch formuliert. Man unterscheidet Personen-, Reaktions-, Symptom- und Konsequenzziele. Bei der Zielformulierung müssen auch soziale und ethische Normen berücksichtigt werden. Auszudifferenzierende Ziele liegen z. B. in:

- Reduktion der Symptomatik
- Aufbau gesundheitsfördernder Kompetenzen
- Strukturänderung der Persönlichkeit
- Gewinnung von Einsicht
- Adäquaterem Umgang mit Emotionen
- Stärkung des Selbsthilfepotenzials

■ **Therapeutischer Auftrag:** Der Auftrag der Psychotherapie liegt in der Feststellung, Heilung oder Linderung von Störungen mit Krankheitswert mithilfe wissenschaftlich anerkannter psychotherapeutischer Verfahren. Wie dieser Auftrag im Einzelfall umgesetzt wird, muss mit dem Patienten in der Diagnostikphase besprochen werden.

■ **Erfassung von subjektiven Krankheitstheorien:** Die subjektive Krankheitstheorie kann im Gespräch oder über Fragebögen (z. B. Patiententheorienfragebogen PATEF) erfasst werden. Dabei müssen Inkonsistenz, Instabilität, Dynamik und prozessualer Charakter der subjektiven Krankheitstheorie beachtet werden.

■ **Beurteilung von Therapieverlauf und -erfolg:** Zur Bestimmung des Therapieerfolgs können

- Maße zu Beginn und am Ende der Therapie verglichen werden
  - Störungsspezifische Maße (z. B. BDI-Werte [Beck-Depressions-Inventar] zur Veränderung der Depressivität)
  - Störungsübergreifende Maße (z. B. SCL-90-R-Werte [Symptom-Checkliste] zur Veränderung der subjektiven Beeinträchtigung)
  - Maße zu Störungsfolgen (z. B. Kontrollverlust, Selbstwert oder Krankenrolle)
  - Maße für individuelle Ziele (z. B. goal attainment scaling GAS)
- retrospektive Befragungen durchgeführt werden (z. B. VEV Veränderungsfragebogen des Erlebens und Verhaltens),
- Überlegungen über Kosteneffektivität und Kosten-Nutzen-Analysen angestellt werden.

Die Erfassung des Therapieerfolges sollte möglichst auf verschiedenen Datenquellen (z. B. Patient, Bezugsperson) und verschiedenen Methoden (z. B. Fragebogen, Beobachtung) beruhen. Die verschiedenen Erfolgsmaße korrelieren nur mäßig miteinander.

■ **Prognose:** Eine Psychotherapie wird von den Kostenträgern nur genehmigt, wenn die Prognose einen ausreichenden Behandlungserfolg erwarten lässt. Von einer guten Prognose wird z. B. bei hohem Leidensdruck, hoher Veränderungsbereitschaft, hoher Introspektionsfähigkeit, hoher Frustrationstoleranz, erhaltenen Ich-Grenzen, guten Ressourcen, fehlender Chronifizierung und präzisem Auftrag ausgegangen.

■ **Therapiebeendigung:** Die Therapie ist dann beendet, wenn entweder das Therapieziel erreicht wurde oder als nicht erreichbar erkannt wird. Das Therapieende müssen Patient und Therapeut zusammen klären. Zum Abschluss der Behandlung wird eine Evaluation durchgeführt (s. 10.2, S. 191).

3.2.2 Inhaltsbereiche von Symptomen

Auf der Symptomebene wird die Auffälligkeit beschrieben, aber nicht interpretiert. Bei psychischen Störungen gelten als wichtige Symptomkomplexe:

- Affekte (z. B. Angst, Suizidalität)
- Kognitionen (z. B. formale oder inhaltliche Denkstörung, unrealistische negative Gedanken)
- (psycho-)motorisches Verhalten (z. B. Aggression, Verlangsamung)
- somatische/physiologische Symptome (z. B. Müdigkeit, Herzrasen)
- Motivation/Antrieb (z. B. Hyperaktivität, Hemmung)
- äußere Erscheinung (z. B. gebeugte Haltung, Adipositas)
- Sprache (z. B. Logorrhö, leises Sprechen)
- Wahrnehmung (z. B. Illusionen)
- soziales Verhalten (z. B. Rückzug, Unsicherheit)
- Bewusstsein (z. B. Benommenheit, Schläfrigkeit)
- Orientierung (z. B. zur Person, zur Zeit, zum Ort)
- Konzentration und Gedächtnis (z. B. Zerfahrenheit, Vergesslichkeit)
- Selbsterleben (z. B. Depersonalisation)

Innere Symptome (z. B. Grübeln) werden vom Patienten berichtet, äußere Symptome (z. B. Verlangsamung) sind von außen beobachtbar.

3.2.3 Diagnoseformen

■ **Lebenszeitdiagnose:** Bei der Erstellung der Lebenszeitdiagnose wird die gesamte Vorge-

schichte des Patienten mit allen Störungsepisoden berücksichtigt. Die Lebenszeitdiagnose kann durch weitere Diagnosen ergänzt werden. So kann z. B. bei einem Patienten mit der Lebenszeitdiagnose Alkoholabhängigkeit auch eine depressive Symptomatik diagnostiziert werden.

■ **Querschnittdiagnose:** Die Querschnittdiagnose beschreibt die akute Episode einer Störung (z. B. Manie, ohne psychotische Symptome). Ohne Information über die lebenszeitliche Entwicklung besteht ein gewisses Risiko für eine Fehldiagnose, weil sich z. B. die rezidivierende depressive Störung im Querschnittbefund kaum von der depressiven Phase bei einer bipolaren Störung unterscheiden lässt.

■ **Differenzialdiagnose:** Die Differenzialdiagnose drückt aus, dass die Symptome durch verschiedene Störungen verursacht sein könnten. Sie ordnet die Symptome dabei einem Störungsbild zu und grenzt sie von einem anderen ab. Weitere Untersuchungen müssen dann zeigen, welche Störung vorliegt (endgültige Diagnose).

■ **Aufnahme- und Entlassungsdiagnose:** Zu Beginn einer Therapie gilt eine vorläufige Diagnose (Aufnahme-, Arbeits- oder Verdachtsdiagnose), die je nach Informationslage veränderbar ist. Die Entlassungsdiagnose wird für den nachbehandelnden Arzt oder Therapeut angegeben.

3.2.4 Diagnostische Methoden

(s. auch 3.3.1, S. 41 ff.)

■ **Eigen- und Fremdanamnese:** Bei der Eigenanamnese wird die Vorgeschichte durch das Gespräch mit dem Betroffenen erhoben. Bei der Fremdanamnese werden Personen aus seinem Umfeld befragt. Ziel der Anamnese ist der Erhalt von grundlegenden Informationen für ein differenziertes Bild der biografischen und aktuellen Lebenssituation.

■ **Testverfahren:** Tests sind wissenschaftliche Routineverfahren zur Messung von Merkmalen. Ihr Ziel ist es, eine Aussage über die Ausprägung des relativen Grades der individuellen Merkmalsausprägung zu machen. Man unterscheidet Leistungs- und Persönlichkeitstests, psychometrische und projektive Tests, standardisierte und nicht standardisierte oder Einzel- und Gruppentests.

■ **Projektive Verfahren:** Bei den projektiven Tests (z. B. Rorschach-Test, TAT) geht man davon aus, dass die Personen ihre Motive in mehrdeutiges Material projizieren und diese Projektionen diagnostisch genutzt werden können. Ein Vorteil dieser Verfahren liegt darin, dass sie vom Patienten kaum zu durchschauen sind. Es ist daher schwierig, sozial erwünschte Antworten zu geben. Die Testgütekriterien werden von projektiven Verfahren nur eingeschränkt erfüllt.

■ **Fragebögen (Selbst- und Fremdeinschätzung):** Fragebögen sind Sammlungen von Fragen, die nach methodischen Regeln zusammengestellt wurden. Sie stellen ein ökonomisches Instrument zur Datenerhebung dar. Bei der Selbsteinschätzung macht der Patient selbst Angaben, bei der Fremdeinschätzung werden Bezugspersonen (z. B. Angehörige, Arzt) befragt. Die Fragebögen können störungsspezifisch, z. B. BDI für Depression (Beck-Depressions-Inventar) oder mehrdimensional (z. B. MMPI – Minnesota Multiphasic Personality Inventory) sein. Die Fragen bieten entweder eine Grundlage für statistische Berechnungen, indem vorgegebene Antwortalternativen in Zahlen umgewandelt werden oder sie sind offen formuliert.

■ **Interviewverfahren (standardisiert, strukturiert):** Interviews zeichnen sich durch ein planmäßiges Vorgehen mit wissenschaftlicher Zielsetzung aus, bei dem durch gezielte Fragen Informationen gesammelt werden. Die Fragen können geschlossen (ja, nein), offen (freie Antworten) oder halboffen (nicht vorgesehene Antworten sind möglich) bzw. direkt (Zweck der Frage ist klar) oder indirekt (Zielrichtung wird verschleiert, um sozial erwünschte Antworten zu verhindern) gestellt werden. Das standardisierte Interview (festgelegt sind Wortlaut, Reihenfolge der Fragen, Antwortmöglichkeiten und Interviewverhalten) erlaubt größte Vergleichbarkeit. Im halbstandardisierten Interview ist die Exploration freier (Wortlaut kann verändert werden, Zusatzfragen sind möglich). Beim Tiefeninterview werden einige Themengruppen vorgegeben, ansonsten ist es weitgehend unstrukturiert und offen.

■ **Verhaltensbeobachtung (z. B. Eltern-Kind-Interaktionen, Spielverhalten, Paarinteraktionen):** Verhaltensbeobachtungen sind je nach Fragestellung zielgerichtet, je nach vorher festgelegten Inhalten selektiv und möglichst kontrolliert. Das zu beobachtende Verhalten wird in Kategorien eingeteilt, die weitgehend erschöpfend und überschneidungsfrei sein sollen. Man unterscheidet:

● Selbst- versus Fremdbeobachtung
● systematische (standardisierte, kontrollierte [perfekt im Experiment]) versus unsystematische Beobachtung
● teilnehmende (Versuchsleiter befindet sich in der Situation) versus nicht teilnehmende Beobachtung
● Gelegenheits- versus systematische Beobachtung
● Dauer- versus Kurzzeitbeobachtung
● quantitative Verfahren (Verhaltensweisen werden ausgezählt) versus qualitative Verfahren

■ **Apparative Verfahren:** Mit apparativen Verfahren wird der Versuch unternommen, diagnostische Maße möglichst objektiv zu erheben z. B. in Form von psychophysiologischen Daten.

3.2.5 Erstgespräche

■ **Diagnosestellung:** Aus dem Erstgespräch soll eine diagnostische Einordnung nach ICD-10 oder DSM-IV auf dem Hintergrund der Psychodynamik und mit Berücksichtigung des Strukturniveaus resultieren. Die Diagnosestellung erfolgt nach der Erfassung auf der Symptom- und der Syndromebene (Cluster: häufig miteinander vorkommender Symptome) unter Berücksichtigung zeitlicher Aspekte (z. B. Mindestdauer der Störung) und Verlaufskriterien (z. B. chronisch, progredient).

■ **Aufbau einer therapeutischen Beziehung:** Die therapeutische Beziehung ist ein wichtiger Wirkfaktor der Behandlung. Sie ist die Voraussetzung dafür, dass sich beim Patienten Vertrauen entwickeln kann. Von Seiten des Therapeuten sind signalisiertes Interesse und Aufmerksamkeit während der Erstgespräche wesentliche Bedingungen für den Aufbau einer therapeutischen Beziehung.

■ **Anamnese/Krankheitsentwicklung:** In der biografischen Anamnese werden die Familiengeschichte sowie die körperliche, die psychische und die soziale Entwicklung erfragt. Es werden Daten zur Lebensgeschichte, zu wichtigen Beziehungen, zur Persönlichkeit und zum aktuellen Problem erfasst. Dazu können auch Fragebögen eingesetzt werden.

■ **Klärung der Therapiemotivation:** Die Therapiemotivation ergibt sich aus dem Leidensdruck, dem Krankheitsgewinn, der subjektiven Krankheitstheorie und den Therapieerfahrungen bzw. -erwartungen. Im Erstgespräch muss geklärt werden, ob wirkliche oder scheinbare Eigenmotivation bzw. Fremdmotivation vorliegt. Ansonsten besteht die Gefahr, dass falsche Therapieangebote gemacht werden oder es zu einer vorschnellen Therapieablehnung kommt.

■ **Ressourcen:** Als Ressourcen im psychotherapeutischen Sinn gilt alles, was eine Person als hilfreich erlebt. Sie stellen Potenziale zur Befriedigung von Bedürfnissen dar. Zur Erfassung der Ressourcen macht man sich zu Beginn der Behandlung ein Bild über das Können (z. B. Fähigkeiten, Kompetenzen), das Wissen (z. B. über sich und die Situation), das Wollen (z. B. Engagement), die Beziehungen (z. B. soziale Unterstützung) und die Lebensumstände (z. B. Finanzen) des Patienten.

■ **Erhebung eines psychischen Befundes:** Der psychische Befund wird aus dem Gespräch mit dem Patienten erschlossen. Er beschreibt den emotionalen Kontakt zum Patienten, seine Intelligenzleistung, seine Krankheitseinsicht, seine Motivation und seine bevorzugten Abwehrformen. Außerdem werden Signs und Symptoms (s. unten, 3.2.6) gesammelt. Im psychischen Befund werden Angaben des Patienten über sein Befinden (subjektive Symptome wie z. B. Angst) und Beobachtungen des Therapeuten (objektive Symptome z. B. Verlangsamung der Motorik) vereint.

■ **Prognose:** Das Problembewusstsein des Patienten, seine Verlässlichkeit, seine bisherige Lebensbewältigung, seine Tendenz zur Regression, seine Flexibilität und seine Entwicklungsmöglichkeiten geben bereits zu Therapiebeginn Hinweise auf die Prognose.

■ **Vermittlung von Informationen:** Der informierte Patient ist der bessere Patient. In der Phase des Erstgesprächs müssen Informationen über Verlauf, Rahmenbedingungen, voraussichtliche Dauer, Ziele, Kontraindikationen, Alternativen usw. der Behandlung vermittelt werden, damit der Patient seine Einwilligung (informed consent) zur Therapie geben kann.

3.2.6 Psychischer Befund

■ **Bereiche des psychischen Befundes (signs und symptoms):** Mit dem psychopathologischen Befund werden meist folgende Aspekte des Patienten und seiner Symptomatik umschrieben: äußere Erscheinung, Bewusstsein, Affekte, Orientierung, Gedächtnis, Konzentration, Psychomotorik, formales Denken, inhaltliches Denken, Wahnideen, Wahnwahrnehmung, Ich-Erleben, katatone Symptome, Affektivität, Sozialverhalten, Substanzkonsum, körperliche Symptome und Suizidalität.

■ **Mitberücksichtigung körperlicher Symptome und psychopathologischer Auffälligkeiten:** Körperliche und psychische Erkrankungen treten gemeinsam auf bei:
- körperlicher Erkrankung als Folge einer psychischen Störung (z. B. AIDS bei Heroinabhängigkeit)
- körperlicher Erkrankung als Folge der Therapie einer psychischen Störung (z. B. malignes neuroleptisches Syndrom durch Neuroleptika bei Schizophrenie)
- körperlicher Erkrankung als Bestandteil einer psychischen Erkrankung (z. B. Amenorrhö bei Anorexie)
- psychischer Störung als Folge einer körperlichen Erkrankung (z. B. Anpassungsstörung nach Krebsdiagnose)
- psychischer Störung als Folge der Therapie einer körperlichen Erkrankung (z. B. Psychose nach Kortisonbehandlung)
- psychischer Störung als Bestandteil der körperlichen Erkrankung (z. B. Wesensveränderung bei Chorea Huntington)
- zufälliger Kombination (z. B. Muskelzerrung und Depression)

■ **Bedeutung der Suizidalität im Rahmen des psychischen Befunds:** Fragen nach der Suizidalität des Patienten und ihre Dokumentation dürfen bei keiner psychiatrisch/psychotherapeutischen Exploration fehlen. Psychische Erkrankungen sind der Hauptrisikofaktor des Suizids. Ungefähr 10% der Schizophreniepatienten und rund 15% der Patienten mit Depression oder Alkoholabhängigkeit begehen Suizid. Jedes Jahr nehmen sich etwa 13000 Personen das Leben. Bei Männern liegt die Suizidrate bei 28, bei Frauen bei 13 pro 100000 Einwohner. Die Lebenszeitprävalenz bei der Durchschnittsbevölkerung liegt für Suizidgedanken bei 8%, für Suizidversuch bei 2%. Bei Frauen und jüngeren Altersgruppen sind Parasuizide häufiger, Suizide sind bei Männern und höheren Altersgruppen verbreiteter. Risikofaktoren sind Trennung, Tod des Partners, Alter über 45 Jahre, männliches Geschlecht, Verlusterlebnisse, Suizidversuche in der Familie, körperliche Erkrankungen, Depression, Sucht, Persönlichkeitsstörung, Psychose und die bereits erfolgte Planung des Suizids. Erweiterter Suizid, bei dem vor der Selbsttötung andere Menschen (meist Familienangehörige) getötet werden, wird meist von Männern durchgeführt. Einen erfolglosen Suizidversuch haben 19–42% der Suizidanten hinter sich. Nach Ringel (1974) gibt es ein präsuizidales Syndrom mit zunehmender Einengung, Aggressionsstau und Todesfantasien. Pöldinger (1968) unterscheidet als Phasen der suizidalen Entwicklung: Erwägungsstadium, Stadium der Ambivalenz und Entschlussstadium. Bei vermuteter Suizidalität muss der Patient in eine psychiatrische Klinik eingewiesen werden. Die Behandlung erfolgt durch Antidepressiva in Kombination mit Benzodiazepinen (wegen der Gefahr der Enthemmung durch Antidepressiva bevor sie beruhigend wirken) und sedierenden Neuroleptika. Außerdem sollten weitere zeitlich nahe Kontakte im Sinne einer stützenden Psychotherapie angeboten werden und das soziale Umfeld sollte mit dem Einverständnis des Patienten einbezogen werden. Gegebenenfalls wird ein Suizidpakt (Versprechen keine suizidale Handlung vorzunehmen) mit dem Patienten geschlossen.

3.3 Testverfahren und diagnostische Hilfsmittel

3.3.1 Verfahren zur Diagnosestellung/Klassifikation, Fragebögen und Tests

■ **Standardisierte, strukturierte und teilstrukturierte Interviews zur Erhebung von ICD-10-Diagnosen:** Zur Befunderhebung können Interviews eingesetzt werden. Es wird unterschieden in:
- **Checklisten**, in denen die Diagnosekriterien lediglich aufgelistet werden und die Qualität der Diagnostik sehr vom Training des Diagnostikers abhängt wie z. B.
  - IDCL: Internationale Diagnose Checklisten aus 31 Listen für die wichtigsten und häufigsten Störungen

- – IDCL-P: Internationale Diagnose Checkliste für Persönlichkeitsstörungen
- **Strukturierte/teilstrukturierte Interviews** mit der Vorgabe der Reihenfolge und der Sprungregeln für die Fragen, wobei Variationsspielraum für den Diagnostiker bleibt wie z. B.
  - – SKID I, SKID II: SKID I und II sind strukturierte Interviews zur Erfassung und Diagnostik ausgewählter psychischer Störungen, wie sie im DSM-IV beschrieben werden. Mit dem SKID I lassen sich affektive Störungen, psychotische Störungen, Störungen durch psychotrope Substanzen, Angststörungen, somatoforme Störungen, Essstörungen und Anpassungsstörungen beurteilen. Das SKID II dient zum Screening von zwölf Persönlichkeitsstörungen.
  - – DIPS, Kinder-DIPS, Mini-DIPS: Das diagnostische Interview bei psychischen Störungen ist ein strukturiertes Verfahren, das sich auf das DSM-IV bezieht. Bei Patienten vom 6.–18. Lebensjahr setzt man das Kinder-DIPS ein. Das Mini-DIPS ist eine Kurzform des Interviews.
  - – AMDP: Das semistrukturierte Interview der Arbeitsgemeinschaft für Methoden und Dokumentation in der Psychiatrie ist ein umfassendes Fremdbeurteilungsverfahren zur Erfassung der Ausprägung psychopatholoischer Symptome unter Berücksichtigung der Selbstbeurteilung.
- **Standardisierte Interviews**, bei denen der Diagnostiker keinen Beurteilungsspielraum hat wie z. B.
  - – CIDI: Das Composite International Diagnostic Interview ist ein standardisiertes Interview nach DSM-IV und ICD-10.

■ **Fragebögen und Tests für spezielle Störungsbilder sowie störungsübergreifende Verfahren (zu Symptomen, Befindlichkeit, Lebensqualität, Krankheitsverarbeitung, interpersonellen Konflikten):**
- **Fremdbeurteilungsverfahren** für Symptome psychischer Störungen sind z. B.

- – Y-BOCS: Yale-Brown Obsessive Compulsive Scale zur Erfassung der Zwangssymptomatik (Goodman et al. 1989)
- – BRMAS: Bech-Rafaelsen Manie Skala zur Erfassung der Manie (Bech et al. 1979)
- – HAMD: Hamilton Depressionsskala (Items mit Ausprägung 0–4, je nach Version 6–24 Items) (Hamilton 1976a)
- – HAMA: Hamilton Angstskala (Items mit Ausprägung 0–4, 14 Symptome) (Hamilton 1976b)
- – MMST: Mini-Mental State Test, Screening zur Erfassung einer Demenz (elf Testfragen, bis zu 30 Punkte) (Folstein et al. 1975)
- – ADAS (Alzheimer´s Disease Assessment Scale): cog (cognitive subscales) und non-cog zur Erfassung von Morbus Alzheimer (Ihl und Weyer 1993)
- – BPRS: Brief Psychiatric Rating Scale zur Erfassung von Schizophrenie (18 Items mit Ausprägung 1–7) (Overall und Gorham 1976)
- **Selbstbeurteilungsverfahren** für Symptome psychischer Störungen sind z. B.:
- – BDI: Das Beck-Depressions-Inventar fragt 21 Symptome der klinischen Depression ab. Bei jedem Symptom werden vier Antwortmöglichkeiten genannt. Von einer behandlungsbedürftigen Depression spricht man bei Werten über 18 (Beck 1978).
- – SCL-90 R: Die Symptomcheckliste besteht aus neun Skalen für Jugendliche ab zwölf Jahren und Erwachsene zur Messung der subjektiv empfundenen Beeinträchtigung durch körperliche und psychische Symptome innerhalb von sieben Tagen (Franke 1995).
- – SAS (Self-Rating Anxiety Scale): Die Selbstbeurteilungsskala zur Angst fragt 20 Symptome ab (Zung 1971).
- – PDS (Paranoid Depression Scale): Die Paranoid-Depressivitäts-Skala für Schizophrenie besteht aus 43 Aussagen (v. Zerssen und Koeller 1976).

- **Verfahren zur Erfassung der Befindlichkeit:**
  - MDBF: Mehrdimensionaler Befindlichkeitsfragebogen für Jugendliche und Erwachsene aus 24 Items mit jeweils fünfstufiger Antwortskala zu guter/schlechter Stimmung, Wachheit/Müdigkeit und Ruhe/Unruhe (Steyer et al. 1997)
  - Bf-S: Befindlichkeitsskala, mehrdimensionaler Test mit 40 Items in acht Subskalen für Patienten im Alter zwischen 20 und 64 Jahren. Die Bearbeitung dauert nur zwei Minuten (Abele-Brehm und Brehm 1986).
- **Verfahren zur Erfassung der Lebensqualität** (Bullinger und Ravens-Sieberer 2001): z. B.
  - QUALY (Quality Adjusted Life Year), TWIST (Time without Symptoms of Disease, Relapse or Treatment): Globalmaße zur Erfassung der Qualität der Überlebenszeit nach schwerer Krankheit ohne Möglichkeit der Differenzierung einzelner Dimensionen
  - SF-36: Der krankheitsübergreifende Fragebogen zum Gesundheitszustand erlaubt Aussagen zur gesundheitsbezogenen Lebensqualität von Patienten auf acht Dimensionen aus den Bereichen körperlicher und psychischer Gesundheit.
  - FLZ: Fragebogen zur Lebenszufriedenheit
  - LASA: Linear Analogue Self Assessment zur Erfassung von fünf Dimensionen der Lebensqualität
  - WHO-QOL-100: Quality of Life Assessment, Instrument der WHO mit sechs Skalen zur Erfassung der Lebensqualität
  - EORTC-QLQ-C30: Quality of Life Questionnaire, multidimensionales Instrument der European Organization for Research and Treatment of Cancer mit 30 krebsspezifischen Items
- **Verfahren zur Erfassung der Krankheitsverarbeitung:** z. B.
  - FKV: Freiburger Fragebogen zur Krankheitsverarbeitung mit zwei Kurzformen

aus 35 Items mit fünf Skalen zum Einsatz ab dem 17. Lebensjahr. Außerdem gibt es eine Langversion mit 102 Items auf 27 Skalen (Muthny 1989).
  - TSK: Trierer Skalen zur Krankheitsverarbeitung, die v. a. bei schweren körperlichen Erkrankungen von Erwachsenen verwendet werden (Klauer und Filipp 1993).
  - SVF: Stressverarbeitungsfragebogen aus der Stressforschung ohne Spezifität für Erkrankungen (Jahnke et al. 1985)
- **Verfahren zur Erfassung interpersoneller Konflikte:** z. B.
  - SASB: Strukturale Analyse Sozialen Verhaltens auf drei Dimensionen (Tress 1993)
  - EPF: Einschätzung von Partnerschaft und Familie mit 150 Items auf 13 Skalen (Klann et al. 1992)
  - IIP-D: Inventar zur Erfassung Interpersoneller Probleme mit 64 Items auf acht Skalen (Horowitz et al. 1993)

■ **Kriterien der Testbeurteilung:**
- **Objektivität:** Maß für die Unabhängigkeit des Ergebnisses vom Untersucher und Auswerter. Man unterscheidet Durchführungs-, Auswertungs- und Interpretationsobjektivität. Je standardisierter die Datenerfassung, Auswertung und Interpretation erfolgt, umso höher ist die Objektivität.
- **Reliabilität:** Maß für die Zuverlässigkeit, das angibt, wie genau gemessen wird. Methodische Zugänge liegen in der Berechnung der Paralleltest-Reliabilität, der Retest-Reliabilität und der inneren Konsistenz.
- **Validität:** Maß für die Gültigkeit von Messergebnissen oder Beobachtungen. Man unterscheidet Kriteriumsvalidität, Inhaltsvalidität und Konstruktvalidität.

Weitere Gütekriterien sind Normierung, Vergleichbarkeit, Ökonomie und Nützlichkeit.

3.3.2 Spezielle Anwendungen

■ **Intelligenz- und Leistungsdiagnostik – eindimensional versus mehrdimensional, sprachabhängige versus sprachfreie Tests, kulturspezifische Aspekte:** Bei eindimensionalen Leistungstests wie z. B. dem Konzentrationsleistungstest (KLT, Düker und Lienert 1965) wird nur ein Leistungsbereich der Person erfasst. Mehrdimensionale Instrumente wie der Hamburg-Wechsler-Intelligenztest (HAWIE-R, Tewes 1991), das Leistungsprüfsystem (LPS, Horn 1983) oder der Intelligenzstrukturtest (IST-2000R, Amthauer et al. 1999) erfassen mehrere Scores und haben damit einen höheren Komplexitätsgrad.

Der Begriff „sprachfreier Test" bezieht sich meist nur auf das Aufgabenmaterial. Bei den Standard Progressive Matrices von Raven (SPM, coloured PM (CPM), advanced PM (APM), Kratzmeier und Horn 1979) ist darüber hinaus aber auch keine sprachliche Anweisung notwendig. Der Test kann daher sehr breit (z. B. bei ausländischen Patienten, Patienten mit Sprachstörungen) eingesetzt werden. Als relativ sprach- und kulturunabängig gelten auch der Figure Reasoning Test (FRT, Daniels 1971) und der Culture Fair Test (CFT-20, Weiß und Osterland 1980). Echte Kulturunabhängigkeit ist allerdings nicht zu erreichen, weil z. B. einige Kulturen keine Erfahrungen mit rechtwinkligen Figuren haben wie sie im CFT verwendet werden.

■ **Persönlichkeitsdiagnostik – Interview- und Fragebogenverfahren, projektive Verfahren:** Mit Hilfe der Persönlichkeitsdiagnostik sollen die „Big-five-Persönlichkeitszüge" (Extraversion, Verträglichkeit, Gewissenhaftigkeit, Neurotizismus, Intellekt) erfasst werden. Dazu können strukturierte oder nicht strukturierte Interviews (z. B. SKID, DIPS) eingesetzt werden. Fragebogenverfahren zur mehrdimensionalen Persönlichkeitsdiagnostik sind z. B. der 16-Persönlichkeitsfaktorentest (16-PF, Schneewind und Graf 1998), das Freiburger Persönlichkeitsinventar (FPI, Fahrenberg et al. 1994) oder die Personality Research Form (PRF, Stumpf et al. 1985). Projektive

Verfahren zur Persönlichkeitsdiagnostik sind z. B. der Rorschach-Test, der Rosenzweig PF-Test, der Scenotest oder der Thematic Apperception Test (TAT) (Zentralstelle für Psychologische Information und Dokumentation 1993). Dabei wird davon ausgegangen, dass die Person ihre Persönlichkeitszüge in das mehrdeutige Material projiziert und diese Projektion gedeutet werden kann.

■ **Neuropsychologische Diagnostik** (vgl. Sturm et al. 2000)**:** Mithilfe der neuropsychologischen Diagnostik werden hirnorganische Störungen festgestellt.

* **Testverfahren/Testbatterien:** Testverfahren für die Erfassung der Wahrnehmungsfähigkeit sind z. B. der Mosaiktest aus dem HAWIE-R, der Neglect-Test (NET) oder Tests zum visuellen Scanning. Zur Diagnostik von Gedächtnisstörungen werden z. B. das Diagnostikum für Cerebralschädigung (DCS), der fragmentierte Bildertest (FBT) oder der Benton-Test eingesetzt. Sprachdiagnostik erfolgt beispielsweise durch den Aachener Aphasie Test (AAT) und dessen Bestandteil Token Test. Die Exekutivfunktionen können z. B. durch den Wisconsin Card Sorting Test (WCST) oder den Test zum kognitiven Schätzen (TKS) geprüft werden. Bekannte neuropsychologische Testbatterien sind die Halstead-Reitan Batterie (HRB) aus sieben verschiedenen Tests und die Tübinger Luria-Christensen Neuropsychologische Untersuchungsreihe für Kinder (TÜKI) bzw. Erwachsene (TÜLUC) zur Erfassung von zehn Bereichen. In der Testbatterie zur Aufmerksamkeitsprüfung sind acht Untertests integriert.

* **Apparative Diagnostik, psychophysiologische Untersuchung:** Bei der apparativen neuropsychologischen Diagnostik spielen u. a. EEG, CT und MRT (vgl. 1.2.1, S. 15 ff.) eine wichtige Rolle. Spezielle diagnostische Untersuchungen sind z. B. mit dem Wada-Test möglich, bei dem Natrium-Amytal in eine Arteria carotis interna injiziert wird, um die Sprachleistung, die motorische Steuerung und die Gedächtnisleistung der kontralateralen Hemisphäre zu testen. Diese

Untersuchung wird bei medikamentös therapierefraktären Epilepsien vor einer Gehirnoperation durchgeführt.

- **Orientierende Untersuchungen wichtiger Basisfunktionen:** Diese Diagnostik erfasst z. B.
  - die Orientierung zu Situation, Ort und Zeit,
  - Kulturtechniken wie Lesen, Schreiben und Rechnen,
  - die Fähigkeit zur Planung von Bewegungsabläufen (Praxie),
  - die basalen Wahrnehmungsleistungen und
  - die Handpräferenz.

■ **Entwicklungsdiagnostik (Wahrnehmung, Motorik, Sprache, Kommunikation, Intelligenz):** Beispiele für Entwicklungsverfahren sind:

- **MFED:** Münchner Funktionelle Entwicklungsdiagnostik für das 1.–3. Lebensjahr (Duhm und Huss 1979)
- **FPSS:** Fragebogen zur Erfassung praktischer und sozialer Selbstständigkeit 4- bis 6-jähriger Kinder (Zimmer und Volkamer 1987)
- **GES:** Griffiths-Entwicklungsskalen zur Beurteilung der Entwicklung in den beiden ersten Lebensjahren auf fünf Dimensionen, gibt Hinweise zur Planung der Frühförderung
- **FEW:** Frostigs Entwicklungstest der visuellen Wahrnehmung für Kinder von 4–9 Jahren
- **MOT 4–6:** Motoriktest für 4- bis 6-Jährige vor allem zur Erfassung der Ganzkörperkoordination
- **HSET:** Heidelberger Sprachentwicklungstest für Kinder zwischen dem 4. und 10. Lebensjahr
- **PET:** Psycholinguistischer Entwicklungstest für Kinder im Alter zwischen 3 und 10 Jahren
- **K-ABC:** Kaufman Assessment Battery for Children, Individualtest zur Messung von Intelligenz und Fertigkeit für Kinder zwischen 2;6 und 12;5 Jahren
- **HAWIK:** Hamburg-Wechsler-Intelligenztest für Kinder und Jugendliche zwischen 6

und 16;11 Jahren zur Untersuchung des allgemeinen geistigen Entwicklungsstandes sowie zur Abklärung von Leistungsstörungen.

- **CFT-20:** Culture Fair Test, Grundintelligenztest im Altersbereich von 8;7–18 Jahren
- **WET:** Wiener Entwicklungstest für das 3.–6. Lebensjahr zur Erfassung aller relevanten Funktionsbereiche wie Motorik, visueller Wahrnehmung, Kognition, Sprache und sozial-emotionaler Fähigkeiten (Kastner-Koller und Deimann 1998)
- **MZT:** Mann-Zeichen-Test für Kinder zwischen 6 und 14 Jahren als ergänzende Untersuchung zur Feststellung der Schulreife (Ziler 1970)

■ **Familiendiagnostik:**
- **Fragebögen:**
  - FB: Familienbögen zum Selbstbericht ab dem 13. Lebensjahr, die die Familie als System, Beziehungen zwischen Dyaden und die Funktion des einzelnen Familienmitglieds erfassen
  - GT: Gießen-Test als psychoanalytisch fundierter Fragebogen
- **Interview:**
  - SFI: Strukturiertes Familieninterview von Watzlawick (1966), bei dem fünf Aufgaben zur Stimulierung realitätsnaher Familieninteraktion gestellt werden
  - CFI: Camberwell Family Interview zur Erfassung der emotionalen Beziehungen zwischen Patient und Bezugspartner (Brown et al. 1962)
- **Projektive Verfahren:**
  - Familie in Tieren: Familiensituation im Spiegel der Kinderzeichnung
  - FBT: Familien-Beziehungs-Test mit 24 Bildern zum Familienalltag (Howells und Lickorisch 2003)
  - FAST: Familiensystemtest ab dem siebten Lebensjahr, Figurentechnik zur Darstellung von hierarchischen Strukturen
  - Scenotest: Das Zubehör hat einen hohen Aufforderungscharakter und evoziert eine Szenegestaltung zur Aufdeckung unbewusster Zusammenhänge (Ermert 1997).

- **Beobachtung:** Bei den Beobachtungsverfahren in der Familiendiagnostik werden meist Problemlöseaufgaben, z. B. Gefangenendilemma), Entscheidungsaufgaben (z. B. gemeinsamer Rorschach-Test) oder Konfliktlösungsaufgaben vorgegeben. Mit Hilfe bestimmter Kodiereinheiten, z. B. durch Familiy Interaction Scales (FIS) oder Dyadic Parent-Child Interaction Coding System (DPICS), wird dabei das Verhalten der Familienmitglieder erfasst.
- **Familienskulptur:** Die Familienkonstruktion durch das Stellen von Familienmitgliedern ist eine nonverbale Interventionsstrategie und dient dazu, unbewusste Problematiken in einer bildhaften Situation zugänglich zu machen. Die Skulpturarbeit kann in verschiedenen Phasen der Therapie von Bedeutung sein.
- **Genogramm:** Erstellung eines „Stammbaums" zur Veranschaulichung der Beziehungen zwischen den Familienmitgliedern
- **Paarbeziehungen:** z. B.
  - PKS: Paarklimaskalen aus Kurz- und Langversion zur Erfassung der Gestaltung von dyadischen Beziehungen (Schneewind und Kruse 2002)
  - FPD: Fragebogen zur Partnerschaftsdiagnostik (Hahlweg 1996)
  - KPI: Kategoriensystem für partnerschaftliche Interaktion z. B. zur Erfassung von verbalem/nonverbalem Verhalten und Sprecher/Empfängerverhalten (Hahlweg et al. 1984)
  - OHI: Oral History Interview zur Erfragung der Beziehungsgeschichte und zur Erfassung von Beziehungsressourcen (Niethammer 1985)

■ **Verfahren bei Kindern und älteren Menschen:**
- **Verfahren bei Kindern und Jugendlichen** (s. auch 4.3.3, S. 83 ff.): z. B.
  - DISYPS-KJ: Diagnostiksystem für psychische Störungen im Kindes- und Jugendalter nach ICD-10 und DSM-IV (Döpfner und Lehmkuhl 2000)

- DIKJ: Depressionsinventar mit 26 Items für Kinder und Jugendliche von 8–16 Jahren (Stiensmeier-Pelster et al. 2000)
- KAT-II: Kinder-Angst-Test für Kinder zwischen 9 und 15 Jahren (Thurner und Tewes 2000)
- Hamburger Rechtschreibprobe für Kinder der 1.–9. Schulklasse mit Verdacht auf Lese-Rechtschreib-Schwäche (May 1998)
- ZLT: Zürcher Lesetest zur Erfassung von Lese-Rechtschreib-Schwäche in der 2.–6. Schulklasse (Linder und Grissemann 1972)
- Conners-Skala: 10 Fragen zur Bestimmung hyperkinetischer Störungen bei Kindern und Jugendlichen im Schulalter (Conners 1990)
- ANIS: Anorexia-nervosa-Inventar zur Selbstbeurteilung für den Einsatz bei Jugendlichen (Fichter und Keeser 1980)
- CAT: Apperzeptions-Test für Kinder im Alter von 3 bis 10 Jahren (Bellak et al. 1955)
- PFT: Rosenzweig Picture Frustration Test als projektives Verfahren zur Erfassung der Belastbarkeit in sozialen Konfliktsituationen bei Kindern im Alter von 7 bis 14 Jahren (Duhm und Hansen 1957)
- **Verfahren bei älteren Menschen:** z. B.
  - NAI: Nürnberger Altersinventar zur Messung der Gedächtnisleistung (Oswald und Fleischmann 1997)
  - AKT: Alterskonzentrationstest für Personen ab 60 Jahren (Gatterer 1990)
  - LPS 50 +: Leistungsprüfsystem für 50- bis 90-Jährige (Sturm et al. 1993)

■ **Gerontopsychologische Diagnostik bei älteren Menschen:**
- **Kognitive Leistung/Demenz:** z. B.
  - MMST: Mini-Mental State Test als Screening-Instrument zur Erfassung kognitiver Störungen, zur schnellen Erhebung der Hirnleistung bei beginnender demenzieller Erkrankung (Folstein et al. 1975)

– ADAS: Alzheimer´s Disease Assessment Scale zur Diagnostik und Verlaufsbeurteilung demenzieller Symptome
– ZVT: Zahlenverbindungstest zur Messung der kognitiven Verarbeitungsgeschwindigkeit (Oswald und Roth 1978)
● **Funktionelle Störungen:** Die Unterscheidung zwischen psychischen Symptomen und funktionellen Körperstörungen wie z. B. psychogenen Schmerzen kann über den Beeinträchtigungs-Schwere-Score (BSS, Schepank 1995) erfolgen. Bei diesem Fremdbeurteilungsbogen werden die körperlichen, psychischen und sozialkommunikativen Beeinträchtigungen bestimmt.
● **Lebensqualität:** z. B.
– NAF: Nürnberger Altersfragebogen zur Erfassung der Lebenszufriedenheit, Teil des NAI
● **Psychische Störungen:** z. B.
– AGP-System zur Dokumentation psychiatrischer, somatischer und anamnestischer Befunde bei gerontopsychiatrischen Patienten (Gutzmann et al. 2000)
● **Alltagsaktivität:** z. B.
– Interview for Detoriation in Daily Living zur Bestimmung der Alltagskompetenz
– ADL-Index: Activities of Daily Living als Maß zur Beschreibung der Fähigkeiten im Alltag (Katz et al. 1963)
● **Pflegebedürftigkeit:** Pflegebedürftig sind Personen, die für mindestens sechs Monate bei bestimmten gewöhnlichen und wiederkehrenden Verrichtungen des alltäglichen Lebens Hilfe benötigen. Die Begutachtung erfolgt hauptsächlich vom Medizinischen Dienst der Krankenkassen. Die Richtlinien der Begutachtung sind im XI. Buch des Sozialgesetzbuches geregelt. Funktionsbeeinträchtigungen können mit der Global Assessment of Functioning Scale (GAF) bestimmt werden.

3.4 Kennzeichen und diagnostische Aspekte spezieller Störungsbilder

3.4.1 Kennzeichen der Störungsbilder nach der ICD-10, Kap. V (F)

■ **Zentrale Merkmale (Symptome und Verlauf) einzelner Störungen:** Das intensive Studium der ICD-10 ist für die Prüfungskandidaten unerlässlich. In der Tabelle auf S. 48 ff. finden sich Zusammenfassungen der im IMPP-Gegenstandskatalog aufgeführten ICD-10-Kategorien mit Zusatzinformationen, die für die Prüfung relevant sind (vor allem zu F1). Die Tabelle kann jedoch keinen umfassenden Überblick über die Inhalte des Kapitels V (F) der ICD-10 geben.

3.4.2 Differenzialdiagnostische Aspekte und Komorbidität

■ **Ausschlusskriterien:**
● **Substanzbedingte Ätiologie (Drogen, Pharmaka):** Nach der ICD-10 können psychische Störungen auftreten
– während oder unmittelbar nach Einnahme einer Substanz (z. B. Alkoholhalluzinose),
– anhaltend nach der direkten Substanzeinwirkung (z. B. substanzbedingte Demenz),
– verzögert nach dem Konsum einer Substanz (z. B. substanzbedingte psychotische Störung).

Falls eine psychische Störung bereits vor der Einnahme bestanden hat und durch den Konsum verschlimmert oder ausgelöst wurde, muss neben der psychischen oder Verhaltensstörung durch psychotrope Substanzen eine weitere Diagnose vergeben werden.
● **Vortäuschung einer Störung und Simulation:** Die Ursache für die Vortäuschung einer Störung oder der Simulation liegt meist

in dem Versuch, z. B. durch Frührente, Hafterleichterung oder Entlassung aus dem Militärdienst bessere Lebensbedingungen zu erhalten. Man unterscheidet:
– reine Simulation: Eine Störung, die noch nie existiert hat, wird absichtlich vorgetäuscht.
– teilweise Simulation: Existierende leichte Beschwerden werden bewusst übertrieben (Aggravation).
– falsche Zuschreibung: Tatsächlich bestehende Beschwerden werden als Folge eines bestimmten Ereignisses beschrieben, obwohl sie eine andere Ursache haben.
● **Berücksichtigung der somatischen Differenzialdiagnose** (s. auch 7.3.10, S. 118 ff. und 7.4, S. 122 ff.): Bedacht werden muss z. B. bei
– Depression: Hirntumor, Hirninfarkt, Leberzirrhose, Tuberkulose, Alkoholismus, Demenz, Schilddrüsenerkrankung,
– Manie: Tumor, Wirkung psychotroper Substanzen, Hämodialyse,
– Angst: Multiple Sklerose, Angina pectoris, Lungenembolie,
– Schizophrenie: Epilepsie, Hirntumor, Infektionen des ZNS, degenerative Erkrankung, metabolische oder Autoim-

munerkrankungen, Hypothyreoidismus, Vitamin-B12-Mangel, Wirkung psychotroper Substanzen,
– Zwang: Hirntumor, Sklerose.
● **Abgrenzung zu anderen Störungen und zum Normalbereich:** Im Unterschied zur früheren Auffassung von einer eher kategorialen Psychopathologie geht man heute von einer Kontinuität zwischen gesund und gestört aus. Psychische Störungen werden als Abweichungen (Hemmung oder Steigerung) normaler psychischer Prozesse gesehen. Es gibt keine eindeutigen Cut-off-Werte, die zwischen gesund und krank trennen. Bei der Abgrenzung zum Normalbereich und zwischen den einzelnen Störungen helfen Entscheidungsbäume wie im DSM-IV.
● **Gemeinsames Auftreten verschiedener psychischer Störungen (Komorbidität):** Die Komorbidität bezeichnet das gemeinsame Auftreten von zwei oder mehr Störungen bei einer Person. Über 60 % der affektiven Störungen, über 54 % der Angststörungen sowie über 40 % der somatoformen Störungen und Suchtstörungen sind komorbid.

Tab. 3.1: Zusammenfassung der im IMPP-Gegenstandskatalog aufgeführten ICD-10-Kategorien (s. auch 4.2.1, S. 73 ff.)

F1 Psychische und Verhaltensstörungen durch psychotrope Substanzen	
F10 Alkohol	**Suchtphasen:** voralkoholisch (soziales Trinken), Prodromalphase (gedankliche Ausrichtung auf das Trinken), kritische Phase (Kontrollverlust, Entzugserscheinungen), chronische Phase (morgendliches Trinken, tagelange Räusche).
	Abhängigkeit: Von Alkoholabhängigkeit spricht man, wenn während des letzten Jahres mindestens drei oder mehr der folgenden Kriterien gleichzeitig vorhanden waren: starkes Verlangen nach Alkohol, verminderte Kontrolle über den Alkoholkonsum, körperliche Entzugserscheinungen, Toleranzentwicklung, Vernachlässigung von Interessen und/oder fortgesetzter Alkoholkonsum trotz schädlicher Folgen.
	Typen nach Jellinek (1960): Alpha (Erleichterungstrinker, kein Kontrollverlust), Beta (Gelegenheitstrinker, übermäßiges und unregelmäßiges Trinken), Gamma (süchtiger Trinker, Abhängigkeit, Kontrollverlust), Delta (Gewohnheits- oder Spiegeltrinker, kontinuierlicher Konsum, körperliche Abhängigkeit), Epsilon (Quartal- oder episodischer Trinker, Kontrollverlust).
	Typen nach Cloninger (1987): I (später Beginn, keine familiäre Belastung, keine Geschlechtspräferenz, bessere Prognose) und II (Beginn vor dem 24. Lebensjahr, familiäre Belastung, häufiger bei Männern, oft dissoziale Persönlichkeit, schlechtere Prognose).

Tab. 3.1: Fortsetzung

F1 Psychische und Verhaltensstörungen durch psychotrope Substanzen (Fortsetzung)	
F10 Alkohol	**Akute Wirkungen:** In kleinen Mengen wirkt Alkohol enthemmend, in größeren Mengen macht er viele Konsumenten risikobereiter und aggressiver. Akohol ist schlafanregend und schmerzlindernd. Er beeinträchtigt den Gleichgewichtssinn und stört die Wahrnehmungsleistung und Reaktionsbereitschaft. **Spätfolgen:** Häufig kommt es zur Schädigung des Magens, der Leber, der Bauchspeicheldrüse, des Herzens und/oder des Nervensystems. Außerdem kann es zu Impotenz kommen und das Krebsrisiko steigt erheblich. Psychosoziale Folgen können z. B. Schwierigkeiten am Arbeitsplatz oder ein erhöhtes Unfallrisiko sein. Alkoholabhängigkeit geht mit psychischen Problemen wie Suizidalität, Depression und Wesensänderung einher. **Entzugserscheinungen:** Zittern, Schwitzen, Unruhe, Angst, Depression, Krampfanfälle, delirante Zustandsbilder (Delirium tremens), epileptische Anfälle und/oder produktiv-psychotische Symptome.
F11 Opioide (Opium, Morphium, Heroin, Codein, Methadon)	**Akute Wirkungen:** Erwünschte Wirkungen sind Schmerzbetäubung, Angstlösung, Stimulation, Euphorisierung und verstärkte Wahrnehmung des inneren Erlebens. Als Nebenwirkungen kennt man Juckreiz, Mundtrockenheit, Verengung der Pupillen, Obstipation, Verlangsamung der Herzfrequenz, Atemdepression, allergische Reaktionen und Probleme beim Wasserlassen. **Spätfolgen:** Es kommt schnell zu Toleranz- und Dosissteigerungen. Häufig treten Leberschäden, Magen- und Darmstörungen auf. Viele Konsumenten verlieren alle früheren Interessen. Es besteht die Gefahr der Verwahrlosung. **Entzugserscheinungen:** Der Entzug geht mit Schwitzen, Zittern, Unruhe, Schmerzen, Tachykardie, Übelkeit, Durchfall und Angstzuständen einher.
F12 Cannabinoide (Haschisch, Marihuana)	**Akute Wirkungen:** Die Konsumenten erleben eine euphorisierende oder dämpfende Wirkung. Es kann auch zu Angstanfällen, Wahrnehmungsstörungen, Schwindel, Realitätsverzerrung, Blutdruckanstieg, Verlust der Selbstkontrolle und Desorientierung kommen. Die Reaktionsbereitschaft verändert sich. Überdosierungen führen zu Halluzinationen, Herzfrequenzsteigerungen oder tiefem Schlaf. Bei latent Schizophrenen ist die Auslösung psychotischer Schübe möglich. **Spätfolgen:** Es kann zu psychischer Abhängigkeit und Veränderung der Realitätswahrnehmung kommen. Bei vielen Konsumenten reduziert sich die Leistungsbereitschaft. Bei dauerhaftem Konsum erhöht sich die Gefahr an Lungenkrebs zu erkranken. **Entzugserscheinungen:** Nach hochdosiertem, chronischen Cannabisgebrauch kommt es gelegentlich zu Entzugserscheinungen wie Schwitzen, Erbrechen, Schlafstörungen und Unruhe.
F13 Sedativa und Hypnotika	**Akute Wirkungen:** Die Substanzen haben eine dämpfende, angstlösende und schlaffördernde Wirkung. Es kann zur Reduzierung der Atemtätigkeit kommen. Die Reaktionszeit verändert sich. Sprach- und Koordinationsstörungen sind möglich. **Spätfolgen:** Sedativa und Hypnotika haben ein hohes Suchtpotenzial. **Entzugserscheinungen:** Der Entzug tritt je nach Substanz innerhalb von Stunden oder erst nach Tagen auf. Entzugserscheinungen sind Zittern, Schlaflosigkeit, Angstzustände und manchmal (mit eintägiger Verzögerung) Krämpfe und Delirium.

Tab. 3.1: Fortsetzung

F1 Psychische und Verhaltensstörungen durch psychotrope Substanzen (Fortsetzung)	
F14 Kokain	**Akute Wirkungen:** Zunächst erleben die Konsumenten Euphorie, großen Tatendrang und Enthemmung. Das Schlafbedürfnis und das Hungergefühl sind reduziert. Die Kontaktfreude und der Rededrang sind gesteigert. Es kann zu illusionärer Verkennung und zu Beziehungsideen kommen. Nach dem Kokainrausch beobachtet man häufig eine depressive Nachschwankung. Akute Vergiftung führt zu Kopfschmerzen und Übelkeit. Die Pulsfrequenz, der Blutdruck, die Atmung und die Körpertemperatur sind erhöht. Herz-Kreislauf-Probleme, Krampfanfälle und Hirnblutungen können lebensbedrohlich werden. **Spätfolgen:** Bei regelmäßigem Kokainmissbrauch treten Wortfindungs- und Sehstörungen auf. Die Konsumenten sind müde und antriebslos. Sexuelles Desinteresse geht mit Impotenz einher. Die Nasenschleimhäute werden geschädigt. Das Schlaganfallrisiko ist deutlich erhöht und Leberschäden treten auf. Abhängigkeits- und Suchtverhalten bildet sich aus. Die Kokainpsychose geht mit Halluzinationen, Dermatozoen- und Verfolgungswahn einher. **Entzugserscheinungen:** Beim Entzug treten depressive Verstimmungen und Ängste auf. Wenn der Konsument Kokain geschnieft hat, kommt es im Entzug nicht zu schmerzhaften körperlichen Symptomen. Das Rauchen und Spritzen von Kokain führt allerdings nicht nur zur psychischen sondern auch zur körperlichen Abhängigkeit.
F15 Sonstige Stimulanzien (Amphetamine, z. B. Ritalin = Methylphenidat, Ecstasy = MDMA)	**Akute Wirkungen:** Es kommt zur Steigerung der psychischen und physischen Leistungsfähigkeit, zu Allmachtsgefühlen, zur Unterdrückung von Müdigkeit, zur Stimmungsverbesserung und Appetitminderung. Die Aktivierung des Herz-Kreislauf-Systems kann bis zu Kollapszuständen und Schlaganfällen führen. **Spätfolgen:** Relativ schnell entsteht eine starke psychische Abhängigkeit. Langzeitfolgen sind erhöhte Risikobereitschaft, Konzentrationsstörungen, Schlafprobleme, Depressionen, Realitätsverlust und Persönlichkeitsveränderungen. Die Leber- und Nierenfunktion werden beeinträchtigt. **Entzugserscheinungen:** Der Entzug geht mit Mundtrockenheit, Schlaflosigkeit und Unruhe einher. Es kann zu Stimmungsschwankungen, Angst, Depressionen und paranoid-psychotischen Reaktionen kommen.
F16 Halluzinogene (LSD, Meskalin, Psilocin)	**Akute Wirkungen:** Der Konsument nimmt eine Gefühlsintensivierung und Veränderungen des Zeit-Raum-Erlebens wahr. Möglich sind auch Horrortrips mit paranoiden Ideen, Panik und Derealisationserlebnissen. Häufige körperliche Symptome sind Blutdruckanstieg, Hyperthermie und Übelkeit. **Spätfolgen:** Regelmäßiger Konsum führt zu flash backs, also zu Wirkungen ohne erneuten Konsum der Droge. Es können Psychosen ausgelöst werden und es besteht die Gefahr, nicht mehr „vom Trip runter zu kommen". **Entzugserscheinungen:** Es treten keine körperlichen Entzugserscheinungen auf. Psychische Symptome im Entzug sind Reizbarkeit, Unruhe und der Drang zur Wiedereinnahme.
F17 Tabak	**Akute Wirkungen:** In stressigen Situationen wirkt Nikotin beruhigend und in langweiligen Situationen wirkt es anregend. Die Herzfrequenz und der Blutdruck werden erhöht. Nikotin hat eine abführende Wirkung. **Spätfolgen:** Es kommt zu körperlicher und psychischer Abhängigkeit. Die Vasokonstriktion führt zu Sauerstoffunterversorgung der peripheren Gefäße. Throm-

Tab. 3.1: Fortsetzung

F1 Psychische und Verhaltensstörungen durch psychotrope Substanzen (Fortsetzung)	
F17 Tabak	benbildung erhöht das Risiko von Herzinfarkten und Gefäßverschlüssen (Raucherbein). Es kann sich eine chronische Bronchitis entwickeln. Das Krebsrisiko (Lunge, Kehlkopf, Blase, Gebärmutterhals) ist bei Rauchern durch die giftigen Begleitstoffe im Tabakrauch extrem erhöht. **Entzugserscheinungen:** Im Entzug kommt es für ca. 3 bis 4 Wochen zu Unruhe, Herzrasen, Schweißausbrüchen, Kopfschmerzen, Übelkeit, Zittern, Ungeduld, verminderter Konzentrationsfähigkeit, emotionaler Labilität, vermehrter Aggression, Angstzuständen, depressiver Verstimmung, Schlafstörungen und Benommenheit. Gewichtszunahme und Craving sind Entzugserscheinungen, die deutlich länger andauern.
F18 Flüchtige Lösungsmittel (Klebstoff, Lösungsmittel, Lacke, Feuerzeuggas)	**Akute Wirkungen:** Die Inhalation der Substanzen erzeugt zunächst eine Abwehrreaktion (Übelkeit, Schwindel). Dann setzt der Rausch mit gesteigerter Wahrnehmung und Hochstimmung oder mit Traumzustand und Bewusstseinstrübung ein. Häufig kommt es zu Desorientiertheit und Halluzinationen. Der Substanzgebrauch bewirkt Gangunsicherheit, Pupillenerweiterung, Nystagmus und Reizung der Atemwege. **Spätfolgen:** Der Konsum von flüchtigen Lösungsmitteln führt zu psychischer Abhängigkeit. Es kann zu Depressionen, Paranoia und Schizophrenie kommen. Körperliche Folgen sind Hautausschläge, Herzrhythmusstörungen, Polyneuropathien, Leber- und Nierenschädigungen. Das Nervensystem wird angegriffen. Gedächtnis- und Konzentrationsstörungen sind die Folge. Bei Kindern und Jugendlichen kommt es zu Entwicklungsverzögerungen. **Entzugserscheinungen:** Typische Entzugserscheinungen sind Ängste, Depressionen, Unruhe und Stimmungsschwankungen.
F19 Multipler Substanzmissbrauch und Konsum sonstiger Substanzen	Die Substanzaufnahme ist chaotisch und wahllos oder die verschiedenen Substanzen sind untrennbar vermischt. Oft werden beruhigende und erregende Substanzen gemischt.

F2 Schizophrenie, schizotype und wahnhafte Störungen	
F20 Schizophrenie	Kennzeichnend für die Schizophrenie sind der Verlust der inneren Struktur, Störungen im Bereich der Wahrnehmung, des Erlebens sowie des Fühlens und Denkens. Es werden negative (Antriebsmangel, Affektverflachung, Sprachverarmung) und positive (Halluzination, Wahn, Denkzerfahrenheit, Erregtheit, bizarres Verhalten) Symptome unterschieden. Die Diagnose (mit Ausnahme der hebephrenen Schizophrenie) erfolgt meist zwischen dem 18. und 30. Lebensjahr. Bei je 1/3 der Fälle kommt es zur Heilung, zu mittelschwerem Residuum und zu schwerem Residuum. Die Prognose ist besser bei psychoreaktivem Beginn, höherem Alter, katatoner und depressiver Symptomatik und unauffälliger Primärpersönlichkeit. Die Prävalenz liegt bei 0,5 bis 1 %. Männer und Frauen sind etwa gleich häufig betroffen. Kraepelin (1899) bezeichnete die Störung als Dementia praecox. Bleuler (1911) nannte bei der Schizophrenie die 4 A: Assoziationsstörung (z. B. Gedankensperrung, Zerfahrenheit), Affektstörung (z. B. Reizbarkeit), Autismus (z. B. Loslösung

Tab. 3.1: Fortsetzung

F2 Schizophrenie, schizotype und wahnhafte Störungen (Fortsetzung)	
F20 Schizophrenie	von der Realität, Eigenwelt) und Ambivalenz. Er unterscheidet Grundsymptome (Denk- und Affektstörung, Ambivalenz, Autismus, Störungen des Willens, Handelns und Erlebens sowie Störungen der eigenen Persönlichkeit) und akzessorische Symptome (Sinnestäuschungen, Wahnideen, Gedächtnisstörungen, katatone Symptome und Eigenheiten von Schrift und Sprache). Schneider (1992) unterscheidet Symptome 1. Ranges (Gedankenveränderungen, Wahnwahrnehmung, Stimmen, leibliche Beeinflussung) und 2. Ranges (Wahneinfall, Zönästhesie, Halluzinationen und Verstimmung).
F21 Schizotype Störung	Die schizotype Störung ist durch chronisch exzentrisches Verhalten gekennzeichnet. Auffällig sind meist Schwierigkeiten in der Gestaltung von Beziehungen. Die Symptome wirken schizophren, sind aber nicht eindeutig. Die Störung tritt gehäuft bei Angehörigen ersten Grades von Patienten mit Schizophrenie auf.
F22 Anhaltende wahnhafte Störungen	Die wahnhaften Störungen halten länger als drei Monate an und sind relativ schlecht behandelbar. Die Diagnosestellung erfolgt oft zwischen dem 40. und 60. Lebensjahr. Die Patienten wirken bis auf den Wahn geordnet.
F23 Akute vorübergehende psychotische Störungen	Die Störungen treten nach einer akuten Belastung auf und haben eine gute Prognose. Das Störungsbild wechselt mit Symptomen einer Schizophrenie (Halluzinationen meist akkustischer Art, Wahnerlebnisse), einer Depression, einer Manie oder einer Angststörung.
F24 Induzierte wahnhafte Störungen	Bei dieser seltenen Störung teilen mehrere Personen einen Wahn oder ein Wahnsystem. Eine seelisch gesunde, aber labile Person wird von einem psychosekranken Patienten „angesteckt". Meistens leben die Betroffenen sozial isoliert. Die Heilungchancen sind begrenzt.
F25 Schizoaffektive Störungen	Gleichzeitig oder abwechselnd treten Symptome einer Schizophrenie, einer Depression und/oder einer Manie auf. Die Störung kommt häufiger bei Frauen als bei Männern vor. Die Diagnose wird meistens zwischen dem 20. und 35. Lebensjahr gestellt. Oft wird völlige Remission erreicht. Die Prognose ist besser als bei Schizophrenie aber schlechter als bei affektiver Störung.

F3 Affektive Störungen	
F30 Manische Episode	Charakteristisch für die manische Episode sind intensive Hochgefühle ohne erkennbaren Grund. Die Betroffenen wirken unternehmungslustig, oft auch aggressiv. Sie fühlen sich leistungsfähig und kreativ. Der Bezug zur Realität kann verloren gehen. Bei der manischen Episode besteht keine Krankheitseinsicht. Die Störung scheint einen hohen genetischen Anteil zu haben. Die Diagnose erfolgt oft im dritten Lebensjahrzehnt. Lithium ist das beste antimanische Medikament mit Wirkungseintritt nach ein bis zwei Wochen.
F31 Bipolare affektive Störung	Man spricht auch von manisch-depressiver Erkrankung. Die Diagnose erfolgt frühestens nach zwei Episoden, in denen Stimmung und Aktivitätsniveau des Betroffenen deutlich im Sinn von Hypomanie oder Manie und Depression gestört sind. Die einzelnen Phasen können zwei bis drei Monate dauern und treten meist alle ein bis zwei Jahre auf. Es gibt aber auch „Rapid-Cycler" und „Ultra-Rapid-Cycler",

Tab. 3.1: Fortsetzung

F3 Affektive Störungen (Fortsetzung)	
F31 Bipolare affektive Störung	bei denen die Wechsel innerhalb von Wochen oder sogar Tagen erfolgen. Die Remission zwischen den Phasen ist oft vollständig. Bei Behandlung mit Lithium bleiben 50−80 % der Patienten symptomfrei.
F32 Depressive Episode	Typische Symptome sind u. a. eingeschränkte Stimmungsschwingungsfähigkeit, Suizidgefahr, verminderte Konzentration, Denkverlangsamung, Antriebshemmung, vegetative Störungen, Schmerzen und Wahnideen (Verarmung, Versündigung, Krankheit). Die agitierte Form der Depression ist durch innere Unruhe, Aktivitätsdrang und Angst gekennzeichnet.
F33 Rezidivierende depressive Störungen	Von einer rezidivierenden depressiven Störung spricht man, wenn in der Biografie eines Menschen mehrere abgrenzbare depressive Episoden auftreten. Im statistischen Mittel kommt es im Abstand von etwa fünf Jahren zu depressiven Episoden. Bei mindestens vier klar abgrenzbaren Phasen während eines Jahres spricht man von einem „Rapid-Cycling-Syndrom". Zwischen den Störungsphasen ist die Remission meist vollständig. In 20 % aller Fälle nimmt eine rezidivierende depressive Störung einen chronischen Verlauf.
F34 Anhaltende affektive Störungen	Zyklothymia (Instabilität der Stimmung) und Dysthymia (chronisch depressive Verstimmung) sind über Jahre anhaltende, gewöhnlich fluktuierende, eher leichte Stimmungsstörungen. Gelegentlich können rezidivierende oder einzelne manische oder depressive Episoden eine anhaltende affektive Störung überlagern.

F4 Neurotische, Belastungs- und somatoforme Störungen	
F40 Phobische Störungen	Phobische Störungen (Agoraphobie, Sozialphobie, spezifische Phobien) sind „gerichtete Ängste". Durch bestimmte, im Allgemeinen ungefährliche Situationen oder Objekte werden inadäquate Angstreaktionen ausgelöst. Die Empfindungen reichen von leichtem Unbehagen bis zu panischer Angst. Den Betroffenen ist bewusst, dass die Angstreaktion unbegründet ist. Das Vermeiden der Auslöser führt oft zu psychosozialen Problemen.
F41 Sonstige Angststörungen	Bei diesen Angststörungen ist die Angst nicht auf bestimmte Situationen oder Objekte begrenzt („ungerichtete Angst"). Die Betoffenen ängstigen sich nicht vor bestimmten Stimuli, sondern sie leiden an dem Angstgefühl an sich mit seinen vegetativen und kognitiven Begleiterscheinungen. Die Störung kann attackenförmig (Panikstörung) oder über längere Zeit anhaltend (generalisierte Angststörung, Angst und Depression gemischt) auftreten.
F42 Zwangsstörung	Die meisten Betroffenen leiden sowohl unter Zwangshandlungen (z. B. übertriebenes Waschen, Zählen, Putzen, Kontrollieren) wie auch unter Zwangsgedanken. Im Mittelpunkt der Zwangsgedanken stehen oft schuldhafte, aggressive oder sexuelle Impulse, starke Zweifel, magisches Denken oder Sorgen über die körperliche Gesundheit. Der Zwang wird von den Betroffenen als Produkt des eigenen Geistes erkannt und als unangemessen bewertet. Die Störung geht oft einher mit Angst, Depression und Phobie. Die Prävalenz der Zwangsstörung liegt bei etwa 2,5 %. Sie wird in der Regel vor dem 30. Lebensjahr diagnostiziert. Männer erkranken etwas früher als Frauen. Ohne Behandlung verläuft die Störung bei 2/3 der Patienten chronisch. Je früher die Zwangsstörung beginnt, um so schlechter ist die Prognose.

Tab. 3.1: Fortsetzung

F4 Neurotische, Belastungs- und somatoforme Störungen (Fortsetzung)	
F43 Reaktionen auf schwere Belastungen und Anpassungsstörungen	Die Reaktionen sind Folge eines außergewöhnlich belastenden Lebensereignisses (z. B. Vergewaltigung, Naturkatastrophe, Unfall) oder einer besonderen Veränderung im Leben (z. B. Krebserkrankung, Tod des Ehepartners), die auf individuelle Vulnerabilität trifft. Die Störung kann in jedem Lebensalter auftreten.
F44 Dissoziative Störungen (Konversionsstörungen)	Dissoziation ist ein komplexer seelisch-körperlicher Prozess, bei dem es zu einer Trennung und Abspaltung des Gedächtnisses, der Identität, der Wahrnehmung sowie der Kontrolle über die Körperbewegungen kommt. Die Art der Symptome kann Hinweise auf das zugrunde liegende Trauma oder den zugrunde liegenden Konflikt geben. Dissoziative Störungen treten oft zusammen mit Depressionen, Angststörungen, Essstörungen, Abhängigkeitserkrankungen und insbesondere bei schweren Persönlichkeitsstörungen und/oder posttraumatischen Belastungsstörungen auf. Es sind deutlich mehr Frauen als Männer betroffen.
F45 Somatoforme Störungen	Kennzeichnend für somatoforme Störungen sind körperliche Symptome ohne ausreichend erklärende organische Ursache. Die Symptome sind aber keinesfalls eingebildet oder vorgetäuscht. Überlegungen, dass die Ursachen psychisch sein könnten, werden vom Patienten nicht akzeptiert. Dadurch kommt es zu Belastungen in der Arzt-Patient-Beziehung und zu häufigem Arztwechsel. Oft finden sich in der Anamnese Hinweise auf eine früher oder noch bestehende depressive Störung, Angststörung oder Persönlichkeitsstörung.
F48 Sonstige neurotische Störungen	Unter diese Kategorie fallen: Neurasthenie: Kulturspezifische Klage über Müdigkeit nach geistiger Anstrengung oder Gefühl körperlicher Schwäche nach geringer Anstrengung. Depersonalisations-/Derealisationssyndrom: Veränderung der Qualität der geistigen Aktivität, des Körpers oder der Umgebung. Es besteht Krankheitseinsicht. Die Störung tritt oft bei Depression, Zwang oder Phobien auf. Sonstige näher bezeichnete neurotische Störungen: Syndrome mit enger Verbindung mit kulturellen Glaubens- und Verhaltensmustern.

F5 Verhaltensauffälligkeiten in Verbindung mit körperlichen Störungen und Faktoren	
F50 Essstörungen	**Anorexia nervosa:** Die Störung betrifft ca. 1 % der Frauen zwischen 14 und 35 Jahren. 90 % der Betroffenen sind Frauen. Die Störung beginnt meist in der Pubertät. Die Angst vor einem dicken Körper wird zu einer überwertigen Idee. Körperschema-Störungen treten auf. Leitsymptom ist das deutliche, selbst herbeigeführte Untergewicht (BMI unter 17,5 oder mindestens 15 % unter Normalgewicht). Die Gewichtsabnahme wird durch eingeschränkte Nahrungsauswahl, übertriebene körperliche Aktivitäten, selbstinduziertes Erbrechen und Abführen sowie durch den Gebrauch von Appetitzüglern und Diuretika bewirkt. Es kommt zu Menstruationsstörungen, trockener Haut, feiner Behaarung im Gesicht, Durchblutungsstörungen, Blutbildveränderungen, erhöhtem Wachstumshormon- und Kortisolspiegel, Veränderungen der Insulinsekretion und Elektrolytverschiebungen. Je ein Drittel der Patientinnen wird gesund, hat nur noch Körperschemastörungen oder erkrankt chronisch. Bei der atypischen Anorexia nervosa fehlen ein oder mehrere Kernmerkmale der Störung.

Tab. 3.1: Fortsetzung

F5 Verhaltensauffälligkeiten in Verbindung mit körperlichen Störungen und Faktoren (Fortsetzung)	
F50 Essstörungen	**Bulimia nervosa:** Betroffen sind ca. 6 % der Frauen zwischen 14 und 35 Jahren. Etwa 90 % der Betroffenen sind Frauen. Die Störung beginnt meist zwischen dem 18. und 35. Lebensjahr. Die Patientinnen sind meist normalgewichtig. Leitsymptome sind Heißhungerattacken und übertriebene Beschäftigung mit dem Körpergewicht. Die Patientinnen versuchen, dem dick machenden Effekt von Nahrung entgegenzuwirken. Dies führt zu einem Verhaltensmuster mit Essanfällen und Erbrechen oder dem Gebrauch von Abführmitteln. Körperliche Symptome sind Zahnschmelzschäden, Speicheldrüsenschwellung, Ödeme, Entzündungen der Speiseröhre, Haarausfall, Obstipation, Blutbildveränderungen, Elektrolytverschiebungen und Eiweißmangel. Bei 60 % der Betroffenen ist die Prognose gut, bei 30 % mittelmäßig und bei 10 % schlecht. Bei der atypischen Bulimia nervosa fehlen ein oder mehrere Kernmerkmale der Störung. Neben Anorexia nervosa und Bulimia nervosa werden in der ICD-10 bei Essstörungen noch Essattacken und Erbrechen bei sonstigen psychischen Störungen und sonstige bzw. nicht näher bezeichnete Essstörungen aufgeführt.
F51 Nicht organische Schlafstörungen	Diese Kategorie umfasst Schlafstörungen, die auf emotionale Ursachen zurückgeführt werden können und nicht durch andernorts klassifizierte körperliche Störungen verursacht werden. Dyssomnien (d. h. Insomnie, Hypersomnie, Störungen des Schlaf-Wach-Rhythmus) sind Störungen von Dauer, Qualität und Zeitpunkt des Schlafes. Parasomnien (d. h. Somnambulismus, Pavor nocturnus, Alptraum) sind abnorme Episoden während des Schlafes.
F52 Nicht organische sexuelle Funktionsstörungen	Sexuelle Funktionstörungen verhindern die von der betroffenen Person gewünschte sexuelle Beziehung. Ihre Häufigkeit nimmt in den letzten Jahren zu. Bei der Behandlung ist zu berücksichtigen, dass sich bei diesen Störungen oft neurologische, urologische, endokrinologische, gynäkologische und psychische Aspekte mischen.
F53 Psychische und Verhaltensstörungen im Wochenbett	Die Störungen beginnen meistens in der ersten oder zweiten Woche nach der Geburt. Im Wochenbett kommt es zehnmal häufiger zu Psychosen als in anderen Lebensabschnitten.
F54 Psychische Faktoren und Verhaltenseinflüsse bei andernorts klassifizierten Krankheiten	Die Kategorie dient zur Erfassung von Einflüssen, die wahrscheinlich bei der Manifestation von körperlichen Erkrankungen wie z. B. Asthma, Dermatitis, Colitis ulcerosa oder Magenulkus eine Rolle spielen.
F55 Missbrauch von nicht abhängigkeitserzeugenden Substanzen	Beim Missbrauch der Substanzen entwickelt sich ein starkes Verlangen nach der Substanz, aber es kommt nicht zu Abhängigkeits- und Entzugssymptomen. Die wichtigsten Medikamentengruppen sind: – psychotrope Substanzen wie Antidepressiva – Laxanzien – Analgetika wie Azetylsalizylsäure oder Paracetamol.

Tab. 3.1: Fortsetzung

F6 Persönlichkeits- und Verhaltensstörungen	
F60 Spezifische Persönlichkeitsstörungen	Die spezifischen Persönlichkeitsstörungen werden nach den vorherrschenden Verhaltensweisen klassifiziert. Charakteristisch für alle Störungen dieser Kategorie sind starre Normabweichung in Kognition, Wahrnehmung, Affekt, Denken, Impulskontrolle und Beziehungen. Die Störungen sind oft mit subjektivem Leid verbunden. Die Prävalenz liegt in der Allgemeinbevölkerung bei ca. 5 %. Männer neigen eher zu zwanghafter, antisozialer und schizoider Form und Frauen eher zur ängstlichen und abhängigen Form. Die Störung beginnt bereits in der Kindheit, die Diagnose soll aber nicht vor dem 17. Lebensjahr gestellt werden.
F61 Kombinierte und sonstige Persönlichkeitsstörungen	Die Kategorie wird für Persönlichkeitsstörungen verwendet, die nicht den spezifischen Symptombildern von F60 entsprechen.
F62 Andauernde Persönlichkeitsänderungen	Persönlichkeitsänderungen werden im Erwachsenenalter nach extremer Belastung oder nach schwerer psychiatrischer Krankheit erworben.
F63 Abnorme Gewohnheiten und Störungen der Impulskontrolle	In dieser Kategorie finden sich wiederholte Handlungen ohne vernünftige Motivation, die die Interessen des Betroffenen oder anderer Menschen schädigen. Bei oder nach der impulshaften „Tat" (Glücksspiel, Brandstiftung, Stehlen, Haare ausreißen) stellt sich ein Erleichterungsgefühl ein.
F64 Störungen der Geschlechtsidentität	Störungen der Geschlechtsidentität sind durch ein anhaltendes und starkes Unbehagen sowie Leiden im Hinblick auf das eigene (biologische) Geschlecht charakterisiert. Sie sind mit dem Wunsch verbunden, dem anderen Geschlecht anzugehören und entsprechend zu leben. Diese Störungen können bis zu dem Wunsch nach gegengeschlechtlicher hormoneller Behandlung und nach einer operativen Geschlechtsumwandlung reichen.
F65 Störungen der Sexualpräferenz	Als Störungen der Sexualpräferenz werden in der ICD-10 nennenswerte Abweichungen von der heterosexuellen Partnerwahl bezeichnet. Die Frage der Grenzziehung zwischen Abweichung und Störung unterliegt historischen, kulturellen und ethnischen Einflüssen. Das Leidensgefühl und damit auch das Therapiebedürfnis der Betroffenen hängen stark von der gesellschaftlichen Einstellung zu der Abweichung ab.
F66 Psychische und Verhaltensstörungen in Verbindung mit der sexuellen Entwicklung und Orientierung	In dieser Kategorie finden sich sexuelle Reifungskrise, ichdystone Sexualorientierung, sexuelle Beziehungsstörung und sonstige oder nicht näher bezeichnete psychosexuelle Entwicklungsstörungen. Die Richtung der sexuellen Orientierung selbst ist nicht als Störung anzusehen. Die Kategorie ist interkulturell umstritten.
F68 Sonstige Persönlichkeits- und Verhaltensstörungen	Die Kategorie umfasst die Entwicklung körperlicher Symptome aus psychischen Gründen und artifizielle Störungen.

Tab. 3.1: Fortsetzung

F8 Entwicklungsstörungen	
F80 Umschriebene Entwicklungsstörungen des Sprechens und der Sprache	Bei diesen Störungen ist die Sprachfähigkeit von frühen Stadien der Entwicklung an in jeder Situation mehr oder weniger stark beeinträchtigt. Sprachentwicklungsstörungen werden von Redefluss-Störungen (Stottern, Poltern), Sinnesbeeinträchtigung (Taubheit) und geistiger Behinderung abgegrenzt. Sie ziehen oft sekundäre Folgen nach sich wie Schwierigkeiten beim Lesen und Rechtschreiben, Störungen im Bereich der zwischenmenschlichen Beziehungen, im emotionalen und Verhaltensbereich. Die expressiven und rezeptiven Sprachstörungen haben bezüglich Schweregrad und Verlauf eine schlechtere Prognose als die Artikulationsstörungen, bei denen die Besserungsrate bei ⅔ liegt. Die Häufigkeit der Entwicklungsstörungen des Spreches und der Sprache liegt bei ca. 5%. Jungen sind zweimal häufiger betroffen als Mädchen.
F81 Umschriebene Entwicklungsstörungen schulischer Fertigkeiten	Diese Entwicklungsstörungen (Lese- und Rechtschreibstörung, isolierte Rechtschreibstörung, Rechenstörung, kombinierte Störungen schulischer Fertigkeiten) sind nicht durch allgemeine Intelligenzminderung, körperliche Behinderung oder unangemessene Beschulung erklärbar. Die Prognose der Störungen ist eher ungünstig – für die Rechenstörung noch schlechter als für die Lese- und Rechtschreibstörungen. Die umschriebenen Entwicklungsstörungen schulischer Fertigkeiten gehen oft einher mit anderen psychischen Störungen wie sozialen und emotionalen Verhaltensproblemen oder Schwierigkeiten in der sozialen Interaktion. Sie sind bei Jungen häufiger als bei Mädchen. Bei niedrigem IQ spricht man von Lernbehinderung.
F82 Umschriebene Entwicklungsstörungen der motorischen Funktionen	Bei diesen Störungen ist die Entwicklung der motorischen Koordination beeinträchtigt. Die Ungeschicklichkeit ist oft verbunden mit Leistungseinschränkung bei visuell-räumlichen Aufgaben. Betroffene Kinder haben häufiger soziale, emotionale und Verhaltensschwierigkeiten.
F83 Kombinierte umschriebene Entwicklungsstörungen	Diese Kategorie wird verwendet, wenn eine Kombination der Entwicklungsstörungen des Sprechens, der schulischen und motorischen Fertigkeiten auftritt, meist mit einer allgemeinen Beeinträchtigung kognitiver Funktionen.
F84 Tief greifende Entwicklungsstörungen	Bei tief greifenden Entwicklungsstörungen liegen bereits vor dem fünften Lebensjahr qualitative Beeinträchtigungen der sozialen Interaktion und Kommunikation sowie eingeschränkte, stereotype Aktivitäten und Interessen vor. Der frühkindliche Autismus (Kanner-Autismus) wird schon vor dem dritten Lebensjahr manifest. Er ist durch die fehlende soziale, kommunikative und emotionale Gegenseitigkeit gekennzeichnet. Mitmenschen sind für die Betroffenen wie nicht existent. Es entwickeln sich spezielle Bindungen an untypische und nicht weiche Objekte. Das Verhalten ist durch eingeschränkte, wiederholte und stereotype Muster geprägt. Oft kommt es zu Schlaf-Essstörungen, Sprachstörungen mit Echolalie und Neologismen, Wutausbrüchen, Veränderungsangst und Selbstverletzung. Bei drei Viertel der Betroffenen findet man auch eine Intelligenzstörung. Die Häufigkeit liegt bei 4 bis 10 auf 10000 Kinder. Jungen sind drei- bis viermal häufiger betroffen als Mädchen. Beim Asperger-Syndrom ist der IQ meist im Normbereich und es besteht keine Sprachstörung. Allerdings ist die soziale Interaktion beeinträchtigt: Die Mitmenschen scheinen für die Betroffenen störend zu sein. Sie zeigen ein Repertoire eingeschränkter, stereotyper Interessen und Aktivitäten. Das Asperger-Syndrom ist

Tab. 3.1: Fortsetzung

F8 Entwicklungsstörungen (Fortsetzung)	
F84 Tief greifende Entwicklungsstörungen	häufiger als der Kanner-Autismus. Jungen sind bis zu achtmal häufiger betroffen als Mädchen. Das Rett-Syndrom tritt nur bei Mädchen auf. Sie verlieren im 7. bis 24. Lebensmonat die Fähigkeit, Hände und Sprache zu gebrauchen. Charakteristisch sind unter anderem stereotype Handbewegungen, epileptische Anfälle und Hyperventilation. Selbstschädigungen und komplexe stereotype Gewohnheiten sind selten. Tief greifende Entwicklungsstörungen umfassen neben diesen drei Störungen noch den atypischen Autismus, die sonstige desintegrative Störung des Kindesalters, die überaktive Störung mit Intelligenzminderung und Bewegungsstereotypien.

F9 Verhaltens- und emotionale Störungen mit Beginn in der Kindheit und Jugend	
F90 Hyperkinetische Störungen	Unter hyperkinetischen Störungen versteht man die einfache Aktivitäts- und Aufmerksamkeitsstörung, die hyperkinetische Störung des Sozialverhaltens, die sonstige und die nicht näher bezeichnete hyperkinetische Störung. Hyperkinetische Störungen beginnen in den ersten fünf Lebensjahren. Die Kernsymptome sind überaktives Verhalten und Unaufmerksamkeit. Die Symptome treten situationsunabhängig und zeitstabil auf. Etwa 10 % aller Kinder sind betroffen, wobei die Störung bei Jungen zwei- bis neunmal häufiger auftritt als bei Mädchen. Differenzialdiagnostisch müssen affektive Störung, Angststörung, Schizophrenie und tief greifende Entwicklungsstörung berücksichtigt werden. Bei der Behandlung sind Barbiturate, Tranquilizer, Imipramin und MAO-Hemmer kontraindiziert. Auf die Behandlung mit Ritalin reagieren drei Viertel der Kinder positiv. Pharmaka sollten immer mit Psychotherapie und Elterntraining gekoppelt werden. Oft kommt es zu einer graduellen Besserung, aber häufig bleibt eine Aufmerksamkeitsstörung als Restsymptomatik.
F91 Störungen des Sozialverhaltens	Die Störungen des Sozialverhaltens werden unterteilt in Störungen, die auf den familiären Rahmen beschränkt sind, Störungen bei fehlenden sozialen Bindungen, Störungen bei vorhandenen sozialen Bindungen und Störungen mit oppositionellem, aufsässigem Verhalten. Sie sind durch ein wiederholtes und andauerndes Muster dissozialen, aggressiven oder aufsässigen Verhaltens gekennzeichnet. Einzelne Handlungen reichen zur Diagnose nicht aus. Die Diagnose wird frühestens nach sechs Monaten gestellt. Die Häufigkeit der Störung liegt bei 4 bis 5 %. Jungen sind öfter betroffen als Mädchen. Die Prognose bei Störungen des Sozialverhaltens ist eher schlecht. Betroffene Jungen entwickeln später oft eine dissoziale Persönlichkeitsstörung, bei Mädchen entwickelt sich eher Angst und Depression. Es bestehen Überschneidungen zu hyperkinetischen Störungen. Risikofaktoren für die Störungen des Sozialverhaltens sind Untergewicht, psychische Störungen der Eltern, beengtes Wohnen, Partnerprobleme der Eltern und Heimunterbringung.
F92 Kombinierte Störungen des Sozialverhaltens und der Emotionen	Diese Kategorie wird zur Beschreibung von Störungen des Sozialverhaltens mit Depression, Angst oder sonstigen emotionalen Störungen verwendet.

Tab. 3.1: Fortsetzung

F9 Verhaltens- und emotionale Störungen mit Beginn in der Kindheit und Jugend (Fortsetzung)	
F93 Emotionale Störungen des Kindesalters	Die betroffenen Kinder und Jugendlichen sind als Erwachsene oft unauffällig. Die Störungen sind eher quantitative Veränderungen einer normalen Entwicklung als qualitativ eigenständige Phänomene. Man unterscheidet emotionale Störung mit Trennungsangst des Kindesalters, phobische Störung des Kindesalters, Störung mit sozialer Ängstlichkeit des Kindesalters und emotionale Störung mit Geschwisterrivalität. Die Häufigkeit dieser Störungen liegt bei 10 %. Bis zum Jugendalter sind Jungen und Mädchen gleich häufig betroffen, dann ist die Störung häufiger bei Mädchen zu finden.
F94 Störungen sozialer Funktionen mit Beginn in der Kindheit und Jugend	Elektiver Mutismus, reaktive Bindungsstörung des Kindesalters und Bindungsstörungen des Kindesalters mit Enthemmung entstehen meist durch Deprivationserfahrungen in den ersten fünf Lebensjahren. Mädchen und Jungen sind gleich häufig betroffen.
F95 Ticstörungen	Ticstörungen sind unwillkürliche, rasche, wiederholte, nicht rhythmische motorische Bewegungen oder Lautproduktionen ohne offensichtlichen Zweck. Die motorischen und vokalen Tics können einfach oder komplex sein. Im Gegensatz zu chronischen Ticstörungen dauern vorübergehende Ticstörungen nicht länger als ein Jahr. Beim Tourette-Syndrom werden multiple motorische Tics mit vokalen Tics kombiniert. Jungen sind drei- bis viermal häufiger von Ticstörungen betroffen als Mädchen. Das Erkrankungsrisiko liegt bei 5 bis 15 %. Passager kommen die Symptome bei etwa 50 % der Kinder vor. Tics treten vermehrt unter Anspannung und ganz selten im Schlaf auf. Die Symptome können kurzfristig unterdrückt werden. Charakteristisch ist der Wechsel der Ticsymptomatik. Ticstörungen werden oft von emotionalen, Zwangs- und hypochondrischen Störungen begleitet. Es gibt eindeutig einen erblichen Faktor. Der Verlauf ist ungünstig in Verbindung mit geistiger Behinderung oder Epilepsie oder wenn die Eltern betroffen sind.
F98 Sonstige Verhaltens- und emotionale Störungen mit Beginn in der Kindheit und Jugend	In dieser Kategorie werden folgende Störungen zusammengefasst: **Enuresis:** Enuresis ist der unwillkürliche Urinabgang bei Tag (diurna) oder Nacht (nocturna). Die Störung ist nicht Folge mangelnder Blasenkontrolle, neurologischer Schädigung, eines epileptischen Anfalls oder einer Erkrankung der Harnwege. Enuresis besteht von Beginn an (primär) oder nach erfolgreicher Blasenkontrolle (sekundär). Die Diagnosestellung erfolgt nicht vor dem fünften Lebensjahr. Bis zum Alter von sieben Jahren sind beide Geschlechter gleich häufig betroffen, danach tritt die Störung häufiger bei Jungen auf. **Enkopresis:** Enkopresis ist das willkürliche oder unwillkürliche Absetzen von Faeces mindestens einmal im Monat über drei Monate ab dem vierten Lebensjahr. Das Einkoten ist zehnmal seltener als das Einnässen. 1,5 % der Kinder im siebten Lebensjahr sind betroffen. Die Störung ist bei Jungen drei- bis viermal häufiger als bei Mädchen. Enkopresis geht oft mit emotionalen Störungen oder mit einer Störung des Sozialverhaltens einher. **Fütterstörung:** Die Fütterstörung ist Nahrungsverweigerung und extrem wählerisches Essverhalten. **Pica:** Unter Pica versteht man anhaltendes Verzehren nicht essbarer Substanzen. **Stereotype Bewegungsstörung:** Die stereotype Bewegungsstörung ist gekennzeichnet durch willkürliche, wiederholte, nicht funktionale und oft rhythmi-

Tab. 3.1: Fortsetzung

F9 Verhaltens- und emotionale Störungen mit Beginn in der Kindheit und Jugend	
F98 Sonstige Verhaltens- und emotionale Störungen mit Beginn in der Kindheit und Jugend	sche Bewegungen, ohne dass eine psychiatrische oder neurologische Krankheit vorliegt. **Stottern (Stammeln):** Beim Stottern wird der rhythmische Sprechfluss unterbrochen. Bei 80 % der Betroffenen bildet sich die Störung im Kindesalter zurück. Jungen sind 10-mal häufiger betroffen als Mädchen. **Poltern:** Poltern ist durch hohe Sprechgeschwindigkleit, mit falscher Sprechflüssigkeit ohne Wiederholungen und Zögern gekennzeichnet.

4 Psychische Störungen im Kindes- und Jugendalter

4.1 Entwicklungspsychologie und Entwicklungspsychopathologie

4.1.1 Entwicklungspsychologische Grundlagen

■ Entwicklungspsychologische Kenntnisse in Bezug auf Säuglings-, Kleinkind-, Schul- und Jugendalter unter besonderer Berücksichtigung der

- **kognitiven Entwicklung:** Nach Piaget (1966) kommt es durch Assimilation (Umwelt wird an Strukturen angepasst) und Akkomodation (Strukturen werden an Umwelt angepasst) zur Veränderung von sensorischen, begrifflichen und operationalen Schemata. Er unterscheidet folgende Phasen der kognitiven Entwicklung:
  - Sensumotorisches Stadium (0–2. Lebensjahr): Übung angeborener Reflexe, Kreisreaktionen (z. B. lutschen > greifen > hantieren), Koordination erworbener Schemata, Objektpermanenz
  - Präoperationales Denken (2.–7. Lebensjahr): Entwicklung von Vorbegriffen, Entwicklung der Symbolfunktionen, animistische Deutungen, finalistisches, artifizielles und egozentrisches Denken
  - Konkret-operationales Denken (7.–11. Lebensjahr): größere Beweglichkeit des Denkens, Reversibilität
  - Formale Operationen (ab dem 12. Lebensjahr): hypothetisch-deduktives Denken.

  Bruner unterteilt die kognitive Entwicklung in folgende Stufen (Bruner et al. 1966):
  - Enaktive Stufe mit handelndem Umgang
  - Ikonische Stufe mit bildhaften, an die Wahrnehmung gebundenen Vorstellungen
  - Symbolische Stufe mit Symbolsystemen wie Sprache, Logik oder Mathematik

- **emotionalen Entwicklung:** Beim Säugling sind die Affekte an die Pole Zufriedenheit und Unlust gebunden. Die Intensität der Unlust hängt ab von der angeborenen oder früh erworbenen Störbarkeit des Kindes und der Fähigkeit der Bezugspersonen Unlust abzufangen. Nach Bion kann das Kind zunächst größere Unlust nicht allein verdauen (Bion 1962). Bei der Verarbeitung hilft die Affektspiegelung, bei der die Eltern dem Kind als biologischer Spiegel dienen, mit dessen Hilfe es seinen eigenen inneren Zustand erleben kann. Dazu muss die Affektspiegelung kongruent und markiert sein. Mit ca. 2 Jahren zeigt das Kind dann alle Grundemotionen, die sich in den folgenden Jahren weiter differenzieren. Dabei wird auch erlernt, welche Arten des Gefühlsausdrucks von der Gesellschaft akzeptiert werden. Die Entwicklung der Fähigkeit zur Emotionsregulierung ist wichtig, um das Stadium der sozialen Reife zu erreichen. Sie führt auch dazu, dass die körperlichen Aspekte der Affekte weniger bewusst werden. Unter großer Belastung kann diese Trennung beim Erwachsenen aufgehoben werden. Es kann zur Affektsomatisierung kommen.

- **sozialen Entwicklung:** Von Geburt an sind soziale Bindungen zum Überleben notwendig. Bei Verlust der wichtigen Bezugspersonen über mehr als fünf Monate (Hospitalismus) kann es zur anaklitischen Depression kommen. Wichtige Eckpunkte der gesunden sozialen Entwicklung sind z. B. der Zeitpunkt des spontanen Lächelns des Kindes ab der dritten bis zwölften Woche und des Fremdelns im achten Monat. Ab dem zweiten oder dritten Lebensjahr gewinnt das Kind Interesse an der Umwelt außerhalb der Familie und an anderen Kindern. Durch das Spiel übt es seine soziale Kompetenz und die Rollenübernahme in der Gesellschaft. Mit zunehmendem Alter nehmen distale Kontakte zu, steigt die Anzahl der Interaktionspartner und differenzieren sich soziale Erfahrungen aus.

- **Motivationsentwicklung:** Mit ca. 1,5 Jahren entwickelt sich bei Kindern das Bedürfnis, etwas selbst zu machen. Im zweiten Lebensjahr reift allmählich der Wetteifer mit anderen. Im Alter von 3 bis 4 Jahren entsteht ein primitiver Gütemaßstab für die eigene Leistung. Mit 6 Jahren wird Tüchtigkeit und Schwierigkeit differenziert. Ab diesem Alter ist Leistungsmotivation nachweisbar.
- **Persönlichkeitsentwicklung:** Die Entwicklung der relativ stabilen Persönlichkeitseigenschaften ist abhängig von inneren Faktoren wie Erbgut, Temperament, Eigenschaften, Ängsten sowie äußeren Faktoren wie Familienstruktur, Schicht und Wirtschaftslage. Vermittelnd wirken Wahrnehmungs- und Denkprozesse. Je nach theoretischer Richtung werden unterschiedliche Aspekte der Persönlichkeitsentwicklung betont: Bei Freud (1982) liegt der Schwerpunkt z. B. auf der biologisch vorprogrammierten psychosexuellen Entwicklung, Erikson (1959) betont die psychosoziale und Havighurst (1948) die biologisch-kulturell-psychische Interaktion.
- **Selbstkonzeptentwicklung:** Das Selbstkonzept als mentale Repräsentation der eigenen Person entwickelt sich aus dem Bedürfnis nach Interaktion. Entscheidend ist dabei die Fähigkeit zur Differenzierung in Selbst und Andere. Erste Hinweise darauf finden sich etwa im fünften Lebensmonat. Zwischen dem 18. und 24. Lebensmonat werden erstmals das Wort „Ich" verwendet und die Personalpronomina richtig eingesetzt. Das Selbstkonzept entwickelt sich weiter durch vielfältige Beziehungserfahrungen auch au-

ßerhalb der Familie, bis sich nach der Pubertät eine stabile Identität entwickelt hat.
- **moralischen Entwicklung:** Die moralische Entwicklung ist ein Teilprozess der Sozialisation, durch den es zur Internalisierung von Normen kommt. Nach Piaget (1954) entwickelt sich ein moralisches Urteil folgendermaßen:
  - Stufe des moralischen Realismus: Alles, was bestraft wird, ist verboten.
  - Stufe der heteronomen Moral: Alles, was andere für schlecht halten, ist verboten.
  - Stufe der autonomen Moral: Selbstbestimmte Entscheidungen.

Aufbauend auf diesem Ansatz entwickelte Kohlberg ein Modell mit sechs Stufen, die sich in drei Stadien zusammenfassen lassen (Kohlberg und Turiel 1978):
  - Präkonventionelles Stadium bis ca. zum neunten Lebensjahr: hedonistische Orientierung an den eigenen Interessen
  - Konventionelles Stadium: Orientierung an gesellschaftlichen Normen ohne Hinterfragen der Regeln
  - Postkonventionelles Stadium: Abwägung der Interessen des Einzelnen gegenüber der Allgemeinheit und Entscheidung nach ethischen Grundsätzen. Dieses Stadium wird frühestens aber nicht von allen Menschen im Erwachsenenalter erreicht.

- **Sprachentwicklung:** Man unterscheidet folgende Phasen:
  - diffuse Vokalisationen und Lallperiode bis etwa zum neunten Lebensmonat,
  - früher Worterwerb vom 10.–18. Lebensmonat mit spezifischen Benennungen,
  - Benennungsexplosion ab ungefähr dem 18. Lebensmonat mit Zweiwortsätzen,
  - schnelles Wortlernen ab ca. dem 30. Lebensmonat und
  - Verfeinerung des Wortschatzes und der grammatikalischen Formen ab etwa 4 Jahren.

Die Vokalisation des Kindes beschränkt sich in den ersten Lebenswochen auf Schreien, Gurr- und Gurgellaute. Die Zeit zwischen dem 2. und 6. Lebensmonat bezeichnet man als erste Lallphase, bei der der Säugling durch taktile Reize im Mund zur Lautproduktion angeregt wird. In der zweiten Hälfte des ersten Lebensjahres wird das Lallen dann durch auditive Reize aus der Umgebung angeregt. Hörgeschädigte Kinder verstummen in diesem Alter weitgehend. Die normale Sprachentwicklung wird durch die so genannte Ammensprache gefördert. Diese Art Singsang mit etwas erhöhter, leiser Stimme und der Wiederholung einzelner Silben oder Satzteile ist in allen Kulturen ähnlich. Mit etwa 12 Monaten gebrauchen die Kinder erste Wörter. Die Entwicklung des Wortschatzes verläuft zunächst recht gleichartig. Im Alter von 16 Monaten zeigt sich jedoch schon eine breite Variationsbreite im Vokabular. Mit etwa 2,5 Jahren verbindet das Kind seine Sätze mit „und" und „dann". Am Ende des 3. Lebensjahres werden erste Relativsätze verwendet. Der komplexe Satzbau Erwachsener wird mit ca. 10 Jahren beherrscht.

Die Sprachkompetenz des Kindes ist niedrig, wenn die Bezugsperson in kurzen Sätzen und in Form von Anweisungen spricht, wenige Fragen stellt und viel an der Sprache des Kindes kritisiert statt seine Fähigkeiten zu erweitern. Fehlt in der Zeit bis zum zweiten Lebensjahr eine Bezugsperson, die die Sprachkompetenz des Kindes fördert, sind die entstehenden Entwicklungsdefizite später nur noch schwer aufzuholen.

- **psychomotorischen Entwicklung:** Die motorische Entwicklung beginnt bereits vor dem fünften Schwangerschaftsmonat, in dem die meisten Frauen erstmals Bewegungen des Fötus spüren. Nach der Geburt unterscheidet man zunächst folgende Phasen:
  - Phylogenetische Beugephase (1.–7. Woche): z. B. Moro-Reaktion, Fußgreifreaktion, Schreitreaktion
  - Phylogenetische Streckphase (7.–12. Woche): z. B. Mittelstellung des Kopfes in Rückenlage, Beginn der Kopfdrehung
  - Ontogenetische Beugephase (4.–7. Monat): z. B. Kopfkontrolle im Sitzen, Heben von Armen und Beinen in Bauchlage, Drehen von Rücken- in Bauchlage

- Ontogenetische Streckphase (7.–12. Monat): seitliches Abstützen im Sitzen, Robben, Stehen

Durch das Laufen vergrößert sich der Aktions- und Erfahrungsradius. Die verbesserte visuell motorische Koordination und Feinmotorik erleichtern die Erforschung der Welt. Wichtige Aspekte der weiteren Entwicklung sind auch die Kontrolle über die Sphinkter- und über die Sprachmotorik. Allgemeine Entwicklungstrends weisen auf größere Effizienz, bessere Koordination, höhere Geschwindigkeit und größere Genauigkeit. Mädchen entwickeln dabei oft eher feinmotorische, Jungen eher grobmotorische Fähigkeiten. Die motorische Entwicklung ist weitgehend reifungsabhängig und kann nur eingeschränkt durch Training verbessert werden.

- **Wahrnehmungsentwicklung:**
  - Sehen: Bei mittlerer Helligkeit sehen Neugeborene bei 20 cm scharf. Sie bevorzugen komplexe Muster, vor allem Gesichter. Auch Farben können unterschieden werden. Die Adaptation, Fixierung und das periphere Sehen sind zunächst nur ansatzweise ausgeprägt. Durch Untersuchungen mit der visual cliff weiß man, dass schon Säuglinge Tiefenwahrnehmung haben.
  - Hören: Schon vor der Geburt nehmen die Kinder Geräusche wahr. Der bevorzugte Frequenzbereich liegt im Bereich der Sprache. Schon kurz nach der Geburt können Kinder Töne lokalisieren. Bis zum Ende des zweiten Lebensjahres wird die sensible Phase der Hörbahnreifung abgeschlossen, aber erst mit dem 15. Lebensjahr ist die Hörbahn vollständig entwickelt.
  - Tastsinn: Der Tastsinn entwickelt sich ab der achten Schwangerschaftswoche. Schmerzerleben scheint ab der 22. Schwangerschaftswoche möglich zu sein. Die Schmerzempfindlichkeit ist vor und bei der Geburt niedrig.
  - Geruch und Geschmack: Schon kurz nach der Geburt erkennen Babys ihre Mütter am Geruch. Ab dem dritten

Schwangerschaftsmonat sind die Geschmacksknospen auf der Zunge ausgebildet. Säuglinge reagieren auf süße und salzige Reize mit Saugbewegungen, auf bittere und saure Stimuli mit Vermeidung.

- **körperlichen Entwicklung:** Die körperliche Reifung hat großen Einfluss auf die kognitive, psychische und soziale Entwicklung des Kindes. Sie wird durch genetische Faktoren, neuronale und hormonelle Einflüsse sowie die Ernährung determiniert. Auch sozioemotionale Faktoren nehmen Einfluss: Traumata oder Vernachlässigung können z. B. zu Wachstumsstörungen führen. Das Größenwachstum verläuft nicht linear. Die größten Veränderungen finden im ersten Lebensjahr statt. Dann verlangsamt sich die Entwicklung. Nach einer relativ unmerklichen körperlichen Entwicklung in der Kindheit, kommt es in der Pubertät zu auffälligen körperlichen Veränderungen. Der puberale Wachstumsschub erreicht sein Maximum zwischen dem 12. und 14. Lebensjahr, bei Mädchen etwas früher als bei Jungen.

■ **Vergleich der normalen und abweichenden Entwicklung:** Entwicklungsstörungen bestehen, wenn sich ein Kind insgesamt oder in einigen Bereichen nicht zeitgerecht entwickelt oder wenn Symptome auftreten, die sich bei einem normal entwickelten Kind nicht zeigen. Von einer Abweichung spricht man z. B., wenn der Entwicklungsstand unter dem Prozentrang 25 der Normalverteilung liegt. Manche Abweichungen beruhen auf Verzögerungen, andere können später nicht mehr vollständig aufgeholt werden. Viele Entwicklungsabweichungen werden durch eine der zehn Vorsorgeuntersuchungen (U1–9, J1) bis zum 13. Lebensjahr erfasst.

■ **Entwicklungsaufgaben und Vulnerabilität in Übergangsphasen:** Entwicklungsaufgaben sind nach Havighurst (1982) Aufgaben, die sich in einer bestimmten Lebensperiode stellen und deren Bewältigung zu Glück und Erfolg führt. Dagegen macht Versagen unglücklich,

führt zur Ablehnung durch die Gesellschaft und erschwert die Bewältigung späterer Aufgaben. Durch die Auseinandersetzung mit Entwicklungsaufgaben aus den biologischen Veränderungen des Organismus, den Anforderungen der Gesellschaft sowie den individuellen Erwartungen entwickeln sich bestimmte Kompetenzen. Für eine günstige Entwicklung ist die optimale Diskrepanz zwischen der Kompetenz und einer neuen Aufgabe wichtig. Typische Entwicklungsaufgaben in Übergangsphasen sind z. B.

- **bei der Einschulung:** Entwicklung der Geschlechtsrollenidentität und der Fähigkeit zur moralischen Entscheidung, zu konkreten Operationen oder zum Spiel in Gruppen
- **beim Schulübergang:** Entwicklung von sozialer Kooperation, Selbstbewusstsein und Teamfähigkeit
- **in der Pubertät:** Entwicklung der Autonomie von den Eltern, eines internalisierten moralischen Bewusstseins, der Akzeptanz der äußeren Erscheinung und der Rollenübernahme.

Während der Übergangsphasen erhöht sich die Vulnerabilität, so dass Störungen weit reichende Folgen haben können.

■ **Ergebnisse der Bindungsforschung:** Bowlby (1969b) formulierte die Bindungstheorie, nach der der Säugling aufgrund biologischer Determination eine emotionale Bindung zu einer Bezugsperson aufbaut, die er bei Gefahr aufsucht. Ainsworth, eine Mitarbeiterin von Bowlby untersuchte die Bedeutung der Feinfühligkeit der Bezugsperson für die Entwicklung des Säuglings (Ainsworth 1977). Sie stellte fest, dass sich die personenspezifische Bindung in vier Etappen entwickelt:

- Vorphase mit Ansprechbarkeit ohne Unterscheidung der Person
- ab dem dritten Lebensmonat Personen-unterscheidende-Ansprechbarkeit
- ab dem siebten Lebensmonat eigentliche Bindung durch Objektpermanenz
- ab dem dritten Lebensjahr zielkorrigierte Partnerschaft.

Alle Kinder bilden eine personenbezogene Bindung aus, vorausgesetzt sie haben ein Minimum an Interaktionsmöglichkeiten. Die Qualität der Bindung erfasste Ainsworth mit dem Fremde-Situations-Test (Ainsworth et al. 1978). Dazu fanden in einem Raum mit Einwegspiegel acht dreiminütige Episoden statt:

- Mutter und Kind werden in Raum geführt und Mutter setzt Kind auf den Boden.
- Mutter liest, Kind erkundet Spielsachen.
- Fremde tritt ein, unterhält sich mit Mutter und beschäftigt sich mit Kind.
- Mutter verlässt den Raum.
- Mutter kommt wieder und Fremde verlässt den Raum.
- Kind bleibt allein.
- Fremde tritt ein.
- Mutter kommt wieder und Fremde geht hinaus.

Erfasst wurden das Nähesuchen, das Kontaktverhalten, der Widerstand und die Vermeidung im Verhalten des Kindes. Dem gemäß wurden die Bindungsklassen A (vermeidend-unsicher), B (sicher) und C (ambivalent-unsicher) zugeordnet. Als Zusatzklassifikation wurde während des Experimentes desorganisiert oder chaotisch entdeckt.

- Beim **desorganisierten Bindungsmuster**, das gemeinsam mit A, B oder C vorkommen kann, erstarren die Kinder mitten in der Bewegung z. B. beim Lauf zur Mutter mit einem Trance ähnlichen Gesichtsausdruck. Diese bizarren Verhaltensweisen kommen oft bei misshandelten Kindern und bei ängstigenden oder ängstlichen Eltern vor.
- Bei **vermeidend-unsicherer Bindung** äußert das Kind nur wenig Bindungsbedürfnisse, es zeigt keine deutliche Trennungsreaktion, neigt zu vermehrtem Explorationsverhalten, ignoriert die Mutter bei ihrer Wiederkehr und vermeidet zunächst ihre Nähe. Das Verhalten gegenüber der Mutter entspricht weitgehend dem gegenüber der fremden Person.
- Bei **sicherer Bindung** sucht das Kind die Nähe der Mutter, um von dieser Basis aus Erkundungsverhalten zu zeigen. Wenn die Mutter abwesend ist, sind die Kinder beunruhigt. Sie reagieren erleichtert, wenn die Mutter wiederkommt und bevorzugen die Mutter eindeutig gegenüber der fremden Person. Kinder mit sicherer Bindung sind in sozialen Kontakten aufgeschlossener. Die Mütter reagieren responsiv, loben häufig, greifen weniger ein und kontrollieren weniger und es gibt mehr Kontakte außerhalb der Familie.

- Werden die Signale des Kindes wie bei **ambivalent-unsicherer Bindung** mal feinfühlig und mal ablehnend beantwortet, kommt es zu Trennungsängsten und Abhängigkeitskonflikten. Die Kinder zeigen dann relativ viel Angst oder Aggressionen.

Die Bindungsmuster der Kinder bleiben bis in das Erwachsenenalter weitgehend stabil.

■ **Ergebnisse der Erziehungsstilforschung:**
Als Erziehungsstile unterscheidet man (nach Baumrind 1971)
- **autokratisch/autoritär:** unterbrechende Befehle, wenig konstruktive Kritik, Tadel, Erwartung von Gehorsam und bedingungsloser Unterordnung
- **autoritativ/demokratisch:** Billigung spontaner Aktivität des Kindes, Anregung zu Selbstständigkeit, viel Lob, Angebot von Hilfe, elterliche Kontrolle bei warmer Kommunikation, Erwartung von verantwortungsbewusster Einordnung
- **laisser-faire/permissiv:** kaum Kontrolle, kaum Strafen, ungezügelte Selbstentfaltung
- **indifferenter Typ:** minimaler Zeitaufwand für das Kind

Man kann die Erziehungsstile auch in einem Koordinatensystem mit den Achsen Liberalität/Kontrolle und Ablehnung/Zuwendung darstellen.
Eine Vielzahl von Untersuchungen (vgl. Schneewind und Hermann 1980) zeigt, dass sich Echtheit im Erzieherverhalten und eine verständnisvolle, zugewandte Gundhaltung sowie die Förderung der Eigeninitiative positiv auf die Entwicklung der Kinder auswirkt.

■ **Forschung zur Affektregulation und Temperamentsentwicklung:** Die Affektregulation ist eine wichtige Determinante der sozialen Reife. Erst nach der Pubertät können die eigenen Gefühle kontrolliert und die Gefühle des Gegenübers sicher eingeschätzt werden. Die Steuerung der Affekte steht in enger Beziehung zum Bindungsverhalten. Sicher gebundene Kinder empfinden z. B. negative Gefühle als wenig bedrohlich, unsicher-vermeidende Kinder scheuen sich vor emotional erregenden Situationen und unsicher-ambivalent gebundene Kinder empfinden vieles als ängstigend.

Das Temperament ist der Verhaltensstil eines Menschen. Es umfasst Persönlichkeitsmerkmale, die schon im ersten Lebensjahr beobachtbar und sehr stabil sind. Neben der Affektregulation (z. B. Erregbarkeit) ergeben sich schon früh Unterschiede in den Dimensionen Aktivität, Stimmungslage, Rhythmus biologischer Funktionen, Intensität von Reaktionen und Soziabilität. Je nach Ausprägung dieser Faktoren unterscheidet man „schwierige", „leichte" und „langsam auftauende" Kinder (Chess und Thomas 1986).

■ **Wechselwirkung zwischen biologischen und psychischen Veränderungen:** Die biologischen Veränderungen definieren den Zeitplan der Entwicklung und geben vor, wann bestimmte Umwelteinflüsse wirksam werden können. Biologische Veränderungen und Umwelteinflüsse determinieren die psychische Entwicklung.

■ **Einfluss sozialer Faktoren:** Relevante soziale Faktoren für eine gesunde Entwicklung sind z. B. das familiäre Einkommen, die Stabilität der Familie oder das Wohnumfeld. Man hat beispielsweise festgestellt, dass Vernachlässigung eng mit schlechter ökonomischer Situation korreliert oder dass Migration einen gesundheitlichen Risikofaktor darstellt (Bundesministerium für Familie, Senioren, Frauen und Jugend 2002).

■ **Erbe-Umwelt:** Nach exogenistischen Theorien (z. B. Behaviorismus) basiert Entwicklung auf der Einwirkung von Umweltreizen. Endo-genistische Theorien gehen davon aus, dass die Entwicklung auf genetischen Gegebenheiten und Reifungsprozessen beruht. Nach interaktionistischen Entwicklungstheorien stecken erbliche und konstitutionelle Faktoren den Rahmen ab, in dem die Umwelt wirksam werden kann (Oerter und Montada 2002).

■ **Abhängigkeit der Sozialisation vom Geschlecht:** Die Zuschreibung der Geschlechterrollen beginnt direkt nach der Geburt (Jungen: stark, munter; Mädchen: zart, niedlich) und zwar unabhängig von Größe, Gewicht und Reflexbereitschaft des Kindes. Das gleiche Verhalten wird, wenn es von einem Jungen oder einem Mädchen gezeigt wird, unterschiedlich bewertet (z. B. Mädchen ist sensibel, Junge ist weinerlich). Im Laufe der Entwicklung übernehmen Kinder und Jugendliche geschlechtstypische Rollen. Als Erklärung dafür dienen z. B. folgende Theorien (Tillmann 1997):

● **Psychoanalyse:** Zur Geschlechtsdifferenzierung kommt es in der phallischen Phase durch Lösung des Ödipuskomplexes, die zur Identifikation des Jungen mit dem Vater und des Mädchens mit der Mutter führt.

● **Lerntheorie:** Geschlechtstypische Unterschiede entstehen, weil Jungen und Mädchen unterschiedlich verstärkt werden und verschiedene Modelle haben.

● **Kognitionspsychologie:** Je nach Alter ordnet sich das Kind in neue Klassen ein. Die Geschlechtlichkeit wird demnach weniger vermittelt sondern angeeignet.

■ **Genderaspekte:** Im ersten Lebensjahrzehnt verläuft die Entwicklung von Mädchen unauffälliger als die von Jungen. Ab der Pubertät treten bei Mädchen und Frauen dann jedoch mehr Entwicklungsstörungen als bei Jungen und Männern auf. Geschlechtstypische Entwicklungsunterschiede kann man z. B. auch im Risikoverhalten beobachten: Jungen zeigen nach außen gerichtete Verhaltensweisen (z. B. Gewalt, Delinquenz), wogegen bei Mädchen eher körpermanipulatives Risikoverhalten auftritt (z. B. Essstörung, Missbrauch von Medikamenten).

■ **Interkulturelle Aspekte:** Kulturelle Faktoren sind wesentliche Bedingungen der Sozialisation und wirken sich damit auch auf die lebensgeschichtliche Entwicklung aus. Beispielsweise wurde gezeigt, dass zwar universell ein Bindungsverhalten zwischen Kind und wichtiger Betreuungsperson ausgebildet wird, die zahlenmäßige Verteilung von sicherem, vermeidend-unsicherem und ambivalent-unsicherem Verhalten ist jedoch kulturspezifisch unterschiedlich (Kornadt und Husarek 1989).

■ **Mehrgenerationen- und Loyalitätsproblematik:** Der Mehrgenerationenansatz verbindet eine psychoanalytische, systemtheoretische und soziologische Sichtweise. Es wird davon ausgegangen, dass sich die Erfahrungen früherer Generationen (z. B. Flucht oder Krieg) auf die aktuelle Familiensituation auswirken. Diese Einflüsse können therapeutisch bearbeitet werden, ohne dass die Großfamilie in jeder Sitzung anwesend sein muss. Häufiges Thema sind Loyalitätsansprüche, die den Individuationsbedürfnissen der einzelnen Familienangehörigen entgegenstehen können (s. 5.3.2, S. 97).

■ **Einfluss wichtiger außerfamiliärer Entwicklungsbedingungen:** Je älter die Kinder werden, um so mehr werden ihre Bedürfnisse nicht nur in der Familie, sondern auch in Krippe, Kindergarten, Freundeskreis, Schule, Vereinen und anderen Kontexten befriedigt. Die Kontakte entwickeln sich von proximal zu distal-differenziert. Der quantitative und qualitative Einfluss der außerfamiliären Sozialisationsumfelder steigt vor allem ab der späten Kindheit. Freundschafts- und Liebesbeziehungen haben dabei in jedem Lebensalter eine andere Funktion.

4.1.2 Entwicklungspsychopathologie

■ **Frühindikatoren:** Negativfaktoren, die signifikant auf kindliche psychische Störungen hinweisen, sind nach Rutter (1988)
- starke Meinungsverschiedenheiten der Eltern,

- niedriger sozialer Status,
- psychische Störung der Mutter,
- sehr viele Familienmitglieder,
- psychische, speziell aggressive Auffälligkeit beim Vater und
- Fremdplatzierung von Kindern.

Der Rutter-Index hat sich als guter Indikator für das Entstehen von Störungen wie hyperkinetische Störung, Depression, Angst und Lernstörungen bei Kindern bewährt. Ein einzelner Faktor wirkt sich nicht negativ aus, zwei Faktoren erhöhen das Risiko um das Vierfache, vier Faktoren um das Zehnfache.

■ **Entwicklungsrisiken:**
- **Körperliche chronische Erkrankung:** Eine chronische Erkrankung liegt dann vor, wenn die Erkrankung seit mindestens einem Jahr besteht und in der Folge funktionelle, körperliche und/oder psychosoziale Einschränkungen eintreten. Die chronische körperliche Erkrankung kann sekundär Anlass zur Psychopathologie (z. B. Anpassungsstörung, Angsterkrankungen, Depression) sein.
- **Hirnfunktionsstörung:** Symptome ohne eine mit bisher einsetzbaren Methoden nachweisbare Schädigung des Gehirns aber mit beeinträchtigter Hirnfunktion nennt man Hirnfunktionsstörung. Sie kann durch Frühgeburt, Kaiserschnitt, fehlenden Sauerstoff bei der Geburt usw. bedingt sein. Der Intelligenzquotient der Betroffenen ist meist normal.

■ **Risiko- und Schutzfaktoren je nach Geschlecht:** In verschiedenen Studien zeigte sich, dass Jungen körperlich und psychisch vulnerabler sind als Mädchen. Für Jungen ist die Unterstützung durch andere ein sehr wichtiger Schutzfaktor. Sie profitieren von klaren Regeln in der Familie, der Übernahme von Verantwortung und dem Vorhandensein einer männlichen Identifikationsfigur. Für Mädchen sind die eigenen Fähigkeiten von größerer Bedeutung. Sie profitieren vom Kontakt mit einer weiblichen Führungsperson und von relativ großer Unabhängigkeit.

■ **Hinweise auf Resilienz trotz Belastungen:** Bei vergleichbaren Belastungen können sich Kinder ganz unterschiedlich entwickeln, abhängig davon wie sie diese verarbeiten. Kinder, die sich trotz miserabler Bedingungen zu stabilen Persönlichkeiten entwickeln, haben meist Temperamenteigenschaften, die bei den Bezugspersonen positive Reaktionen auslösen. Sie haben ein hohes Antriebsniveau, eine hohe Intelligenz sowie gute Kommunikations- und Problemlösefähigkeiten.

■ **Familiäre Risikofaktoren:** Allgemein gelten Bedingungen wie niedriger sozioökonomischer Status, große Familie mit wenig Wohnraum, Kriminalität oder Dissozialiät eines Elternteils, Beziehungspathologie in der Familie, unsichere Bindung, psychische Störungen bei Familienmitgliedern, Missbrauch, geringer Altersabstand zwischen den Geschwistern, Komplikationen vor, während oder nach der Geburt und unerwünschte Schwangerschaft als einflussreiche familiäre Risikofaktoren.

■ **Genetische und neurologische Beeinträchtigungen:**
● **Erbliche Faktoren:** Das Bindungsbedürfnis von Neugeborenen ist weitgehend genetisch determiniert. Erblich beeinflusst sind außerdem die Intelligenz, die Stressverarbeitungsfähigkeit und das Temperament. Bei bestimmten Erkrankungen wie z. B. Trisomie 21, Schizophrenie, manisch-depressiver Erkrankung, frühkindlichem Autismus, hyperkinetischem Syndrom, Ticstörung, Einnässen, Lese-Rechtschreib-Störung, Stottern oder Anorexie geht man von Veränderungen im Erbgut aus.
● **Neurologische Faktoren:** Neurologische Funktionsstörungen können zu Verhaltens-, Lern- und Konzentrationsstörungen führen. Frühförderung und anregende Erziehung sollen die Auswirkungen der Schädigung mildern. Wenn die Bezugspersonen verunsichert oder hilflos reagieren, können die Auswirkungen der Schädigung verstärkt werden.

■ **Belastende Lebensbedingungen und Risikokonstellationen:**
● **Life events:** Als belastende Lebensereignisse für Kinder gelten z. B. finanzielle Notsituationen, Trennung, schwere Erkrankungen eines Familienmitgliedes, Misshandlung, Vernachlässigung oder Missbrauch. Lang anhaltende belastende Lebensereignisse können zu Persönlichkeitsveränderungen führen.
● **Migration:** Migranten stehen oft zwischen zwei Kulturen, haben Verständigungsprobleme und sind sozial ausgegrenzt. Unter diesen Bedingungen entwickeln sich nachgewiesenermaßen mehr psychische Störungen. Die Wahrscheinlichkeit steigt, je größer der Unterschied zwischen den Kulturen und je geringer die Integration ist.
● **Tod:** Durch den Tod eines Elternteils entwickeln sich beim Kind oft Angst, Schuldgefühle, Wut, Verlassenheitsgefühl und Hilflosigkeit. Die Kinder leben in der Regel in einer finanziell angespannteren Situation als vorher und sind dadurch gesellschaftlich benachteiligt. Außerdem fehlt ihnen eine wichtige Vorbildfunktion.
● **Psychische Störung der Eltern:** Bei depressiver Erkrankung steht der Elternteil oft lange Zeit nicht zur Verfügung. Bei manischer Erkrankung droht übermäßige Stimulation und bei Psychose können die kindlichen Signale völlig verkannt werden. Kinder können die Verhaltensweisen eines psychisch erkrankten Elternteils nicht nachvollziehen. Sie werden unsicher, fühlen sich oft schuldig. Sie ziehen sich zurück und übernehmen altersuntypische Verantwortungen. Kinder von psychisch kranken Eltern haben häufiger selbst psychische Probleme. Die Prävalenz für unspezifische behandlungsbedürftige Störungen steigt unter diesen Bedingungen auf das Dreifache. Je jünger die Kinder bei der Erkrankung der Eltern sind, umso schädlicher wirkt diese sich aus.

■ **Trauma (Vernachlässigung, Misshandlung, Missbrauch):** Ein Trauma ist eine psychische Erschütterung, die sich negativ auf die weitere Entwicklung auswirken kann. Die Betroffenen erleben eine große Diskrepanz zwischen der Bedrohung und den individuellen Bewältigungsmöglichkeiten. Traumata entstehen z. B. durch Vernachlässigung oder Gewaltanwendung. Körperliche Vernachlässigung ergibt sich aus mangelnder Versorgung und fehlender Gesundheitsfürsorge. Psychische Vernachlässigung ist durch ein unzureichendes oder ständig wechselndes Beziehungsangebot definiert. Bei der Misshandlung ist nicht nur die seelische Gesundheit, sondern das Leben des Kindes bedroht. Missbrauch liegt vor, wenn das Kind durch Ausnutzen eines Macht- oder Autoritätsgefälles zur Befriedigung (meist sexueller) Bedürfnisse benutzt wird. Risikofaktoren für traumatische Erlebnisse in der Kindheit sind z. B. Armut, Sucht oder psychische Erkrankung der Eltern und weibliches Geschlecht (Mädchen sind bis zu viermal häufiger betroffen als Jungen). Ungefähr jeder dritte Patient in der Kinder- und Jugendpsychiatrie musste Erfahrungen mit Vernachlässigung, Misshandlung oder Missbrauch sammeln. Die Gefahr von Bindungsstörungen und späteren Persönlichkeitsstörungen ist erhöht. Schwere Misshandlungen oder Missbrauchtraumata gehen häufig mit posttraumatischen Belastungsstörungen einher. Unter misshandelten und missbrauchten Kindern und Jugendlichen finden sich gehäuft Patienten mit Depressionen, Angststörungen, Substanzmissbrauch und Suizidalität.

■ **Auswirkung psychischer Störungen auf die weitere Entwicklung:** Psychische Störungen im Kindesalter erhöhen die Wahrscheinlichkeit für psychische Störungen im Erwachsenenalter erheblich. Deutliche Zusammenhänge ergeben sich zu späteren Angststörungen, affektiven Störungen und somatoformen Störungen.

4.1.3 Psychoanalytische und tiefenpsychologische Entwicklungskonzepte

■ **Entwicklung von Instanzen und Strukturen:**
● **Instanzen:** Nach Freud basiert die Entwicklung der Instanzen auf konstitutionellen Elementen, die durch Lebenserfahrung modifiziert werden (Freud 1923/1999, Bd. 13).
– Es: Das Es ist ontogenetisch am ältesten. Aus dem Es kommen die frühen autoerotischen, oralen Bedürfnisse. Es enthält die ererbten Triebe (Eros und Thanatos) und die verdrängten Vorstellungen.
– Ich: Das Ich entwickelt sich aus dem Es und differenziert sich in der analen Phase aus. Zunächst reagiert das Kind intentional, es ergreift alles und steckt es in den Mund. Daraus entwickeln sich das Hand-Ich und das Mund-Ich. Durch erweiterte Ich-Erfahrungen werden verschiedene Aspekte des Ich-Erlebens dem eigenen Erleben zugeordnet. Aus der intentionalen Kompetenz entwickelt sich allmählich die interaktionelle Kompetenz. Das Kind kann Reaktionen herbeiführen und entdeckt das Wechselspiel zwischen eigenen und fremden Bedürfnissen. Man unterscheidet bei der Ich-Entwicklung folgende Stufen:
  – frühe Ich-Entwicklung (symbiotische Stufe, impulsive Stufe)
  – mittlere Ich-Entwicklung (selbstschützende Stufe, Konformistenstufe, Stufe des Bewusstseins über sich selbst, Gewissensstufe)
  – fortgeschrittene Ich-Entwicklung (individualistische Stufe, autonome Stufe, integrierte Stufe)
  Am Ende der Entwicklung stehen stabile Ich-Grenzen.
– Überich: Für Freud ist das Überich das Erbe des Ödipus-Komplexes als Verinnerlichung der elterlichen Verbote (Freud 1923/1999, Bd. 13). Nach Klein vollzieht sich die Bildung des Überichs bereits in präödipalen Phasen (Klein 1985).
● **Strukturen:** Die Struktur als Stil, in dem jeder immer wieder sein intra- und interpsychisches Gleichgewicht herstellt, entwickelt sich durch neue Erfahrungen lebenslang aber langsam. Der Eindruck der Konstanz überwiegt.

■ **Entwicklung des Selbst und von Selbst- und Objektbeziehungen:** Nach neuerer Auffassung ist das Kind schon von Geburt an objektsuchend. Das Objekt dient zunächst zur Stützung des Selbst. Wichtige Aspekte des Objektes werden dann in die Selbstorganisation integriert. Bei gesunder Entwicklung werden die Funktionen des Objektes vom Selbst übernommen. So entstehen reife Selbstobjektbeziehungen.

■ **Entwicklung von inneren Objekten:** Die inneren Objekte bilden sich aus den frühen kindlichen Erfahrungen. Sie sind dabei keine Abbilder der äußeren Bedingungen, sondern eher Fantasien und symbolhafte Repräsentanzen. Innere Objekte beeinflussen stark die Gestaltung der späteren Beziehungen.

■ **Entwicklung von Identität:** Bereits im Verlauf der ersten sechs Lebensjahre entsteht das Gefühl einer Ganzheit der eigenen Person, aber Identitätsentwicklung ist eine lebenslange Aufgabe. Die Identität ist das Empfinden, in jeder Situation die gleiche Person zu sein. Sie enthält zwei Komponenten: Die Person, für die man sich selbst hält, und die Person, für die einen andere halten. Das Gefühl der eigenen Identität verändert sich während des Lebens und ist dabei gleichzeitig eine psychologische Konstante. Die Identitätsentwicklung führt zur Bildung einer eigenständigen Persönlichkeit, die sich aber auch bestimmten Gruppen zugehörig fühlt.
Nach Erikson entwickelt sich Identität aus der Abfolge von psychosozialen Krisen. Für jedes Stadium der Identitätsentwicklung gibt es einen Konflikt, dessen Überwindung zu einer Weiterentwicklung führt (Erikson 1973). Ich bin,
● was man mir gibt (Urvertrauen versus Urmisstrauen),
● was ich will (Autonomie versus Scham, Zweifel),
● was ich mir vorstellen kann (Initiative versus Schuldgefühl),
● was ich lerne (Werksinn versus Minderwertigkeitsgefühl),
● ich selbst (Identität versus Identitätsdiffusion),
● was ich für andere Menschen bin (Intimität versus Isolierung),
● was ich leiste (Generativität versus Stagnation),

● was ich als sinnhaft empfinde (Integrität versus Lebensekel).

■ **Internalisierung:** Internalisierung meint den Prozess, über den Auffassungen, Werte und Normen anderer Personen in die eigene innere Welt übernommen werden. Dieser Vorgang findet vornehmlich während der primären Sozialisationsphase statt.

■ **Ich-Funktionen:** Die bewussten Ich-Funktionen sind Wahrnehmung, Erinnerung, Denken, Lernen und Planen. Unbewusste Ich-Funktionen sind die Abwehr gegenüber dem Es und dem Überich sowie die Bewältigung der Anforderungen aus der Außenwelt.

■ **Phasen der psychosexuellen Entwicklung:** Nach Freud wird der Ablauf der psychosexuellen Entwicklung biologisch energetisiert, die eigentliche Ausgestaltung des Ablaufs unterliegt dem Ich (Freud 1905/1999, Bd. 5). Grundlage der Entwicklung ist, dass die Libido in biologisch determinierter Sequenz zur oralen, analen, ödipalen und genitalen Befriedigung drängt. Die Partialtriebe werden demnach unter dem Primat der Genitalität vereint. Die Entwicklung verläuft von der infantilen Stufe (polymorph-pervers) bis zur Erwachsenensexualität. Probleme in der Entwicklung ergeben sich aus Fixierungen durch exzessive Befriedigung oder extreme Frustration der Triebe.
Phasen und Stichworte:
● **Orale Phase im ersten Lebensjahr:** Lustgewinn durch Saugen, Lutschen und Beißen; Differenzierung von Ich und Nicht-Ich; Differenzierung von Lust und Unlust. Bei Fixierung dieser Phase können z. B. Essstörung oder Suchtproblematik resultieren.
● **Anale Phase im zweiten und dritten Lebensjahr:** Lustgewinn durch Darmentleerung oder Zurückhaltung des Kots; Entwicklung der Selbststeuerung; spielerischer Umgang mit der Geschlechtsidentität. Bei einer Entwicklungsstörung können z. B. Zwang oder Sadismus auftreten.
● **Ödipale (phallische) Phase vom dritten bis sechsten Lebensjahr:** Lustgewinn durch Reizung des Geschlechtsorgans; Bewälti-

gung des Ödipuskomplexes; eindeutige psychosexuelle Identität. Bei Störung kann sich z. B. die Geschlechtsidentität unzureichend ausbilden.

- **Latenz vom sechsten bis elften Lebensjahr:** Ausgestaltung des Erreichten; intensiver Erfahrungserwerb; Lernen und Leistung stehen im Vordergrund; Entwicklung sozialer Fähigkeiten. Störungen zeigen sich z. B. in fehlendem Selbstvertrauen oder mangelnder Integration in Gruppen.
- **Adoleszenz ab dem zwölftem Lebensjahr:** Hinwendung zum eigenen und zum anderen Geschlecht; Objektfindung außerhalb der Familie. Bei Störung können z. B. narzisstischer Rückzug und persistierende Selbstzweifel auftreten.

■ **Bedeutung der körperlichen Entwicklung:** Im psychoanalytischen Verständnis bildet die körperliche Entwicklung den Rahmen der Erfahrungsmöglichkeiten, so dass die psychische Entwicklung körperanalog verläuft.

■ **Entwicklungslinien:** In der Konstitution des Kindes sind bestimmte Entwicklungslinien vorgezeichnet z. B. von der infantilen Abhängigkeit zum erwachsenen Liebesleben, vom Säuglingsstadium zum rationellen Esser und von der Reinlichkeitserziehung zur Reinlichkeit.

■ **Entwicklung von Abwehrmechanismen:** Die Abwehr entsteht im Ich zur Bewältigung von Triebkonflikten und Ängsten. Wenn die Abwehr überfordert ist, treten Symptome auf. Jeder Mensch bevorzugt je nach Stand der Persönlichkeitsentwicklung bestimmte Abwehrmechanismen. Man unterscheidet bestimmte Reifegrade der Abwehr:

- **Unreife Abwehr:** psychotische/wahnbildende Projektion, psychotische Verleugnung, Spaltung, Introjektion, projektive Identifizierung
- **Realitätsnähere Abwehr:** nichtpsychotische Projektion, Identifikation
- **Reifere Abwehr:** Intellektualisierung, Affektualisierung, Affektisolierung, Ungeschehenmachen, Reaktionsbildung, Rationali-

sierung, Verschiebung, Wendung gegen das Selbst, Verdrängung
- **Reife Abwehr:** Sublimierung

■ **Mechanismen der Selbstregulation unter Belastungen (z. B. Übergangsobjekte):** Nach Winnicott (1984) nutzen Kinder ab dem vierten Lebensmonat Übergangsobjekte wie z. B. Kuscheltiere oder Decken, um sich in belastenden Situationen die Illusion einer Mutter-Kind-Union zu erhalten. In dem Übergangsobjekt werden die guten Erfahrungen mit der Bezugsperson externalisiert. Es ist ein Stellvertreter der abwesenden Person und hilft dem Kind, die Konfrontation mit neuen Situationen und mögliche Frustrationen zu bewältigen. Später werden die Erfahrungen mit der Bezugsperson internalisiert, so dass kein äußeres Übergangsobjekt mehr notwendig ist.

■ **Bindungstheorie:** Die Bindungstheorie setzt voraus, dass es im ersten Lebensjahr zu einer biologisch fundierten, engen Beziehung zwischen dem Kind und seiner Bezugsperson kommt. Sie soll sicherstellen, dass das noch unreife Kind Schutz und Betreuung erhält. Die Bindungsforschung basiert auf Verhaltensbeobachtungen und wurde zunächst von der Psychoanalyse kritisiert. In jüngster Zeit gibt es Ansätze zur Überwindung dieser Ablehnung (vgl. Spangler und Zimmermann 1995).

■ **Säuglingsforschung:** Die moderne Säuglingsforschung basiert auf der Ich- und Objektpsychologie. Sie zeichnet ein Bild vom kompetenten Säugling, der ein aktives, kontaktsuchendes und Interaktion stimulierendes Wesen ist (Dornes 2001).

■ **Individuationsprozess:** Nach Jung umschreibt der Individuationsprozess einen psychischen Wandlungsvorgang mit dem Ziel der Selbstwerdung und der Vervollständigung der Person. Die Herstellung der Ganzheit der Persönlichkeit ist ein lebenslanger Prozess. Ziel ist die Befreiung des Selbst aus den falschen Hüllen der Persona und aus der Suggestivgewalt unbewusster Bilder (vgl. Hark 1988).

■ **Psychosoziale Entwicklungstheorie:** Erikson ging davon aus, dass libidinöse Objektbeziehungen eine soziale Interaktion beinhalten (Erikson 1959). Wie Freud betonte er psychosexuelle Kräfte, bezog jedoch soziale Faktoren stärker mit ein. In jedem Stadium ist eine spezifische psychosoziale Krise zu bewältigen:

● Urvertrauen versus Urmisstrauen als psychosoziale Krise der oralen Phase
● Autonomie versus Scham und Zweifel als psychosoziale Krise in der analen Phase
● Initiative versus Schuldgefühle als psychosoziale Krise in der genitalen Phase
● Fleiß versus Minderwertigkeit als psychosoziale Krise in der Latenzphase
● Identität versus Rollendiffusion als psychosoziale Krise im Jugendalter
● Intimität versus Isolation als psychosoziale Krise im frühen Erwachsenenalter
● Generativität versus Stagnation als psychosoziale Krise im mittleren Erwachsenenalter
● Ich-Integrität versus Verzweiflung/Lebensekel als psychosoziale Krise des älteren Menschen

4.1.4 Verhaltenstherapeutische Entwicklungskonzepte

■ **Biopsychosoziales Entwicklungsmodell:** Bei biopsychosozialen Entwicklungsmodellen wird das Wechselspiel möglichst aller an der Adaptation über die Lebensspanne beteiligten Prozesse beachtet.

■ **Bedeutung der individuellen Lerngeschichte:** Nach dem behavioristischen Konzept entwickelt sich die Persönlichkeit aus der individuellen Lerngeschichte. Um wahre Vorhersagen für eine Person machen zu können, müsste man ihre Lerngeschichte von Geburt an verfolgen.

■ **Determinierung menschlicher Verhaltensweisen in Abhängigkeit vom Lebensalter:**
● **Umweltprägung versus Selbststeuerung:** Schon Säuglinge sind nicht nur reaktive Rezipienten, sondern auch aktive Subjekte.

Mit zunehmendem Alter festigt sich die Selbststeuerung.
● **Situative versus personenspezifische Verhaltensdeterminanten:** Man unterscheidet folgende Determinanten:
   – Situative Determinanten: Externe Bedingungen = Alpha-Variablen
   – Personenspezifische Determinanten: Informationsverarbeitung = Beta-Variablen
   – Physiologisch-somatische Bedingungen = Gamma-Variablen
Nach der Lerntheorie sind die personenspezifischen Determinanten nicht von Geburt an festgelegt, sondern verändern sich im Verlauf des Lebens aufgrund von Lernerfahrungen.
● **Fremd- versus Selbstverstärkung:** Ab einem gewissen Entwicklungsstand erfolgt mehr Selbst- als Fremdverstärkung. Durch die Selbstapplikation der Verstärkung übernimmt das Individuum die Kontrolle über sein Verhalten. Die Selbstverstärkung kann z. B. in Form von Stolz, selbstverabreichter Belohnung oder verbaler Selbstverstärkung („Das habe ich gut gemacht.") erfolgen. Das Verhalten wird dadurch unabhängiger von den äußeren Bedingungen. Die zunehmende Selbstständigkeit ist förderlich für die Persönlichkeitsentwicklung.

■ **Selbsteffizienz, Selbstregulation, Selbstkontrolle:** Die Wahrnehmung der zunehmenden eigenen Einflussmöglichkeiten wirkt sich auf die Entwicklung von Beziehungen, die Bereitschaft schwierige Aufgaben zu lösen und auf das Selbstwertgefühl aus.
● **Selbsteffizienz:** Die Einschätzung der eigenen Fähigkeiten speist sich nach Bandura aus folgenden Quellen (Bandura 1977):
   – Persönliche Bewertung der eigenen Leistung
   – Vergleich mit der Leistung anderer
   – Soziale Reaktion auf die eigene Leistung
   – Wahrgenommene Attribution der anderen
Durch Selbsteffizienzgefühle befriedigt das Kind seine zunehmend wachsenden Autonomiebedürfnisse.

- **Selbstregulation:** Die Selbstregulation ist als Abgleich zwischen Entwicklungsstand und Entwicklungsziel definiert. Sie dient der Steuerung des Verhaltens im Hinblick auf selbstgesetzte Ziele und besteht aus Selbstbeobachtung, Selbstbewertung und Selbstverstärkung.
- **Selbstkontrolle:** Selbstkontrolle ist ein Spezialfall von Selbstregulation. Das Individuum zeigt ohne unmittelbare externe Kontrolle Verhaltensweisen, die ursprünglich eine niedrige Auftrittswahrscheinlichkeit hatten. Zugunsten langfristig zu erwartender positiver Konsequenzen wird vorübergehend auf positive Konsequenzen verzichtet bzw. wird kurzfristig eine negative Folge ertragen. Die Fähigkeit auf eine Belohnung zu warten, entwickelt sich erst ab dem zweiten Lebensjahr und ist erst im zehnten Lebensjahr stabil.

■ **Bedeutung der klassischen und instrumentellen Konditionierung und des Beobachtungslernens für die kindliche Entwicklung:** Durch Erfahrungen, die sich den verschiedenen Lernarten zuordnen lassen, erweitert sich im Verlauf der Entwicklung allmählich das Verhaltensrepertoire des Kindes.

- **Klassisches Konditionieren:** Man nahm an, dass aufgrund der kortikalen Unreife Säuglinge vor dem sechsten Lebensmonat nicht konditionierbar seien. Dies scheint falsch zu sein, allerdings sind Babys nicht auf alle Reize konditionierbar. Es muss eine biologische Bereitschaft vorhanden sein, damit die Konditionierung erfolgt. Unter dieser Voraussetzung lassen sich z. B. schon Neugeborene auf einen Summton konditionieren, der unmittelbar vor der Gabe des Fläschchens präsentiert wird. Es gibt sogar Hinweise, dass bereits Föten auf Töne konditionierbar sind.
- **Instrumentelles Konditionieren:** Bereits bei Säuglingen können z. B. durch eine kontingente Gabe von Nahrung bestimmte Komponenten des Saugverhaltens verstärkt werden. Viele Interventionen bei der Erziehung basieren auf dem instrumentellen Konditionieren.

- **Beobachtungslernen:** Zunächst erfolgt das Imitieren noch unmittelbar. Im ersten Lebensjahr hilft es z. B. beim Aufbau neuer Kontakte. Im zweiten Lebensjahr wird zeitlich verzögertes Imitieren möglich. Mit dem Erwerb internalisierter Repräsentationen kann die Nachahmung rein auf der Vorstellungsebene realisiert werden. Die Teilprozesse des Beobachtungslernens entwickeln sich mit dem kognitiven Entwicklungsstand, d. h. mit der Fähigkeit zur selektiven Aufmerksamkeit, zur Kodierung, zum Gedächtnis usw.

4.2 Definition, Klassifikation und Epidemiologie psychischer Störungen im Kindes- und Jugendalter

4.2.1 Kennzeichen der wichtigsten Störungsbilder
(s. auch 3.4.1, S. 47 ff.)

■ **Tief greifende Entwicklungsstörungen:** Unter tief greifenden Entwicklungsstörungen werden frühkindlicher Autismus, atypischer Autismus, Asperger-Syndrom, Rett-Syndrom, überaktive Störung mit Intelligenzminderung und Bewegungsstereotypen sowie sonstige desintegrative Störungen des Kindesalters zusammengefasst. Gemeinsam ist diesen Störungen eine qualitative Beeinträchtigung der sozialen Interaktion und der Kommunikation mit einem eingeschränkten, stereotypen, sich wiederholendem Repertoire von Interessen und Aktivitäten. Die Störungen manifestieren sich in der Regel bereits in den ersten fünf Lebensjahren. Nicht bei allen tief greifenden Entwicklungsstörungen ist die Intelligenz gemindert. In einigen Fällen gehen die Störungen mit bestimmen somatischen Krankheitsbildern einher.

■ **Hyperkinetische Störungen:** Die Kardinalsymptome der hyperkinetischen Störungen sind beeinträchtigte Aufmerksamkeit und

Überaktivität (ADHS = Aufmerksamkeitsdefizit-Hyperaktivitätsstörung). Zur Diagnose sind beide Symptome notwendig. Sie sind situationsunabhängig, zeitstabil und in den ersten fünf Lebensjahren nachweisbar. Man unterscheidet die einfache Aktivitäts- und Aufmerksamkeitsstörung und die hyperkinetische Störung des Sozialverhaltens. Differenzialdiagnostisch müssen affektive Störung, Angststörung, Schizophrenie und tief greifende Entwicklungsstörung berücksichtigt werden. Häufig zeigt sich eine graduelle Besserung der Symptome im Verlauf der Entwicklung. Hyperkinetische Störungen treten bei Jungen zwei- bis neunmal häufiger auf als bei Mädchen. Oft kommt es zu begleitenden schulischen und sozialen Problemen.

■ **Störungen des Sozialverhaltens:** Störungen des Sozialverhaltens zeichnen sich durch ein sich wiederholendes und andauerndes Muster dissozialen, aggressiven oder aufsässigen Verhaltens aus, das stärker ist als Unfug oder Aufmüpfigkeit. Damit die Störung diagnostiziert werden kann, muss sie länger als sechs Monate bestehen. Eine einzelne dissoziale oder kriminelle Handlung reicht zur Diagnose nicht aus. Man unterscheidet die auf den familiären Rahmen beschränkte Störung des Sozialverhaltens, die Störungen des Sozialverhaltens bei fehlenden sozialen Bindungen, die Störungen des Sozialverhaltens bei vorhandenen sozialen Bindungen und die Störungen des Sozialverhaltens mit oppositionellem, aufsässigem Verhalten. Jungen sind deutlich häufiger betroffen als Mädchen.

■ **Angststörungen:** Die Mehrheit der Kinder mit Angststörungen ist als Erwachsene unauffällig. Die Symptome sind eher quantitative Verstärkungen normaler Entwicklungen als qualitativ eigenständige Störungen.
Die emotionale Störung mit Trennungsangst beeinträchtigt die sozialen Funktionen durch die anormale Schwere und Dauer der Angst bei der Trennung von Bezugspersonen. Unter der phobischen emotionalen Störungen des Kindesalters versteht man die abnorm gesteigerte Furcht vor alterstypisch angstbesetzten Situationen oder Objekten. Bei der Störung mit sozialer Ängstlichkeit des Kindesalters zeigen die Betroffenen eine altersunangemessene Furcht vor Fremden. Die Störung beginnt vor dem sechsten Lebensjahr und überschreitet deutlich das übliche Maß. Im Kindes- und Jugendalter sind die Symptome einer generalisierten Angststörung weniger typisch als im Erwachsenenalter. Die Betroffenen leiden oft unter starken somatischen Beschwerden. Panikstörungen treten typischerweise nicht vor der Pubertät auf.

■ **Zwangsstörungen:** Die meisten Zwangsstörungen beginnen erst um das 20. Lebensjahr, sie können jedoch auch schon im Kindesalter auftreten. Vor dem Vorschulalter sollte die Diagnose nicht gestellt werden. Die Störung ist bei beiden Geschlechtern etwa gleich häufig, wobei Mädchen oft etwas später erkranken als Jungen. Der Inhalt und der Verlauf der Zwangskrankheit entsprechen bei Kindern und Jugendlichen weitgehend denen bei Erwachsenen. Kinder und Jugendliche sehen aber anders als Erwachsene oft die Sinnlosigkeit ihrer Handlungen nicht ein.

■ **Affektive Störungen:** Depressive Störungen im Kindes- und Jugendalter sind meistens passager. Von anhaltenden affektiven Störungen spricht man bei Kindern und Jugendlichen, wenn die Symptomatik länger als ein Jahr andauert.
Bei Deprivation im Säuglingsalter kann es zur anaklitischen Depression kommen. Zunächst reagiert der Säugling mit vermehrtem Weinen, dann kommt es zu Schlafstörungen und apathischem Rückzugsverhalten.
Die kindliche Depression tritt häufiger bei Jungen auf, ab dem Jugendalter sind Mädchen öfter betroffen. Die Symptomatik ist weniger spezifisch als beim Erwachsenen: Die Kinder und Jugendlichen zeigen z. B. körperliche Symptome wie Bauchschmerzen, haben Versagensängste, wirken reizbar, verweigern den Schulbesuch, zeigen Lernstörungen, haben ein negatives Selbstbild, ziehen sich zurück, spielen nicht mehr und regredieren. Sie klagen dabei kaum über ihren Zustand.

Manische Episoden in der Vorpubertät zeichnen sich eher durch Irritierbarkeit und gefährliche Verhaltensweisen als durch gehobene Stimmung aus. In der Adoleszenz entsprechen die Symptome weitgehend denen der Manie im Erwachsenenalter.

■ **Störungen der sozialen Funktion (Mutismus, Bindungsstörung):** Störungen der sozialen Funktionen mit Beginn in der Kindheit und Jugend treten gehäuft bei Beeinträchtigungen des sozialen Milieus oder bei Deprivation auf. Es liegen keine deutlichen Geschlechtsunterschiede vor.

Beim elektiven Mutismus spricht das Kind nur in definierten Situationen, wie z. B. in der Familie, aber nicht in anderen, wie z. B. im Kindergarten. Das Sprachverständnis ist normal und die Kompetenz im sprachlichen Ausdruck reicht für die soziale Kommunikation aus.

Die reaktive Bindungsstörung ist meist eine Folge von Vernachlässigung, Missbrauch oder Misshandlung und entwickelt sich vor dem fünften Lebensjahr. Bei dieser Störung sind die sozialen Reaktionen widersprüchlich (z. B. abgewandter Kopf bei Begrüßung). Die Kinder reagieren nicht adäquat auf Zuspruch und wirken apathisch, unglücklich oder furchtsam. Bindungsstörungen mit Enthemmung treten bevorzugt bei Kindern auf, die in Institutionen groß geworden sind. Sie zeigen Anklammerungs- und nicht selektives Bindungsverhalten. Auch diese Störung tritt während der ersten fünf Lebensjahre auf.

Bei den Bindungsstörungen unterscheidet man primäre Bindungslosigkeit, Trennung von der Bindungsperson ohne Ersatz und Angstbindung oder symbiotische Bindung.

■ **Ticstörungen:** Vorübergehende (nicht länger als zwölf Monate) oder chronische Tics sind unwillkürliche, rasche Bewegungen oder Lautproduktionen ohne Hinweis auf eine zugrunde liegende neurologische Erkrankung. Das Verhalten dient keinem offensichtlichen Zweck. Bei bis zur 50 % der Kinder treten passagere Tics auf. Jungen sind häufiger betroffen als Mädchen. Oft kommt es begleitend zu emotionalen Problemen sowie zu Zwangs- oder hypochondrischen Symptomen. Die Störung tritt üblicherweise nicht während des Schlafes auf, sie kann willkürlich unterdrückt und produziert werden. Einfache vokale oder motorische Tics bestehen z. B. in Räuspern oder Blinzeln. Bei komplexen vokalen Tics wiederholen sich beispielsweise ständig Worte (Palilalie) oder es werden obszöne Worte (Koprolalie) verwendet. Ein Beispiel für einen komplexen motorischen Tic ist z. B. selbstverletzendes Verhalten. Das Tourette-Syndrom ist eine seltene und schwere Erkrankung, die durch eine Kombination aus vokalen und multiplen motorischen Tics gekennzeichnet ist. Meist entwickeln sich die vokalen nach den motorischen Tics.

■ **Störungen der Ausscheidung (Enuresis, Enkopresis):** Die primäre (von Beginn an) oder sekundäre (meist 5.–7. Lebensjahr) Enuresis ist der unwillkürliche Urinabgang am Tag (diurna) oder in der Nacht (nocturna), der nicht im Verhältnis zum geistigen Entwicklungsstand steht und nicht auf eine organische Erkrankung zurückgeführt werden kann. Sie wird nicht vor dem fünften Lebensjahr diagnostiziert. Enkopresis ist das wiederholte willkürliche oder unwillkürliche Absetzen von Faeces bei ansonsten gesunden Kindern an Stellen, die dafür nicht vorgesehen sind. Die Diagnose setzt voraus, dass das Verhalten mindestens einmal pro Monat auftritt.

■ **Stottern:** Beim Stottern ist das Sprechen durch die häufige Wiederholung oder Dehnung von Lauten, Silben oder Wörtern bzw. durch Zögern und Sekundärsymptomatik (z. B. Fluchtverhalten, Vermeidungsverhalten) gekennzeichnet. Die Diagnose wird gestellt, wenn die Sprechflüssigkeit deutlich beeinträchtigt ist.

■ **Stereotypen:** Stereotype Bewegungsstörungen sind durch wiederholte, nicht funktionale und oft rhythmische Bewegungen (z. B. Körperschaukeln, Haarezupfen, Händedrehen) gekennzeichnet. Der Beginn und die Dauer sind variabel. Die Stereotypien können selbstschädigend (z. B. in den Augen bohren, Lippen beißen) sein und sind oft mit Intelligenzminderungen verbunden.

■ **Trichotillomanie:** Trichotillomanie ist der sichtbare Haarverlust durch die Unfähigkeit, dem Impuls zum Haareausreißen zu widerstehen (Störung der Impulskontrolle). Im Kindesalter sind mehr Jungen, im Jugendalter mehr Mädchen betroffen. Vor dem Haareausreißen wird Anspannung erlebt, die danach einem Entspannungsgefühl weicht.

■ **Störungen durch psychotrope Substanzen:** Die Störungen umfassen Intoxikation, schädlichen Gebrauch und Abhängigkeitssyndrom. Der Übergang vom Rausch zur Intoxikation vollzieht sich bei Kindern und Jugendlichen deutlich schneller als bei Erwachsenen. Die Entzugssymptomatik ist meist milder als bei Erwachsenen. In den vergangenen Jahren haben intensive und riskante Konsummuster bei Kindern und Jugendlichen zugenommen. Das Einstiegsalter für den Drogenkonsum sinkt. Rund 10 % der Kinder und Jugendlichen, die psychotrope Substanzen konsumieren, haben in Folge davon als Erwachsene Leistungsstörungen, körperliche Erkrankungen, psychische Störungen und Kontaktschwierigkeiten.

■ **Schizophrenien:** Von Schizophrenie spricht man, wenn es nach einem scheinbar normalen Aufbau einer gemeinsamen Realität zu einem plötzlichen oder allmählichen Verlust dieser Hauptrealität kommt. Die Prognose der Schizophrenie ist umso schlechter, je früher Symptome bemerkt werden. Vor dem zehnten Lebensjahr sollte die Diagnose nicht gestellt werden. Die very early onset schizophrenia beginnt vor dem 13. Lebensjahr, die early onset schizophrenia tritt vor dem 18. Lebensjahr auf. Jugendliche und junge Erwachsene zeigen oft Symptome der hebephrenen Schizophrenie. Die typischsten Symptome sind dabei affektive Veränderungen und das läppische Verhalten der Patienten. Wegen der schnellen Entwicklung einer Minussymptomatik ist die Prognose eher schlecht.

■ **Essstörungen (Anorexie, Bulimie, Fütterstörung):**
● **Anorexie/Bulimie:** Bei Anorexie und Bulimie geht man von einer multifaktoriellen Genese mit biologischen (z. B. Genetik, Hormone), familiären (z. B. hohe Kontrolle), soziokulturellen (z. B. Schlankheitsideal in den Medien) und personspezifischen (z. B. Perfektionismus, Körperschemastörung) Variablen aus. Bei der Anorexie liegt das Gewicht mindestens 15 % unter dem Normalgewicht oder bei einem BMI von unter 17,5. Sie geht mit einer Wahrnehmungsstörung einher. Beim restriktiven Typus wird die Gewichtsabnahme durch das Vermeiden der Kalorienaufnahme und durch viel Bewegung erreicht. Beim purging Typus kommt es zum induzierten Erbrechen oder dem Gebrauch von Abführmitteln und Diuretika. Die Betroffenen beschäftigen sich gedanklich fast ausschließlich mit dem Thema Essen. Typische körperliche Begleitsymptome sind Haarausfall, Amenorrhö, Obstipation, Bradykardie, Ödeme, Hypokaliämie, Nierenschädigung, Herzrhythmusstörungen, Kälteempfindlichkeit und trockene Haut. Häufig kommt es zu depressivem, zwanghaftem, labilem und selbstverletzendem Verhalten. Mädchen sind rund zehnmal häufiger als Jungen betroffen. Die Störung beginnt meist in der Pubertät.

Die Bulimie setzt meist etwas später ein als die Anorexie. Ansonsten entspricht die Alters- und Geschlechtsverteilung in etwa der bei der Anorexie. Bei der Bulimie haben die Betroffenen meist Normalgewicht. Kennzeichnend sind Heißhungeranfälle, eine übertriebene Beschäftigung mit dem eigenen Körpergewicht und der Versuch, dem dickmachenden Effekt der Nahrung entgegenzusteuern. Dazu werden Abführmittel, Schilddrüsenpräparate, Diuretika und andere Medikamente eingesetzt. Oft führt die Patientin auch Erbrechen herbei. Dadurch kann es mittelfristig zu Elektrolytstörungen, Tetanie, epileptischen Anfällen, kardialen Arrhythmien oder Muskelschwäche kommen.

● **Fütterstörung:** Die Fütterstörung ist eine spezifische Störung des frühen Kindesalters. Sie ist gekennzeichnet durch Nahrungsverweigerung oder extrem wählerisches Essverhalten bei angemessenem Nahrungsangebot und einer ausreichend kompetenten Betreuung. Diese Störung hat keine organischen Ursachen.

- **Pica:** Den anhaltenden Verzehr nicht essbarer Substanzen wie z. B. Schmutz nennt man Pica. Diese Störung kann z. B. bei autistischen oder intelligenzgeminderten Kindern auftreten.

■ **Schlafstörungen:** Im Kleinkindalter kommt es aufgrund der Angst vor der Dunkelheit sehr oft zu Schlafstörungen. Von Parasomnien spricht man bei außergewöhnlichen Vorkommnissen beim Schlafen:
Unter Pavor nocturnus leiden 1–5 % aller Kinder, meist im Alter zwischen vier und zwölf Jahren. Die Attacke tritt häufig während des ersten Drittels des Schlafes auf und beginnt oft mit einem Panikschrei. Die Betroffenen sind minutenlang desorientiert und zeigen stereotype Bewegungsmuster für bis zu zehn Minuten. Am nächsten Morgen können sie sich nicht an den Vorfall erinnern. Bis zum Erreichen des Erwachsenenalters verschwinden diese Attacken in aller Regel. Jungen sind deutlich häufiger betroffen als Mädchen. Etwa ein Viertel aller Kinder leidet zeitweise unter Albträumen. Albträume kommen eher in der zweiten Nachthälfte vor. Die Betroffenen können sich am nächsten Morgen meist detailliert an den Traum erinnern. Die Störung beginnt oft vor dem zehnten Lebensjahr. Die Störung tritt bei beiden Geschlechtern gleich häufig auf. Meistens verliert sich Störung bis zum Erwachsenenalter.

■ **Persönlichkeits- und Verhaltensstörungen:** Persönlichkeitsstörungen beginnen in der Kindheit und manifestieren sich auf Dauer im frühen Erwachsenenalter. Die Diagnose einer Persönlichkeitsstörung soll nicht vor dem 17. Lebensjahr gestellt werden. Die Betroffenen zeigen anhaltende Verhaltensmuster, die sich in starren Reaktionen auf unterschiedliche Situationen beziehen. Die Unterteilung erfolgt nach den häufigsten oder auffälligsten Verhaltensmustern.

Verhaltensstörungen sind gekennzeichnet durch stabile Verhaltensmuster, die die eigene Entwicklung beeinträchtigen oder Rechte anderer beschneiden und bei denen angemessene Handlungsalternativen fehlen. Nach Myschker (1999) klassifiziert man kindliche Verhaltensstörungen in:

- **Externalisierende Störungen** (z. B. Hyperaktivität, Aggressivität, Aufmerksamkeitsstörung)
- **Internalisierende Störungen** (z. B. Angst, Schlafstörung, Minderwertigkeitsgefühl)
- **Sozial unreifes Verhalten** (z. B. Konzentrationsschwäche, Ermüdbarkeit, altersunangemessenes Verhalten)
- **Sozialisiert delinquentes Verhalten** (z. B. Gewalttätigkeit, Missachtung von Normen)

■ **Frühe Regulations- und Interaktionsstörungen:** Bei den frühen Regulationsstörungen hat der Säugling außergewöhnliche Probleme, sein Verhalten in mindestens einem, aber meistens mehreren Bereichen angemessen zu steuern. Beispielsweise kommt es zu anfallsartigen, unstillbaren Schreiepisoden (mehr als 3 Stunden pro Tag an durchschnittlich mindestens 3 Tagen der Woche über mindestens 3 Wochen). Die Störung beginnt meist um die zweite Lebenswoche und reduziert sich oft bis zum dritten Lebensmonat. Schlafstörungen liegen vor, wenn das Kind nach dem sechsten Lebensmonat nicht ohne elterliche Hilfe wieder einschlafen kann. Von Fütterstörung spricht man, wenn die Probleme bei der Nahrungsaufnahme länger als einen Monat bestehen. Diese Regulationsstörungen belasten die frühe Eltern-Kind-Beziehung.
Zu den Interaktionsstörungen zählen elterliche Ablehnung und Vernachlässigung. Elterliche Ablehnung ist eine Form der psychischen Misshandlung. Körperliche Vernachlässigung zeigt sich z. B. in unzureichender Ernährung, mangelnder Körperpflege und unangemessener Kleidung. Unter seelischer Vernachlässigung versteht man z. B. Gefühlskälte, Liebesentzug und fehlende Förderung.

■ **Sexueller Missbrauch:** Beim sexuellen Missbrauch wird vom Kind ein sexuelles Verhalten erzwungen oder eine sexuelle Handlung zwischen einem Kind und einem beträchtlich älterem Menschen vollzogen. Man unterscheidet vier Formen: Zurschaustellung von sexuellen Akten (Pornografie, Exhibitionismus), Berühren der Geschlechtsteile oder Aufforderung dazu, sexueller Verkehr ohne Bedrohung (oft über längere Zeit) und Vergewaltigung. In 90 % der Fälle passiert der Missbrauch innerhalb der Familie oder im Bekanntenkreis. Wenn Fremde beteiligt sind, sind Jungen eher betroffen. Mädchen haben insgesamt ein deutlich höheres Risiko Opfer zu werden – vor allem in der Pubertät. Als Kind missbrauchte Frauen entwickeln gehäuft Depressionen, Ängste, Selbstmordabsichten und Essstörungen. Oft werden sie auch als Erwachsene Opfer von sexueller Gewalt. Als Kind missbrauchte Männer neigen zu Drogenmissbrauch und Störungen im Sozialverhalten. Nicht selten werden sie Täter. 20 % der Erwachsenen mit Missbrauchserfahrung haben psychische Störungen. Der Verlauf ist ungünstig, wenn der Missbrauch innerhalb der Familie stattgefunden hat und es zur Vergewaltigung kam.

■ **Misshandlung:** Man unterscheidet leichte (z. B. Quetschungen, Verbrennungen, Schürfungen) und schwere (z. B. Hirnblutungen, Brüche, Schwellungen) Misshandlungen. Auf einen aufgeklärten Fall kommen 15 – 20 unentdeckte. Bei den aufgedeckten Fällen handelt es sich eher um solche in Unterschichtfamilien. Ab der Pubertät sind Misshandlungen bei Mädchen deutlich häufiger als bei Jungen. Die Täter sind oft selbst Opfer gewesen (Generationenkreislauf). Bei etwa einem Drittel der Fälle ist mehr als ein Kind aus der Familie betroffen. Behinderte, früh geborene, kranke, nicht eheliche Kinder, Heimkinder und Stiefkinder sind besonders gefährdet. Häufig kommt es bei den Betroffenen zu Wachstumsretardierung, neurologischen Schäden, Entwicklungsverzögerungen, mangelnder Impulskontrolle und Verhaltensauffälligkeiten (Misstrauen, Rückzug, Aggression usw.).

■ **Psychische Probleme chronisch kranker Kinder:** Chronisch kranke Kinder (z. B. mit Diabetes mellitus, zystischer Fibrose oder Rheuma) schätzen ihre Lebenszufriedenheit überraschenderweise als nicht besonders niedrig ein. Es gibt allerdings Hinweise, dass sie ihre Emotionen unterdrücken und Empfindungen, wie z. B. Angst oder Depression, nicht zulassen. Die Entwicklung dieser Kinder kann sich verzögern und untypisch verlaufen. Zur besseren Verarbeitung der Beanspruchung wurden entsprechende Stressbewältigungsprogramme entwickelt (Petermann 1994).

■ **Umschriebene Entwicklungsstörungen (Sprache, schulische Fertigkeiten, Motorik):** Bei umschriebenen Entwicklungsstörungen des Sprechens und der Sprache ist das normale Muster des Spracherwerbs von einem frühen Zeitpunkt an gestört. Die Ursache liegt nicht in einer Intelligenzminderung, neurologischen Veränderungen, sensorischen Beeinträchtigungen oder Umweltfaktoren. Die Beeinträchtigung kann in jedem Umfeld, wenn auch unterschiedlich stark, auftreten. Man unterscheidet die Artikulationsstörung, die expressive und rezeptive Sprachstörung und die erworbene Aphasie mit Epilepsie.

Bei den umschriebenen Entwicklungsstörungen schulischer Fertigkeiten ist das Erlernen des Lesens, Rechtschreibens und Rechnens beeinträchtigt. Der schulische Leistungsstand liegt deutlich unter dem Intelligenzniveau und ist weder durch eine Intelligenzminderung, noch durch organische Schäden oder Mangel an Lerngelegenheiten zu erklären. Jungen sind häufiger betroffen als Mädchen. Meist zeigt sich die Störung von Beginn der Schulzeit an. Die Therapie besteht in speziellen Trainings zur Förderung der Wahrnehmung und der Aufmerksamkeit sowie in der Behandlung der begleitenden Probleme wie Anpassungsschwierigkeiten, Hyperaktivitätssyndrom, niedriges Selbstwertgefühl oder Störungen des Sozialverhaltens.

Bei der umschriebenen Entwicklungsstörung der motorischen Funktionen ist die Entfaltung der motorischen Koordination schwerwiegend beeinträchtigt. Die Fein- und Grobmotorik liegt deutlich unterhalb des Niveaus, das aufgrund des Alters und der allgemeinen Intelligenz zu erwarten ist. Mit der Störung können Ängste, Depressionen, Somatisierungen und Hyperaktivität einhergehen.

■ **Psychische Störungen in Folge von Intelligenzminderung:** Bei Intelligenzminderungen ist die Entwicklung der geistigen Fähigkeiten entweder stehen geblieben oder unvollständig erfolgt. In der Population der Patienten mit einer Intelligenzminderung ist die Prävalenzrate für andere psychische Störungen bis zu viermal höher als in der Allgemeinbevölkerung. Häufige Begleitstörungen sind z. B. Autismus, hyperkinetische Störung, stereotype Bewegungsstörung, Essstörungen und Ausscheidungsstörungen.

■ **Altersspezifik der Symptomatik von Störungen und altertypischer Verlauf unter besonderer Berücksichtigung von Störungen, die typischerweise im Kindes- und Jugendalter beginnen:** Folgende Störungsschwerpunkte finden sich in den einzelnen Altersgruppen:
- **Säuglingsalter:** Entwicklungs-, Regulations- und Bindungsstörung
- **Kleinkindalter:** Aggressivität, Hyperaktivität, Angststörung, Entwicklungsstörung
- **Mittlere Kindheit:** Störungen des Sozialverhaltens, emotionale Störungen, Somatisierungen, Tics
- **Jugendalter:** Affektive Störung, Suizidalität, Angststörungen, Schulverweigerung, Zwang, Essstörungen, dissoziative Störung, Delinquenz, Substanzmissbrauch

Externalisierende Störungen wie z. B. Aggressivität und Hyperaktivität treten üblicherweise in der Kindheit früher auf, sind in der Symptomatik beeinträchtigender und haben relativ hohe Stabilität bis ins Erwachsenenalter. Internalisierende Störungen wie Angst oder Depression gewinnen in der Entwicklung meist etwas später an Bedeutung. Sie haben vergleichsweise weniger prognostische Aussagekraft.

4.2.2 Epidemiologie psychischer Störungen im Kindes- und Jugendalter

■ **Prävalenz und Inzidenz unter Berücksichtigung von Alter und Geschlecht:** Nach Schätzungen haben 10–20 % aller Kinder und Jugendlichen bis zum 18. Lebensjahr eine behandlungsbedürftige psychische Störung (Petermann 2000). Der erste Häufigkeitsgipfel liegt im Alter von 6 bis 10 Jahren, der zweite in der Pubertät zwischen 13 und 16 Jahren. Jungen sind konstitutionell eher für Störungen anfällig als Mädchen (Knabenwendigkeit in der Regel 2:1). Sie zeigen im ersten Lebensjahrzehnt eine erhöhte Empfänglichkeit für seelische Störungen vor allem bei Ausscheidungsstörungen, geistiger Behinderung, Autismus, Hirnschädigung, Entwicklungsverzögerungen, hyperkinetischem Syndrom und Störungen des Sozialverhaltens. Ab der Pubertät treten bei Mädchen häufiger psychische Störungen auf als bei Jungen. Sie leiden vor allem unter Essstörungen, Ängsten und Depressionen. Es gibt Hinweise, dass sich die Geschlechtsunterschiede in den letzten Jahren etwas reduzieren. Mädchen neigen etwas mehr als früher zu Delinquenz und Jungen etwas mehr zu Depressionen.

Die Inzidenz entwickelt sich bei den einzelnen Störungen unterschiedlich: Die Inzidenz von expansiven Störungen, die eher von Jungen gezeigt werden, steigt bis zum Ende der Pubertät und nimmt dann ab. Die Inzidenz von internalisierenden Störungen wie Angst, Depressionen und Essstörungen, die häufiger Mädchen betreffen, wächst in oder nach der Pubertät.

■ **Änderung der Störungsgesamtbelastung mit steigendem Alter der Kinder und Jugendlichen:** Mit zunehmendem Alter steigt die Störungsbelastung, u. a. weil bestimmte Störungen (z. B. Essstörungen) vornehmlich erst im Jugendalter auftreten und weil bestimmte psychische Störungen mit der Herausbildung anderer einher zu gehen scheinen (z. B. Störungen des Sozialverhaltens mit einer dissozialen Persönlichkeitsstörung). Der Anstieg der Störungsgesamtbelastung kann auch darauf zurückgeführt werden, dass die subjektiv erlebte psychische Belastung während der frühen Adoleszenz im Vergleich zur Kindheit deutlich stärker wird. Man geht davon aus, dass die biologischen, psychologischen und sozialen Entwicklungsaufgaben in der Jugend eine besondere Belastung darstellen. Den Mädchen fallen dabei oft die Verarbeitung der körperlichen Veränderungen und die Ablösung von der Mutter schwerer als den Jungen. Dadurch ist ihre Anfälligkeit für psychische Störungen im Vergleich zu männlichen Jugendlichen erhöht.

■ **Spontanverlauf wichtiger Krankheitsbilder in unterschiedlichen Altersbereichen:** Der Spontanverlauf psychischer Störungen hängt unter anderem einerseits von der Diagnose ab und andererseits davon, in welchem Alter die Störung auftritt. Bei kleinen Kindern bilden sich z. B. Phobien, Sprech- und Ausscheidungsstörungen relativ gut zurück. Frühe Störungen des Sozialverhaltens haben dagegen eine schlechte Prognose. Bei Jugendlichen ist der Spontanverlauf bei Substanzmissbrauch relativ günstig. Andere Störungen des Jugendalters wie Anorexie oder hebephrene Schizophrenie haben dagegen eine eher schlechte Prognose.

■ **Persistenz von Störungen:** Rund 50% der psychischen Störungen von Kindern und Jugendlichen persistieren über die Dauer von 2 bis 5 Jahren. Über zehn Jahre bleiben ca. 8%, über 17 Jahre etwa 2% der Störungen bestehen. Die Fortdauer hängt auch von der Art der Störung ab. Hohe Persistenzraten zeigen hyperkinetische und dissoziale Störungen. Deutlich weniger anhaltend sind Ausscheidungsstörungen oder Substanzmissbrauch.

4.3 Diagnostik psychischer Störungen im Kindesalter

4.3.1 Erhebung des psychischen Befunds

■ **Entwicklungsbezogene Diagnostik:** Im Rahmen dieser Diagnostik wird der Entwicklungsstand eines Kindes entweder in einer möglichst großen Bandbreite durch allgemeine Tests (z. B. Denver Entwicklungsskalen [Flehming et al. 1973], Griffiths Entwicklungsskalen [Brandt 1983]) erfasst oder es werden spezifische Entwicklungsbereiche z. B. mit dem Psycholinguistischen Entwicklungstest (Angermeier 1977) oder dem Motoriktest für 4- bis 6-Jährige (Zimmer und Volkamer 1987) untersucht.

■ **Familienbezogene Diagnostik:** In der Familiendiagnostik werden die aktuellen Familienbeziehungen und die Mehrgenerationenperspektive berücksichtigt (Cierpka 2003). Sie erfasst die Interaktionen und ihre Veränderungen auf verschiedenen Ebenen:
- Ebene einzelner Familienmitglieder
- Ebene von Subsystemen (z. B. Dyaden)
- Ebene der Familie als systemisches Ganzes

■ **Exploration und Anamneseerhebung bei Kindern und Jugendlichen:** Informationsquellen zur Exploration oder Anamnese sind z. B. Verhaltensbeobachtungen, Berichte der Eltern oder Lehrer, Schulzeugnisse sowie der Bericht des Kindes. Bei der Schilderung des Kindes können sich Probleme durch eingeschränkte Verbalisierungsfähigkeit, Ablenkbarkeit und die besondere Bedeutung der therapeutischen Beziehung (vgl. 4.4.1, S. 84 f.) ergeben. Beim diagnostischen Kontakt mit dem Kind muss man Freiräume lassen, Neugier wecken und eher spielerisch vorgehen. Das Ziel liegt in der Erfassung der Symptome, der Belastung (Impact), der Risikofaktoren, der Stärken und des Erklärungsmodells für die psychische Störung.

■ **Strukturierte Interviews:**

● **OPD-KJ:** Seit 1997 arbeiten Therapeuten und Wissenschaftler an einer vierachsigen Anpassung der OPD (operationalisierte psychodynamische Diagnostik, s. 9.2.2, S. 170 f.) für Kinder und Jugendliche, die entwicklungspsychologische und familiendynamische Aspekte integriert. Folgende Achsen werden unterschieden:
  – Beziehung
  – Konflikt
  – Struktur
  – Behandlungsvoraussetzungen

● **Kinder-DIPS:** Das Kinder-DIPS umfasst neben der Kinderversion eine Elternversion (Unneweh et al. 1998). Es wird zur Diagnostik psychischer Störungen bei Kindern und Jugendlichen im Alter von 6–18 Jahren eingesetzt. Die beiden Interviews dauern je 60 Minuten. Das Kinder-DIPS orientiert sich an DSM-IV und ICD-10. Erfasst werden die Achsen
  – klinische Syndrome und Störungen,
  – Persönlichkeitsstörungen/geistige Behinderung,
  – körperliche Störungen,
  – psychosoziale und Umweltprobleme,
  – Qualität der psychischen, sozialen und beruflichen Funktion.

■ **Psychopathologisches Befundsystem:** Die Clinical Assessment Scale for Child and Adolescent Psychopathology liegt als CASCAP-D in der deutschen Fassung vor. Sie umfasst 98 psychopathologische Merkmale, die in 13 Bereiche zusammengefasst sind. Durch ein halbstrukturiertes Interview mit dem Kind bzw. Jugendlichen und der Begleitperson wird die Ausprägung der Merkmale auf einer vierstufigen Skala beurteilt. Die Symptomatik während der letzten sechs Monate wird getrennt von der aktuellen Symptomatik erfasst.

■ **Erhebung von Symptomen und Ressourcen:** Im Bereich der Kinder- und Jugendpsychotherapie oder -psychiatrie unterscheidet man vier Symptombereiche:
● Emotionale Symptome
● Verhaltensprobleme
● Entwicklungsstörungen
● Beziehungs- und Bindungsstörungen

Wenn bei der Diagnostik nur negative Aspekte berücksichtigt werden, erlebt sich die Familie oft als nicht ausreichend angenommen. Viele Eltern fühlen sich schuldig und haben eine zwiespältige Haltung zur Therapie mit dem Kind oder Jugendlichen. Eine ressourcenorientierte Arbeit signalisiert ihnen, dass man mit ihnen kooperieren möchte. Das Herausstellen der Stärken scheint umso wichtiger, je problematischer die Familie ist.

■ **Elterninterview:** Strukturierte und standardisierte Verfahren wie das Mannheimer Elterninterview (MEI) machen Aussagen über das Vorliegen, die Art und das Ausmaß einer psychischen Störung bei Kindern und Jugendlichen (Esser et al. 1989). Das MEI gliedert sich in die Teile:
● Demografie und Sozialstatistik
● Psychiatrische Symptomatik
● Soziofamiliäre Bedingungen und Lebensereignisse

Elterninterviews können auch unstandardisiert eingesetzt werden, um Informationen über das Kind und die Interaktionen in der Familie zu erhalten.

■ **Beobachtung und Selbsteinschätzung:** Die Beobachtung von Verhaltensäußerungen setzt die inhaltliche und zeitliche Bestimmung der Beobachtungseinheit voraus. Der Beobachtungsbogen für Kinder im Vorschulalter (BBK) dient z. B. der Verhaltensbeobachtung von Kindern mit Verhaltensproblemen in Gruppen (Duhm und Althaus 1980). Die Autismus-Diagnostische Beobachtungsskala (ADOS, Rühl et al. 2004) wird bei Verdacht auf Autismus und das Münchner Aufmerksamkeitsinventar (Helmke und Renkel 1992) bei Hinweisen auf eine hyperkinetische Störung eingesetzt. Kinder und Jugendliche können über Fragebögen wie den Giessener Beschwerdebogen für Kinder und Jugendliche (Brähler 1992), den Angst-Fragebogen für Schüler (Wieczerkowski et al. 1981) oder den YSR-Fragebogen (Youth

Self Report, Döpfner et al. 1998) eine Selbsteinschätzung über die Symptomatik abgeben.

■ **Spezifische Urteilsfehler:** Auch bei Kindern und Jugendlichen kann der geübte Diagnostiker Urteilsfehlern (vgl. 3.1.2, S. 35) unterliegen. Spezifische Probleme können durch die möglicherweise noch eingeschränkte Verbalisierungsfähigkeit des Patienten, die Besonderheiten der therapeutischen Beziehung (s. auch 4.4.1, S. 84 ff.) und den Einfluss der Eltern auftreten.

■ **Problem der Cross-informant-Übereinstimmung:** Die Aussagen des Kindes unterscheiden sich oft von denen der Eltern oder anderer Bezugspersonen. Es gibt verschiedene wichtige Sichtweisen, die möglichst umfassend erhoben werden sollten. Die Cross-informant-Korrelationen werden auch als konvergente Validität bezeichnet.

4.3.2 Differenzialdiagnosen und Komorbidität

(s. auch 3.4.2, S.47 f.)

■ **Ausschlusskriterien:** Bei der diagnostischen Klassifikation werden Ein- und Ausschlusskriterien (inklusive der Zeit- und Verlaufskriterien) definiert. Beispielsweise nennt die ICD-10 bei Lese-Rechtschreib-Störung als Ausschlusskriterien einen offenkundig unangemessenen Unterricht, Defizite im Sehen und Hören oder das Vorliegen neurologischer, psychiatrischer oder anderer Erkrankungen, die die Symptome verursachen können. Der Ausschluss hilft bei differenzialdiagnostischen Überlegungen Symptome möglichst eindeutig zuzuordnen.

■ **Differenzialdiagnostische Abgrenzungen: Normalbereich, andere Störungen:** Nicht jede psychische Auffälligkeit im Kindes- und Jugendalter muss behandelt werden. Entwicklungstypische Ängste wie beispielsweise Fremdeln im ersten Lebensjahr oder Trennungsangst im zweiten Lebensjahr ergeben keinen Behandlungsbedarf. Die Frage der Pathologi-

sierung normaler Entwicklung wird heute z. B. bei der hyperkinetischen Störung, bei Auffälligkeiten der Sprachentwicklung, bei der minimalen zerebralen Dysfunktion (MCD), bei Substanzmissbrauch oder bei der Lese-Rechtschreib-Schwäche gestellt.

Die Abgrenzung zu anderen Störungen ist bei Kindern und Jugendlichen erschwert, weil bei ihnen die Komorbidität eher die Regel als die Ausnahme ist. Häufige Kombinationen sind z. B. hyperkinetische Störung und dissoziale Störungen, Angst und Depression sowie Substanzmissbrauch und dissoziale Störungen.

■ **Somatische Differenzialdiagnose:** Vor jeder Diagnosestellung muss durch körperliche Untersuchungen festgestellt werden, ob die Symptome auf eine physische Erkrankung zurückgehen oder ob eine Komorbidität zwischen psychischer und körperlicher Störung gegeben ist. Bei der multiaxialen Diagnostik (MAS) für Kinder und Jugendliche werden alle somatischen Erkrankungen auf der Achse IV notiert (Remschmidt et al. 2001). Dabei können bis zu drei körperliche Erkrankungen aufgeführt werden, wobei eventuelle neurologische Erkrankungen an erster Stelle genannt werden sollen.

■ **Dysmorphiezeichen, körperliche Stigmata:** Bei der Diagnostik soll auch auf Anzeichen für Fehlbildungen (z. B. Kleinwuchs oder Lippenspalte) geachtet werden, die eine hohe psychische Belastung für Kinder darstellen können.

■ **Geringe Spezifität und Stabilität:** Die Treffsicherheit der Diagnosen ist bei Kindern und Jugendlichen relativ gering. Die interindividuelle Variabilität im Entwicklungsstand ist bei gleichem Alter sehr hoch. Die Stabilität der Symptome ist eher niedrig. Viele Auffälligkeiten sind transitorisch, treten also in bestimmten Altersbereichen auf und gehen ohne Intervention vorbei.

■ **Spontanremission:** Frühe Phobien, Ticstörungen, Ausscheidungsstörungen und Substanzmissbrauch haben eine relativ hohe Spontanremissionsrate. Bei weiblichen Patienten scheint es insgesamt etwas seltener zu Spontanremissionen zu kommen als bei männlichen Patienten.

4.3.3 Diagnostische Verfahren

(vgl. Holling 2002; s. auch 3.3, S. 41 ff.)

■ **Leistungsdiagnostik** (Auswahl):
- Der Hamburg-Wechsler Intelligenztest für Kinder (HAWIK-III) wird im Alter von 6 bis 16;11 Jahren zur Untersuchung des allgemeinen geistigen Entwicklungsstandes und zur Abklärung von Leistungsstörungen eingesetzt (Tewes, Schallberger, Rossmann 2000). Er enthält die Untertests: Bilderergänzen, allgemeines Wissen, Zahlen-Symbol-Test, Gemeinsamkeiten finden, Bilderordnen, rechnerisches Denken, Mosaiktest, Wortschatztest, Figurenlegen, allgemeines Verständnis, Symboltest, Zahlennachsprechen und Labyrinthtest. Anhand eines Leistungsprofils können Aussagen über die verbale, Handlungs- und die allgemeine Intelligenz (= verbale und Handlungsintelligenz zusammen) gemacht werden.
- Der Grundintelligenztest CFT-20 wird bei 8;7- bis 18-Jährigen eingesetzt (Weiß und Osterland 1980). Er wurde nach der Intelligenztheorie von Catell konstruiert (kristalline-fluide Intelligenz).
- Die Kaufman Assessment Battery for Children (K-ABC) wird für Kinder im Alter von 2;6–12;5 Jahren eingesetzt (Melches und Preuß 1994). Sie enthält eine Skala zum einzelheitlichen und zum ganzheitlichen Denken, eine Fertigkeitenskala und eine sprachfreie Skala.
- Das Adaptive Intelligenz Diagnostikum (AID 2) wird bei Kindern und Jugendlichen im Alter von 6–15;11 Jahren eingesetzt (Kubinger und Wurst 1981). Die Vorgabe der Tests erfolgt adaptiv. Dadurch ist der Schwierigkeitsgrad der Aufgaben immer angemessen, was sich positiv auf die Motivation der Testperson auswirkt.
- Beim Baumtest für Kinder ab sechs Jahren wird davon ausgegangen, dass sich die Persönlichkeit als Projektion in der Baumzeichnung darstellt (Koch 2000). Der Test soll auch Hinweise auf Intelligenz und Entwicklungsstand geben, ist aber eher ein Persönlichkeitstest.

■ **Entwicklungsdiagnostik** (Auswahl):
- Der Wiener Entwicklungstest (WET) für das 4.–7. Lebensjahr dient zur Erfassung aller relevanten Funktionsbereiche wie Motorik, visuelle Wahrnehmung, Kognition, Sprache und sozial-emotionale Fähigkeiten (Kastner-Koller und Deimann 1998).
- Mit der Münchner Funktionellen Entwicklungsdiagnostik (MFED) werden Motorik, Perzeption, Sprache und Sozialverhalten vom ersten bis dritten Lebensjahr untersucht (Hellbrügge 1984/1994).
- Der Heidelberger Sprachentwicklungstest (HSET) mit 13 Untertests dient zur differenzierten Erfassung der sprachlichen Fähigkeiten von gesunden und lernbehinderten Kindern zwischen dem 4. und 10. Lebensjahr (Grimm und Schoeler 1991).
- Der psycholinguistische Entwicklungstest (PET) mit zwölf Untertests wurde für das 4.–11. Lebensjahr konzipiert (Angermeier 1977).
- Frostigs Entwicklungstest der visuellen Wahrnehmung (FEW) für das 5.–10. Lebensjahr wird zur Frühdiagnose von Debilität, Lernbehinderung, Hör- und Sehbehinderung usw. eingesetzt (Frostig und Lockowandt 1974).
- Griffiths-Entwicklungsskalen dienen zur Beurteilung der Entwicklung in den ersten beiden Lebensjahren in fünf Bereichen mit Erfassung eines Entwicklungsquotienten für jeden Bereich und für die Gesamtleistung (Brandt 1983).
- Der Mann-Zeichen-Test (MZT) für Kinder zwischen 6 und 14 Jahren wird oft als ergänzende Untersuchung zur Feststellung der Schulreife eingesetzt (Ziler 1970).

■ **Familiendiagnostik** (Auswahl):
- Die Familienbögen (FB) können ab dem 13. Lebensjahr eingesetzt werden und sind ein Instrument zum Selbstbericht über die Ein-

schätzung von Familienfunktionen (Cierpka und Frevert 1995).

- Der Familiensystemtest (FAST) kann ab dem siebten Lebensjahr als Einzel- oder Gruppentest eingesetzt werden (Gehring 1998). Den Familiendarstellungen werden Beziehungsstrukturtypen zugeordnet. Der Test macht die Bindung und die hierarchischen Strukturen in der Familie deutlich.
- Bei der „Familie in Tieren" (Brem-Gräser 1995) oder der „verzauberten Familie" (Kos et al. 1999) wird die Familiensituation anhand von Kinderzeichnungen dargestellt.

■ **Persönlichkeitsdiagnostik** (Auswahl):
- Der Kinder-Apperzeptionstest (CAT) wird bei Kindern zwischen 3 und 10 Jahren eingesetzt (Bellak et al. 1955). Anhand von zehn mehrdeutigen Bildtafeln mit Tieren, soll das Kind Geschichten erzählen, die Aussagen über seine Persönlichkeitsstruktur zulassen.
- Mit dem Scenotest sollen unbewusste Zusammenhänge aufgedeckt werden. Das Zubehör hat einen hohen Aufforderungscharakter und evoziert eine Szenengestaltung (Ermert 1997).
- Der Rosenzweig Picture Frustration Test (P-F Test) für Kinder zwischen 7 und 14 Jahren besteht aus 24 skizzenhaften Zeichnungen zur Erfassung der Belastbarkeit in sozialen Konfliktsituationen (Duhm und Hansen 1957).
- Beim Wartegg-Zeichentest (WZT) werden acht archetypische Symbole vorgegeben, die zeichnerisch vervollständigt werden sollen (Avé-Lallemant 1994).
- Die Hamburger Neurotizismus- und Extraversionsskala für Kinder und Jugendliche (HANES-KJ) ist ein Fragebogen mit 68 Items, der bei Kindern und Jugendlichen vom 9. bis 17. Lebensjahr angewendet wird (Buggle und Baumgärtel 1975).
- Der Persönlichkeitsfragebogen für Kinder zwischen 9 und 14 Jahren (PFK 9-14) wird als Einzel- oder Gruppentest unter anderem zur Früherkennung von Verhaltensauffälligkeiten eingesetzt (Seitz und Rausche 1992).

- Der Mehrdimensionale Persönlichkeitstest für Jugendliche (MPT-J) kann als Einzel- oder Gruppentest im Alter von 14 bis 18 Jahren durchgeführt werden und dient unter anderem der Bildungs- und Berufsberatung (Schmidt 1981).

■ **Wichtige medizinische Untersuchungsmethoden:** Standardisierte körperliche Untersuchungen werden bei den Vorsorgeuntersuchungen U1 bis U9 bis zum fünften Lebensjahr, bei der Schuleingangsuntersuchung und bei der J1 (U10) im Alter zwischen 12 und 15 Jahren durchgeführt. In der Pädiatrie steht am Anfang der Untersuchung immer die Anamneseerhebung mit Hilfe der Bezugsperson. Grundsätzlich sollte die Größe, das Gewicht und der Kopfumfang gemessen und der Wachstumsverlauf festgehalten werden. Über Inspektion, Palpation, Perkussion und Auskultation können wichtige Informationen gewonnen werden. Typischerweise werden auch Blutdruck, Blut- und Urinwerte erfasst.

4.4 Besonderheiten in der Behandlung von Kindern und Jugendlichen

4.4.1 Spezielle Aspekte in der Behandlung von Kindern und Jugendlichen

■ **Motivations- und Beziehungsaufbau:** Voraussetzungen für eine gute therapeutische Beziehung sind Vertrauen, die Definition erreichbarer Ziele, das Ansprechen persönlich relevanter Themen und das Erleben von Wertschätzung. Die Gestaltung dieser ersten Phase hängt bei jungen Patienten oft stark von der Haltung der Eltern zur Therapie ab. Auch die Erwartungen der Kinder und Jugendlichen (z. B. Ängste, Neugier, Trotz) beeinflussen den Beziehungsaufbau sehr.

■ **Latente und manifeste Behandlungsmotivation:** Die Behandlungsmotivation ist ein prozesshaftes Merkmal. Sie ergibt sich aus dem Leidensdruck und dem Krankheitsgewinn. Kinder haben meist keine klare, verinnerlichte und verbindliche Therapiemotivation. Sie fühlen sich oft von den Eltern geschickt. Bei Jugendlichen können latente und manifeste Behandlungsmotivation stark differieren: Hinter einer scheinbar niedrigen Behandlungsmotivation kann z. B. eine unbewusste Sehnsucht nach Hilfe und hinter einer scheinbar hohen Behandlungsmotivation eine unbewusste Sehnsucht nach Omnipotenz stehen.

■ **Krankheitseinsicht:** Die meisten Kinder und Jugendlichen haben keine Krankheitseinsicht und sind zur Therapie fremdmotiviert.

■ **Inanspruchnahmeverhalten:** Als Gründe für die Suche nach Behandlung nennen die Eltern meist psychische Belastungen durch Trennung und Scheidung, Schulprobleme und Verhaltensauffälligkeiten. Das Inanspruchnahmeverhalten der Eltern ist stärker bei jüngeren Kindern, bei Jungen, bei externalisierter Störung, in städtischem Umfeld, bei langer Störungsdauer und hohem Schweregrad der Störung, bei Komorbidität und bei hohem Bildungsgrad der Eltern. Einfluss nehmen auch die Zugangsbedingungen der Einrichtung wie z. B. Wartezeit und Erreichbarkeit. Die Inanspruchnahme der Therapie für Kinder und Jugendliche entspricht bei weitem nicht dem Bedarf.

■ **Veränderung des Inanspruchnahmeverhaltens ab der Pubertät:** Im ersten Lebensjahrzehnt sind Mädchen medizinisch unauffälliger als Jungen. Ab der Pubertät klagen aber Mädchen und Frauen stärker als Jungen und Männer über gesundheitliche Probleme, sie gehen häufiger zum Arzt und werden öfter medikamentös behandelt.

■ **Leidensdruck:** Kinder und Jugendliche haben meist wenig Leidensdruck. Oft werden die Probleme als external verursacht betrachtet. Die Introspektionsfähigkeit ist eingeschränkt.

■ **Probleme in der Aufrechterhaltung des Arbeitsbündnisses:** Das Arbeitsbündnis muss tragfähig genug sein, um Erschütterungen auszuhalten. Zu den Voraussetzungen auf Seiten des Therapeuten gehören z. B. Zuverlässigkeit, Interesse, Vertrauenswürdigkeit, Empathie und Offenheit. Die Behandlung von Kindern und Jugendlichen wird dadurch erschwert, dass der Therapeut sowohl zum Patienten als auch zu den Eltern ein Arbeitsbündnis gestalten muss. Für jüngere Kinder ist es oft schwer, eine therapeutische Beziehung einzugehen, weil ihr Ich sehr stark durch die Abwehrleistung in Anspruch genommen ist und sie keine eigene Therapiemotivation haben. Erst im Jugendalter haben Patienten einen Drang danach, sich mit inneren Problemen zu beschäftigen. Die Aufrechterhaltung des Arbeitsbündnisses wird aber bei ihnen durch Einschränkungen in der Fähigkeit zur Selbstreflexion und starken Widerstand gegen den erlebten Angriff auf die entstehende Autonomie erschwert.

■ **Behandlungsabbruch, Beendigung der Behandlung:** Es muss berücksichtigt werden, welche Gründe für das Therapieende vorliegen. Ein Behandlungsabbruch kann z. B. durch die forcierten Autonomiewünsche des jugendlichen Patienten, durch die narzisstische Kränkung der Eltern oder durch massive Übertragungswiderstände begründet sein. Die Beendigung einer Therapie sollte möglichst gut vorbereitet werden, weil sie mit Ablösung und Aufbruch verbunden ist, was der Patient als ängstigend erlebt.

■ **Eingeschränkte Selbstreflexions- und Selbstregulationsfähigkeit:** Die Fähigkeiten zur Introspektion und Selbstregulation entwickeln sich im Kindesalter allmählich, wenn sich das Ich und das Realitätsprinzip festigen. Ausreichende sprachliche Ausdrucksmöglichkeiten für eine rein verbale Psychotherapie werden erst im Jugendalter erreicht. Die andrängenden Spannungen, der Rückzug von der Umwelt, die narzisstische Haltung und die reduzierten Ich-Fähigkeiten schränken aber auch noch in der Jugend die Fähigkeiten zur Selbstreflexion und Selbstregulation deutlich ein.

■ **Altersspezifische Therapieangebote:** Die therapeutischen Interventionen müssen an das Alter angepasst werden. Bei Kindern werden z. B. Spiele, Basteleien oder Zeichnungen als Medien genutzt, bei Jugendlichen ist der Einsatz verbaler Verfahren möglich.

■ **Besonderheiten der Patient-Therapeut-Beziehung:** Es besteht die Gefahr, dass das Kind oder der Jugendliche den Therapeuten als verlängerten Arm einer Autorität z. B. der Eltern wahrnimmt. Dies erschwert den Aufbau einer vertrauensvollen Beziehung.

■ **Therapeut als Modell:** Eine vollkommen abstinente „Spiegelhaltung" ist bei der Behandlung von Kindern und Jugendlichen nicht möglich. Persönlichkeitsmerkmale des Therapeuten (Selbstakzeptanz, Angstfreiheit, Echtheit usw.) können Modellfunktion für den jungen Patienten haben und die allgemeine Beziehungsgestaltung beeinflussen.

■ **Berücksichtigung des familiären Kontextes:** Das soziale System des Patienten wie beispielsweise seine Familie wird bei der Behandlung von Kindern und Jugendlichen viel stärker berücksichtigt als in der Therapie von Erwachsenen. Gesunde Familien zeichnen sich durch eine ausgewogene Beziehungsstruktur, deutliche Generationengrenzen und eine flexible Organisation aus. Bei gewalttätigen, vernachlässigenden oder missbräuchlichen Familienkontexten fehlen diese Bedingungen.

■ **Rolle der Eltern:** Die Eltern fühlen sich oft für das Problem ihres Kindes verantwortlich und zögern daher, Hilfe in Anspruch zu nehmen. Die Notwendigkeit einen Dritten bei Erziehungsfragen heranzuziehen, wird häufig als kränkend erlebt. Die oft lange bestehende Erkrankung des Kindes kann dazu führen, dass sich die Eltern nicht mehr in das Kind einfühlen können. Für den Erfolg der Therapie ist das Einbeziehen der Eltern von großer Bedeutung. Gute Voraussetzungen sind dann gegeben, wenn die Eltern einen Teil der Kontrolle über das Kind an den Therapeuten abgeben können.

■ **Umgang mit Eltern:** Es wird empfohlen, dass die Therapie mit Kindern und Jugendlichen auch Kontakte mit den Eltern umfasst. Dazu muss der Therapeut gleichzeitig Loyalität gegenüber dem Patienten und seinen Eltern demonstrieren. Die begleitende Psychotherapie der Bezugspersonen ist keine eigenständige Behandlung, sondern dient gezielt z. B. der Stärkung der elterlichen Position oder der Klärung von Konfliktbindungen. Die Einbeziehung der Bezugspersonen sollte das Verhältnis 1:4 zur Stundenzahl der Patienten nicht übersteigen.

■ **Förderung von Ressourcen (z. B. Umgang mit Gleichaltrigen):** Internale und externale Ressourcen (s. auch 1.1.1, S. 3 und 3.2.5, S. 40) dienen der Bewältigung von Aufgaben, die sich immer wieder neu im Entwicklungsverlauf stellen. Förderlich für die Entwicklung ist ein relativ ausgeglichenes Verhältnis zwischen Ressourcen und Anforderungen. Sind die Ressourcen innerhalb der Familie beschränkt, kann dies die außerfamiliäre Umwelt (Freundeskreis, Schule, Verein usw.) unter Umständen ausgleichen.

■ **Herausarbeiten von Schutzfaktoren:** Als wesentlicher Schutzfaktor zeigt sich immer wieder das Erleben einer sicheren Bindung in der frühen Kindheit. Weitere Schutzfaktoren sind unter anderem internale Kontrollüberzeugung (Selbstwirksamkeit), robustes Temperament, mindestens durchschnittliche Intelligenz, ausreichender sozioökonomischer Status, geringe Geschwisterzahl und gute Beziehung zu Gleichaltrigen (peers). Diese Faktoren können in der ressourcenorientierten Arbeit mit Kindern und Jugendlichen bzw. ihren Eltern herausgearbeitet werden.

4.4.2 Grundlagen von Behandlungskonzepten und -methoden bei Kindern und Jugendlichen

■ **Verhaltenstherapeutische Methoden bei Kindern und Jugendlichen:** Psychische Störungen werden als ungünstig verlaufene Lernprozesse verstanden. In der Therapie sollen neue Erfahrungen ermöglicht werden. Bei Kindern sind die Übungen mit dem Spiel, bei Jugendlichen mit dem Gespräch verbunden.

- **Verstärkerpläne:** Erziehungssituationen im familiären Alltag können in Verstärkerpläne eingebettet werden. Unerwünschtes Verhalten des Kindes soll ignoriert und nur im Extremfall bestraft werden. Erwünschtes Verhalten soll kontingent verstärkt werden. Eingesetzt werden Verstärkerpläne z. B. bei der Behandlung von Phobien, von Störungen des Sozialverhaltens oder von Essstörungen.
- **Selbstkontrolltechnik:** Selbstkontrolltechniken werden beispielsweise eingesetzt bei der Behandlung von Essstörungen, von aggressivem Verhalten, beim Einnässen oder bei hyperkinetischer Störung. Selbstgespräche, Selbstbeobachtung und lautes Denken können helfen, unvermitteltes Verhalten in aktiv herbeigeführtes Verhalten zu verändern.
- **Kognitive Verfahren:** Für Kinder und Jugendliche modifizierte kognitive Verfahren werden häufig zur Therapie von Depressionen, Essstörungen und Zwängen eingesetzt. Ihr Einsatz setzt eine gewisse Reife des Patienten voraus.
- **Konfrontationsverfahren:** Exposition in vivo oder als systematische Desensibilisierung kann auch bei Kindern und Jugendlichen zur Angstreduktion eingesetzt werden. Die Behandlung erfolgt bei ihnen grundsätzlich graduiert. Interventionen mit langandauernden Konfrontationen der Angstreize werden nur selten angewendet. Die Vorbereitung der Konfrontationsintervention sollte bei Kindern und Jugendlichen noch intensiver erfolgen als bei Erwachsenen. Die Eltern müssen informiert sein.
- **Elterntraining:** Beim Elterntraining werden Strategien zur Verbesserung der Kommunikation und des Problemlöseverhaltens sowie zur Umsetzung klarer Regeln für den Umgang mit dem Kind oder Jugendlichen erarbeitet. Die Eltern erfahren u. a., wie sie das Verhalten der Kinder angemessen verstärken können und welche Rolle sie als Modelle haben. Sie werden darin unterstützt, ein adäquates und konsequentes Kontrollverhalten zu zeigen. Das Elterntraining spielt z. B. eine wichtige Rolle in Programmen zur Therapie von kindlichem aggressivem Verhalten.

■ **Grundlagen psychoanalytisch begründeter Therapie bei Kindern und Jugendlichen:** Durch die Bearbeitung von unbewussten Konflikten und die Aktivierung gesunder Anteile soll die psychische Entwicklung gefördert werden. Kinder bis zum siebten Lebensjahr sind besonders geeignet für analytische Spieltherapie. Bei Kindern zwischen sieben und elf Jahren wird vornehmlich mit therapeutischen Fantasie- und Rollenspielen gearbeitet. Ab dem zwölften Lebensjahr sind verbale Therapieformen möglich.

- **Handhabung von Übertragung und Gegenübertragung:** Kinder können wenig aus ihrer Vergangenheit übertragen. Sie leben noch in einer realen Abhängigkeitsbeziehung zu ihren Eltern und machen den Therapeuten nur eingeschränkt zu einem Übertragungsobjekt. Auch Jugendliche suchen nur selten die Gelegenheit zur Wiederbelebung infantiler Beziehungsmuster. Oft ist die Behandlung von Jugendlichen durch massive Übertragungswiderstände gekennzeichnet. Kommt es allerdings zur Übertragung kann sie extrem idealisierend oder entwertend sein.
Der Therapeut muss sich seiner Gegenübertragungsempfindung möglichst bewusst sein. Ansonsten kann es zu Loyalitätskonflikten kommen, bei denen er z. B. aufgrund von Allmachtsfantasien und in Rivalität ums Kind zum „besseren Elternteil" werden will, was zu großen Konflikten mit den wahren Eltern führen kann. Vor allem bei der Behandlung von Jugendlichen kann es unter Umständen zu starken aggressiven, aber auch sexualisierenden Gegenübertragungen kommen. Außerdem bringen die häufig destruktiven Verhaltensweisen jugendlicher Patienten den Therapeuten leicht in Gefahr, ins Agieren zu kommen. Um damit umge-

hen zu können, muss sich der Therapeut in der Selbsterfahrung mit seinen Erlebnissen mit den eigenen Eltern, Geschwistern oder Kindern intensiv auseinandersetzen

- **Umgang mit Fantasie:** Tagträume, magisches Denken, halluzinatorische Wunscherfüllung und unbewusste Fantasien dienen auch bei Kindern und Jugendlichen der Befriedigung frustrierter Bedürfnisse und können therapeutisch genutzt werden. Im Vergleich zum Erwachsenen versuchen sie die Realität stärker zu verleugnen. Die Deutung der Fantasietätigkeit muss schrittweise erfolgen.

- **Umgang mit Träumen:** Die Träume von Kindern sind kurz, klar, kohärent und relativ leicht zu verstehen. Der Kindertraum bewahrt den Schlaf, indem er einen bestimmten Wunsch erfüllt. Die Traumentstellung ist nur gering ausgeprägt. Die Deutung von Träumen wird erst bei Jugendlichen angeraten.

- **Umgang mit Agieren:** In gewissem Maß ist das Agieren bei Kindern und Jugendlichen alterstypisch. Je früher es zu einem Trauma kam, umso größer ist die Neigung zum Ausagieren. In der Therapie wird versucht, das Handeln in Worte zu übersetzen und so einer Bearbeitung zugänglich zu machen.

- **Deutung:** Die Deutungsarbeit in der Therapie bei Kindern und Jugendlichen entspricht weitgehend der bei Erwachsenen. Sie dient der Überführung unbewusster in bewusste Prozesse und fördert die Entwicklung. Deutungen reduzieren den Widerstand, stabilisieren die therapeutische Beziehung und verbessern die Einsicht des Patienten. Die Technik muss dem Entwicklungsstand des Patienten angemessen sein. Bei Kindern haben sich Deutungshilfen, wie z. B. eine Puppe, als nützlich erwiesen. Die Deutung wird dadurch zunächst externalisiert, was ihre Akzeptanz erleichtern kann.

- **Abwehr und Widerstand:** Widerstand als Erscheinungsform der Abwehr in der Therapie zeigt sich schon sehr früh. Bei Kindern sind Abwehr und Widerstand oft hoch, weil sie keine eigene Therapiemotivation haben, die Therapie oft als Lustverzicht erleben, das

Ich noch schwach ist und eine starke Neigung zum Agieren besteht. Jugendliche wehren sich gegen die Therapie, weil sie subjektiv ihre Autonomiebestrebungen bedroht sehen, in ihren Allmachtsfantasien den Therapeuten scheitern lassen wollen und die Regression fürchten. Wichtige Abwehrmechanismen beim Jugendlichen sind Askese, Intellektualisierung und sekundärer Narzissmus. Außerdem neigen sie zur Wendung der Aggression gegen die eigene Person, die im Extremfall Suizid bedeuten kann.

- **Therapeutische Abstinenz:** In der Kinder- und Jugendlichentherapie ist der Therapeut aktiver als in der Behandlung von Erwachsenen. Dennoch bleibt eine professionelle Distanz zum Patienten bestehen.

■ **Multimodale Behandlungsformen:** Multimodale Interventionen sind meist den Therapien überlegen, die nur mit einer Methode arbeiten. Kombiniert werden können z. B. Einzel- und Gruppentherapie sowie pädagogische, pharmakologische und psychotherapeutische Methoden.

■ **Patientenzentrierte Interventionen:** Man unterscheidet einerseits umfeld- (z. B. Kindergarten, Schule) oder familienzentrierte und andererseits patientenzentrierte Verfahren. Patientenzentrierte Ansätze sind eher bei älteren Kindern und Jugendlichen sinnvoll. Voraussetzung ist das Herstellen eines tragfähigen Arbeitsbündnisses und die Einsicht beim Patienten, dass er selbst an sich arbeiten muss.

■ **Bedeutung von Spiel:** M. Klein (1962) und A. Freud (1989) erfassten über das Spiel das Unbewusste des Kindes. Das Spiel dient der Selbstdarstellung. Es tritt an die Stelle der freien Assoziation und der Traumerzählung bei der Therapie Erwachsener. Im Spiel kann das Kind neue Fähigkeiten erwerben. Man unterscheidet die direktive (Führung durch Therapeuten) von der non-direktiven (Führung durch das Kind) Vorgehensweise. Die Spieltherapie wird vor allem bei emotionalen Störungen und Selbstwertproblemen eingesetzt.

■ **Familienbezogene Interventionen, Elternarbeit, Familienberatung:** Durch den Einbezug der Eltern sollen sich die Bedingungen des familiären Umfeldes so verändern, dass die Therapieeffekte beim Kind oder Jugendlichen auch längerfristig Bestand haben. Ziele liegen unter anderem in der Verbesserung der Eltern-Kind-Interaktionen und in der Stärkung der Erziehungskompetenz.

■ **Einzeltherapie:** Vereinzelt wird die These vertreten, dass die Eltern von der Therapie ihres Kindes ausgeschlossen werden sollen. Im Allgemeinen werden aber Einzelsitzungen mit dem Kind bzw. Jugendlichen und Sitzungen mit den Eltern kombiniert. Unter Umständen werden auch Gruppensitzungen angeboten (s. unten).

■ **Krisenintervention:** Unter Krise im Kindes- und Jugendalter versteht man meist Suizidversuch, akuten Substanzmissbrauch oder einem aggressiven Ausbruch. Die Kriseninterventionen sollen immer lösungs- und ressourcenorientiert sein. Ihr Ziel liegt in der Deeskalation der Situation, z. B. indem der Therapeut die Bezugssysteme des Kindes vernetzt. Bei Suizidalität muss stationäre Versorgung gesichert werden.

■ **Gruppenpsychotherapie:** In der Kinder- und Jugendlichenpsychotherapie werden ergänzend zur Einzeltherapie oft Eltern- und/oder Kindertherapiegruppen angeboten. Beim Anti-Aggressionstraining für Kinder werden z. B. in Einzelsitzungen zunächst Übungen zur Selbstbeobachtung und Selbstinstruktion durchgeführt sowie ein Entspannungsverfahren erlernt. In der Gruppensituation werden dann z. B. durch Rollenspiele eine angemessene Selbstbehauptung und das Einfühlungsvermögen in andere gestärkt.

■ **Behandlung von Säuglingen und Eltern:** Säuglinge kommen z. B. in Behandlung, wenn sie unstillbar schreien, Schlaf- oder Fütterstörungen haben, eine Bindungsproblematik deutlich wird oder es Anzeichen für Misshandlung gibt. Ungefähr 5 bis 10 % der Säuglinge entwickeln schwere, behandlungsbedürftige Störungen. Die Eltern stehen oft unter hohem Druck, leiden an Erschöpfung, Versagensängsten und Schuldgefühlen. Das Ziel der Therapie ist, dass die Eltern das kindliche Verhalten besser verstehen und sich die Interaktion dadurch bessert.

5 Intra- und interpersonelle Aspekte psychischer und psychisch mitbedingter Störungen in Paarbeziehungen, Familien und Gruppen

5.1 Rahmenbedingungen von Partnerschaft und Familie

5.1.1 Familien und Lebensformen

■ **Aufgaben und Funktionen, kulturelle Aspekte:** Die Familie erfüllt u. a. folgende Funktionen:
- **Generative Funktion:** Fortbestand der Gesellschaft
- **Haushaltsfunktion:** Bereitstellung von Wohnung, Nahrung und Kleidung für Familienmitglieder
- **Platzierungsfunktion:** Eltern tragen Verantwortung für die schulische und berufliche Entwicklung der Kinder
- **Erholungsfunktion:** Gegenpol zur Arbeitswelt
- **Regulierungsfunktion:** z. B. für das sexuelle Verhalten

Der familiäre Zusammenhalt ist identitätsbildend, gibt Sicherheit und wirkt entlastend. Die traditionelle Kleinfamilie aus den 50er Jahren entwickelte sich zu individuelleren Lebensformen (Enttraditionalisierung, Deinstitutionalisierung): Die Zahl der nicht ehelichen Lebensgemeinschaften, der allein Erziehenden, der Geschiedenen, der Ehepaare ohne Kinder, der Patchworkfamilien, der Singles und der nicht ehelichen Lebensgemeinschaften steigt. Seit August 2001 ist auch die eingetragene Lebenspartnerschaft möglich. Die „vollständige" Familie, in der die Kinder mit ihren in erster Ehe verheirateten Eltern zusammenleben, ist jedoch weiterhin die häufigste Lebensform.

■ **Eineltternfamilie:** Jedes zweite heute geborene Kind wird zeitweise in einer Eineltternfamilie leben, wobei in der Regel das Sorgerecht gemeinsam von beiden Elternteilen ausgeübt wird. In 85 % der Fälle leben die Kinder bei ihren Müttern. Wenn der Vater in der Familie ganz oder teilweise fehlt, beeinflusst das die Entwicklung des männlichen Vorbildes für den Sohn und des Partnerbildes für die Tochter. Die gesellschaftliche Anerkennung der Eineltternfamilie wächst allmählich. Diskriminierung ergibt sich jedoch noch daraus, dass allein Erziehende ein deutlich erhöhtes Armutsrisiko haben. Rund 50 % der Eineltternfamilien leben in schwierigen wirtschaftlichen Verhältnissen. Die eingeschränkten Möglichkeiten zur ganztägigen Kinderbetreuung erschweren die Arbeitssituation von allein Erziehenden. Auch ihre Wohnsituation ist oft schlechter als die von „vollständigen" Familien.

■ **Pflegefamilie:** Pflegefamilien nehmen ein Kind bei sich auf, das in der eigenen Familie (z. B. wegen Vernachlässigung, Misshandlung oder Überforderung) nicht erzogen werden kann. Man unterscheidet Kurzzeit-, Wochensowie Vollzeit- oder Dauerpflege. Die Mehrzahl der Pflegekinder hat weiterhin Kontakt zu der Ursprungsfamilie. Meistens verbleibt das Sorgerecht bei den leiblichen Eltern. Die Pflegeeltern vertreten aber die Inhaber der elterlichen Sorge. Sie übernehmen mit dem Jugendamt die Verantwortung und die Pflichten für die Erziehung und Entwicklung des Kindes. Bei dieser Konstellation kann es zu großen Loyalitätskonflikten kommen. Wichtige Entscheidungen wie über die Schullaufbahn oder die Durchführung von medizinischen Eingriffen sollen möglichst gemeinsam von leiblichen Eltern, Jugendamt und Pflegeeltern getroffen werden. Die Pflegeeltern haben als Anerkennung für ihre Erziehungsleistung Anspruch auf ein Pflegegeld vom Jugendamt.

■ **Adoptivfamilie:** Die leiblichen Eltern geben das Kind zur Adoption frei. Die Gründe sind meistens jugendliches Alter, fehlende soziale Unterstützung oder Armut. Die Vermittlung erfolgt über die Jugendämter oder anerkannte Organisationen. Der eigentlichen Adoption geht eine Adoptivpflegezeit von mindestens zwölf monatiger Dauer zum gegenseitigen Kennenlernen voraus. Das adoptierte Kind hat bereits eine Familie verloren und braucht Zeit, um wieder Vertrauen zu entwickeln. Oft schwankt es zunächst zwischen angepasstem und provokativem Verhalten. Die Adoptiveltern können enttäuscht reagieren, wenn sie ihre Motivation für eine Adoption (z. B. ungewollte Kinderlosigkeit, Hoffnung auf Rettung der Ehe oder Tod eines leiblichen Kindes) nicht geklärt haben.

Adoptiveltern müssen eine gute körperliche und geistige Gesundheit und einen stabilen familiären Hintergrund haben sowie finanziell abgesichert sein. Kleinkinder werden meist nur an Paare unter 35 Jahren vermittelt. Eine der adoptierenden Personen muss mindestens 25 Jahre alt sein. Die Adoptiveltern sind zum Unterhalt des Kindes verpflichtet, es wird keine staatliche Pflegegeldleistung gewährt. Das Adoptionsverfahren wird mit Beschluss des Vormundschaftsgerichtes beendet. Damit erlöschen die Rechtsbeziehungen zu den leiblichen Verwandten und das Adoptivkind bekommt den Namen der Adoptivfamilie. Die Adoptiveltern haben ein Recht auf Anonymität gegenüber den leiblichen Eltern. Es gibt aber auch die halboffene (leibliche Eltern treffen mit den Adoptiveltern einmalig zusammen und

werden über die Entwicklung des Kindes unterrichtet) oder die offene Adoption (es besteht fortlaufend persönlicher Kontakt zu den leiblichen Eltern). Nach heutiger Auffassung sollte das adoptierte Kind so früh wie möglich über seine Herkunft informiert werden. Ab dem 16. Lebensjahr kann das Kind Einblick in das Personenstandsregister nehmen und seine leibliche Abstammung erfahren.

■ **Aufgaben, Möglichkeiten und Probleme der Heimerziehung:** Heimerziehung ist die älteste Form der Erziehungshilfe. Oft sind die leiblichen Eltern mit den Verhaltensauffälligkeiten der Kinder überfordert oder den Kindern droht in der Familie Gefahr. In der Regel wird eine Rückkehr in die Herkunftsfamilie angestrebt. Meistens behalten die Eltern weiterhin das Sorgerecht. Die Zusammenarbeit zwischen dem Heim und der Herkunftsfamilie ist gesetzlich vorgeschrieben. Neben der materiellen und pädagogischen Grundversorgung soll das Heim die Gesundheitsfürsorge, die Freizeitgestaltung sowie die Schul- oder Berufsausbildung gewährleisten. Die Heimerziehung hat das Ziel, einen lohnenden Lebensort zu schaffen, Zukunftschancen zu vermitteln und die allgemeine Entwicklung des Kindes zu fördern. An ihre Grenzen stößt die Heimerziehung, wenn das Kind so schwer gestört ist, dass ihm in vorrangig erzieherischer Weise nicht begegnet werden kann.

5.1.2 Auswirkungen von chronischen Ehekonflikten und Scheidung

■ **Trennung und Scheidung:** In Ballungszentren wird derzeit jede zweite, im bundesweiten Durchschnitt jede vierte bis fünfte Ehe geschieden. Der Trennung geht eine ein- oder mehrmalige Ambivalenzphase voraus. Die Scheidungsphase beginnt, wenn die Anwälte eingeschaltet werden und ist oft durch massive gegenseitige Entwertung der Ehepartner gekennzeichnet. Die Nachscheidungsphase endet mit der psychischen Scheidung nach einer Trauer- und Neuorientierungsphase. Die meisten Geschiedenen heiraten wieder, wobei ein erhöhtes Risiko für eine erneute Trennung besteht. Die Kinder müssen unter Umständen mehrfach die belastenden Phasen aus Abschied von der alten Familie, Einelternfamilie und Stieffamilienbildung erleben.

■ **Auswirkungen auf Partner und Kinder:** Geschiedene Männer und Frauen leiden oft unter Selbstwertverlust, Trauer, Aggressivität und Hilflosigkeit. Es kommt bei ihnen häufiger zu Substanzmissbrauch und Rückfällen psychischer Erkrankungen. Beim „außenstehenden" Elternteil können sich Schuld- und Inkompetenzgefühle entwickeln. Die alleinige Zuständigkeit für die Erziehung, geringe zeitliche Ressourcen und mangelnde soziale Unterstützung führen zu hohem subjektivem Druck beim erziehungsberechtigten Elternteil – meist der Mutter. Die Morbidität (z. B. Depression, Suizidalität) von allein erziehenden Frauen ist höher als die von verheirateten Müttern.
Ungefähr 50 % der Kinder haben nach der Scheidung zum nicht sorgeberechtigten Elternteil keinen Kontakt mehr. Die Trennung bringt die Kinder kurz- und langfristig aus dem seelischen Gleichgewicht. 3/4 der Kinder erleben die Trennung als krisenhafte Erfahrung. Jungen reagieren zeitnah verstärkt mit antisozialem Verhalten. Mädchen passen sich zunächst vordergründig gut an die Situation an und entwickeln oft erst in der Pubertät Symptome wie verringertes Selbstvertrauen oder Ängste. Häufig kommt es zum Leistungsabfall in der Schule. Erfolgt die Trennung bevor die Kinder zehn Jahre alt sind, scheinen die negativen Folgen besonders stark zu sein, weil sich jüngere Kinder oft die Schuld an den Streitigkeiten der Eltern geben.

■ **Langfristige Folgen:** Viele Scheidungskinder leiden bis ins Erwachsenenleben unter psychischen Störungen (z. B. erhöhtes Risiko für Substanzmissbrauch, dissoziales Verhalten, Depression). Es kommt bei ihnen öfter zum Schulabbruch und zu Arbeitslosigkeit. Das Erleben der Scheidung der Eltern erhöht das Risiko, selbst geschieden zu werden. Kinder aus Scheidungsfamilien suchen als Erwachsene

häufiger als andere einen Psychotherapeuten auf und leiden oft unter einem starken Konflikt zwischen Bindungssehnsucht und Verlustangst. Langfristig ungünstig wirken vor allem fehlende oder negative Beziehungen zum getrennt lebenden Elternteil und ungelöste Trennungsprobleme der Eltern. Entscheidender Faktor scheint das Fehlen des nicht sorgeberechtigten Elternteils bei der Erziehung zu sein. Erfahrungen mit „offenen Einelternfamilien" oder „offenen Mehrelternfamilien" mit gutem Kontakt zum geschiedenen Partner (gemeinsames Sorgerecht) weisen darauf hin, dass das Erleben einer Trennung beim Kind auch zu positiven Entwicklungen wie mehr Selbstständigkeit, Kooperationsbereitschaft und Verantwortungsgefühl führen kann. Kindern, deren Eltern vor der Trennung gewalttätige oder heftige verbale Konflikte hatten, geht es nach einer Scheidung meist besser.

5.1.3 Interpersonelle Faktoren und psychische Störung

■ **Expressed emotions (Erfassung, Ergebnisse):** Die Einstellung der Angehörigen von Schizophreniepatienten beeinflusst deren Rückfallquote. Rutter und Brown konstruierten das halbstandardisierte Camberwell Family Interview (CFI) um die Atmosphäre in den betroffenen Familien zu erfassen (Rutter und Brown 1966). Möglichst zwei bis drei Wochen nach der stationären Aufnahme des Patienten werden Eltern oder Ehepartner nach der psychiatrischen Vorgeschichte des Patienten, der jetzigen Krankheitsepisode, dem Zeitplan der Familie, den Konflikten im täglichen Zusammenleben, dem Verhalten des Patienten vor der jetzigen Klinikaufnahme, der Rollenverteilung, der Art der Beziehung und der Medikamenteneinnahme befragt. Erfasst wird, wie die Angehörigen die Kontrollierbarkeit der Situation erleben und welche Vermutungen sie über den Verlauf der Erkrankung und die Zeit nach der Entlassung haben. Die Aussagen der Angehörigen werden auf fünf Skalen ausgewertet:

● Kritik
● Feindseligkeit

- emotionales Überengagement (Overinvolvement)
- Wärme
- Anzahl positiver Bemerkungen

Bei viel Kritik, großer Feindseligkeit und hohem emotionalen Engagement spricht man von high expressed emotion. Nach neun Monaten hatten 19% der Patienten aus Familien mit einem niedrigen Wert an expressed emotions und 58% der Patienten aus Familien mit einem hohem Wert für expressed emotions einen Rückfall. Der Expressed-emotions-Wert ist also ein sehr guter Rückfallindikator bei Schizophreniepatienten.

■ **Familiäre Faktoren und Rückfall:** Viele Patienten, deren Zustand sich in einer Institution gebessert hatte, erleiden zu Hause einen Rückfall. Die Besserung des Index-Patienten kann sich destruktiv auf die Familienstruktur auswirken, was wiederum den Patienten belastet. Mangelhafte Kommunikation, unsichere Bindungen und Unflexibilität in Familien scheinen das Rückfallrisiko zu erhöhen.

5.1.4 Determinanten von Partnerschaftsqualität und Scheidung

■ **Kommunikation und Problemlösen:** Qualität und Dauer von Beziehungen werden davon bestimmt, wie ein Paar mit inhärenten Konflikten der Partnerschaft umgeht. Unzufriedene Partner kommunizieren oft durch destruktive Kritik, Defensivität, verächtliche Bemerkungen, Provokation und Rückzug. Sie tauschen hostil-dominante Verhaltensweisen aus und zeigen eher wenig Übereinstimmung zwischen verbaler und nonverbaler Kommunikation: Oft wird eine verbal positive Botschaft mit einem nonverbal negativen Signal verknüpft. Unzufriedene Partner können Kommunikationsinhalte oft nur mühsam entschlüsseln. Zufriedene Partner kommunizieren dagegen häufiger über positive Affekte, soziale Verstärkung und versöhnende Inhalte. Es gelingt ihnen Stress gemeinschaftlich zu bewäl-

tigen. Sie zeigen bei Problemen ein hohes Engagement und unterstützen sich, indem sie sich Hilfe anbieten, Aufgaben neu verteilen oder konstruktiv verhandeln.

■ **Individuelle Faktoren:** Insgesamt ist der Einfluss von Persönlichkeitsmerkmalen auf die Partnerschaftszufriedenheit eher gering. Allenfalls wirken sich das Vorhandensein von Persönlichkeitsstörungen und die Ausprägung der Faktoren Neurotizismus und Introversion/Extraversion auf die subjektiv erlebte Zufriedenheit mit der Partnerschaft aus. Die Ausprägung der Faktoren Intelligenz, Bildung, Konformität oder Attraktivität nehmen kaum Einfluss.

■ **Soziodemografische Variablen:** Soziodemografische Variablen der Partner sagen nur wenig über die subjektive Güte ihrer Paarbeziehung aus. Geringen Einfluss auf die Zufriedenheit mit der Partnerschaft haben die Religion (katholische Christen haben eine niedrigere Scheidungsrate), die Höhe des Einkommens (gut verdienende Paare sind zufriedener), die Wohnlage (auf dem Land lässt man sich seltener scheiden) und das Vorhandensein eigener Kinder. Bei großer Ähnlichkeit zwischen den Partnern in Bezug auf Alter, Status, Religion, kulturelle Werte usw. kommt es seltener zur Trennung als bei Partnern, die sich in einem oder mehreren dieser Faktoren sehr unterscheiden.

■ **Familiäre Faktoren und Kindesentwicklung:** Familiäre Risikofaktoren (s. auch 4.1.2, S. 68) für die Entwicklung von kindlichem Problemverhalten sind z.B. bestrafendes Erziehungsverhalten, negative Kommunikationsmuster in der Familie, Ehekonflikte, Trennungen und viele Geschwister. Außerdem können Merkmale der Elternpersönlichkeit wie Aggressivität, Delinquenz oder Substanzmissbrauch negativen Einfluss haben. Erziehungsfehler wie z.B. das Ignorieren von wünschenswertem Verhalten, das Vorleben inadäquater Modelle, Inkonsequenz oder der Gebrauch vieler Anweisungen wirken sich ebenfalls oft schädlich auf die Kindesentwicklung aus. Familiäre Schutzfaktoren für die kindliche Entwicklung sind unter anderem die elterlichen Fähigkeiten zur Unterstützung von autonomem Verhalten bei aufmerksamer Kontrolle, zur Herstellung klarer Grenzen, zum erfolgreichen Vorleben von Werten und zur Herstellung eines harmonischen Familienklimas mit Zusammenhalt und gemeinsamen Aktivitäten.

■ **Gewalt in Partnerschaft und Familie, sexueller Missbrauch:** Gewalt ist ein Ausdruck der Unfähigkeit, mit den eigenen und fremden Bedürfnissen angemessen umzugehen. Unter Belastung steigt die Gefahr, dass sich die Aggression an den schwächeren Familienmitgliedern entlädt. In Deutschland werden mehrere Hunderttausend Frauen pro Jahr von ihrem Partner misshandelt. Prügel oder andere schwere körperliche Misshandlungen in der Familie erleiden 20–30% aller Kinder. Man schätzt, dass 6–18% der Mädchen und 2–7% der Jungen Opfer sexueller Gewalt werden. Lediglich bei jedem vierten Fall kommt der Täter nicht aus dem Umfeld des Kindes.
Körperliche Symptome der Gewaltanwendung sind Verletzungen an untypischen Stellen (z. B. Genitalbereich), Handabdrücke, stumpfe Bauchtraumata oder Verbrennungen. Meist sind unterschiedlich alte, aber ähnliche Verletzungen nachweisbar. Ein erhöhtes Risiko für Misshandlungen haben Kinder mit einem niedrigen Geburtsgewicht oder mit Missbildungen, Stiefkinder und unerwünschte Kinder. Psychische Folgen der Misshandlung können geringe Stressresistenz, Ängste, Schuldgefühle etc. sein. Die Wahrscheinlichkeit für eine nicht zufrieden stellende Partnerschaft und für Trennung ist erhöht, wenn als Kind Gewalt erlebt wurde. Es gibt Hinweise, dass sich Gewalterfahrungen über die Generationen „vererben".

■ **Missbrauch und Störung:** Kinder, die Missbrauch erleben, reagieren im Allgemeinen mit Abspaltung und Verdrängung. Als Erwachsene leiden sie gehäuft an Persönlichkeitsstörungen, Substanzmissbrauch, posttraumatischen Belastungsstörungen, Ängsten, selbstschädigendem Verhalten und Depressionen. Ihre Kontaktfähigkeit und ihre allgemeine Lebensqualität sind oft stark eingeschränkt.

5.2 Interpersonelle Störungsmodelle

5.2.1 Kognitiv behaviorale Modelle

■ **Einfluss der Familie und anderer sozialer Systeme:**
● **Zwangsprozess:** Der Zwangsprozess steht für eine destruktive, zirkuläre Interaktionsform: A versucht das Verhalten von B zu ändern. Wenn B nicht darauf eingeht, versucht A seine Intention mit Anklagen oder Vorwürfen durchzusetzen und hört auf, seine Bedürfnisse direkt auszudrücken. B kann dann den Inhalt der Botschaft nicht mehr erkennen und reagiert mit Gegenangriff. Es beginnt ein Teufelskreis, der nur durch das Einlenken von B durchbrochen werden kann. Dadurch wird das Verhalten von A aber verstärkt, was dazu führt, dass A auch in Zukunft aversive Mittel zur Befriedigung seiner Bedürfnisse einsetzen wird. Die Beziehung wird so immer schwieriger.
● **Balancemodell nach Gottman:** Das Modell beschreibt den Zusammenhang von Kommunikation/Interaktion, Wahrnehmung und physiologischer Aktivierung (triadische Balance): Eine negative Interaktionsform geht mit hoher aversiver Erregung einher, die als unangenehm wahrgenommen wird und zu emotionaler Überschwemmung führt. Die Partner beginnen daraufhin ihre Beziehungsgeschichte negativ zu interpretieren, was die Trennung wahrscheinlicher macht (Gottmann 1994).
Die Beziehung wird als stabil betrachtet, wenn die positiven Verhaltensweisen im Verhältnis 5:1 zu den negativen Verhaltensweisen stehen. Bei instabilen Beziehungen besteht zwischen Positivität und Negativität lediglich ein Verhältnis von 0,8:1.

5.2.2 Psychoanalytische/ tiefenpsychologische Modelle

■ **Objektbeziehungstheorie:** Die Objektbeziehungstheorie geht davon aus, dass alle Beziehungen dadurch beeinflusst werden, wie frühe Erfahrungen des Selbst mit den Objekten verinnerlicht wurden. Je nachdem, durch welchen Modus die Triebbefriedigung geprägt wurde, entwickelt sich der orale, anal-retentive, anal-aggressive, phallisch-narzisstische oder ödipale Beziehungstyp, der auch das partnerschaftliche Beziehungsmuster bestimmt.

■ **Narzissmustheorie:** Die narzisstische Störung äußert sich in einem übertriebenen Selbstwert- oder Minderwertigkeitsgefühl sowie in einer hohen Konfliktanfälligkeit in sozialen Beziehungen. Narzisstische Menschen nehmen den Partner nicht als eigenständige Person, sondern als Teil ihres Selbst wahr. Sie versuchen in den zwischenmenschlichen Beziehungen ihre subjektiv erlebten Defizite auszugleichen. Entzieht sich der Partner, besteht für diese Menschen die Gefahr der Dekompensation.

■ **Zentraler Beziehungskonflikt** (Luborsky und Kächele 1988): Das zentrale Beziehungskonfliktthema (ZBKT) (s. auch 9.3.4, S. 180) kann aus den vom Patienten geschilderten Beziehungsepisoden entnommen werden. Es ergibt sich aus den Beziehungswünschen des Patienten gegenüber einer anderen Person, der Reaktion dieser anderen Person und der darauf folgenden Reaktion des Patienten. Diese Beziehungsmuster verfestigen sich und wiederholen sich immer wieder im Leben eines Menschen.

■ **Zyklisch maladaptives Muster** (Strupp und Binder 1991): Das zyklisch maladaptive Beziehungsmuster (CMP) (s. auch 9.3.4, S. 180) ergibt sich aus der vom Patienten gewünschten Reaktion anderer, der erwarteten negativen Reaktion anderer, dem Verhalten des Patienten anderen gegenüber, dem Verhalten anderer gegenüber dem Patienten und dem Verhalten des Patienten gegenüber sich selbst (Introjekt).

■ **Psychoanalytische Bindungskonzepte:** Nach den psychoanalytischen Bindungskonzepten hat der Partner bei Verunsicherungen eine sicherheitsspendende Funktion. Erlangt eine Person emotionale Bedeutung, wird sie intrapsychisch stärker repräsentiert. Das Selbst bemüht sich, diese Objektvorstellung zu beschützen. Wenn sich beide Partner um die Bindung bemühen, wird sie zu einer neuen Ganzheit. Es entsteht das Wir-System. Der Verlust von Bindungen bildet das größte Risiko für die Entwicklung von psychischen und psychosomatischen Störungen.

■ **Kollusion** (Willi 1990): Bei der Kollusion entwickeln sich zwischen den Partnern gemeinsame unbewusste Konflikte. Der gemeinsame Grundkonflikt (narzisstisch, oral, anal, phallisch s. 5.3.2, S. 98) wird in verschiedenen Rollen ausgetragen. Jeder Partner übernimmt eine Seite des Konflikts und delegiert die Gegenseite an den Partner. Auf der einen Seite entwickeln sich eher progressive, auf der anderen eher regressive Selbstheilungsversuche. Jeder Partner hofft, durch den anderen vom Grundkonflikt befreit zu werden. Weil die auf den Partner externalisierten Anteile im eigenen Selbst präsent bleiben, scheitert dieser Versuch. Ähnlich erklärt sich die interpersonelle Abwehr nach Mentzos (1976).

5.3 Paar- und Familientherapie

5.3.1 Kognitiv behaviorale Therapie

■ **Indikationen:** Kognitiv behaviorale Paar- und Familientherapie ist dann indiziert, wenn eine Störung durch zwischenmenschliche Probleme verursacht und aufrechterhalten wird oder wenn sie die Therapie von psychischen Störungen verhindern oder erschweren. Voraussetzung für die Durchführung der Therapie ist, dass alle Beteiligten zur Mitarbeit motiviert sind.

■ **Spezifische Diagnostik:** Das Erstgespräch mit dem Paar oder der Familie dient der Informationsgewinnung. Dabei können auch Fragebögen (z. B. Partnerschaftsfragebogen PFB, Problemliste PL) eingesetzt werden. Die anschließende Verhaltensanalyse, die Erfassung der Änderungswünsche und die Einführung in die Therapietechniken erfolgt meist in Einzelsitzungen. Am Ende der Diagnostikphase steht die gemeinsame Sitzung zur Therapievereinbarung. Ziele der Diagnostik liegen neben der Erfassung des Status quo in der Entwicklung von positiven Erwartungen im Hinblick auf die Therapie und der Aktivierung von familiären Ressourcen.

■ **Kommunikation und Problemlösen:** In Krisenzeiten sind die Problemlösefähigkeiten des Paares oder der Familie durch mangelnde Kommunikationsfertigkeiten eingeschränkt. Kommunikation verbessert sich auf der Sprecherseite durch Ich-Gebrauch, Mitteilung von Gefühlen, Gegenwartsbezogenheit, Vermeidung von Anklagen und Defensivität sowie auf der Zuhörerseite durch aktives Zuhören, offene Fragen, positives Feedback und Rückmeldung von Gefühlen. Beim Problemlösetraining wird geübt, das Problem zu beschreiben, nach Lösungsmöglichkeiten zu suchen, die beste Möglichkeit zu wählen sowie das Verhalten im Alltag umzusetzen und zu überprüfen.

■ **Steigerung positiver Reziprozität:** Unter Reziprozität versteht man: A wird B belohnen, wenn A vorher von B belohnt wurde. Reziprozitätstrainings bestehen aus Sitzungen zur Verhaltens- und Bedingungsanalyse, zum Thema „Balance von Kosten und Nutzen", zum Kommunikationstraining und zur Konfliktlösung. Ähnlich funktionieren Programme zum Aufbau des positiven Austauschs. Dabei wird die Zufriedenheit durch das Erleben von mehr angenehmen Erlebnissen in der Partnerschaft oder Familie erhöht. Oft werden dabei so genannte Quid-pro-quo-Verträge zwischen den Familienmitgliedern geschlossen.

■ **Kognitive Ansätze:** Durch kognitive Techniken sollen die eingeschliffenen dysfunktionalen auf den Partner oder die Familie bezogenen Kognitionen wie unangemessene Kausalattributionen (z. B. „Er macht das absichtlich."), unzutreffende Erwartungen (z. B. „Sie muss immer für mich da sein.") oder überzogene Normen (z. B. „Man macht das so.") bearbeitet werden. Die Familienmitglieder lernen, dass ihre Sichtweisen subjektiv und veränderbar sind.

■ **Krisenintervention:** Viele Patienten nutzen die Paar- oder Familientherapie als „letzte Möglichkeit", wenn es fast zu spät ist. Die Situation hat daher oft den Charakter einer aktuellen Krise. In der Initialphase der Therapie sollten in diesem Fall typische Kriseninterventionen eingesetzt werden (vgl. 6.1.1, S. 103). Das Ziel liegt darin, die momentane Situation zu relativieren und zu entdramatisieren.

■ **Psychoedukation:** Psychoedukation ist eine systematische didaktisch-psychotherapeutische Intervention (s. auch 5.4.2, S. 100 und 9.1.2, S. 152). Das Ziel liegt in der Vermittlung umfassender Informationen (z. B. über adäquate Kommunikations- und Problemlösestrategien oder über die Art der geplanten therapeutischen Interventionen) mit konkreter Anwendung auf den eigenen Fall.

5.3.2 Psychoanalytische/ tiefenpsychologische Therapie

■ **Indikationsbereich:** Psychoanalytische oder tiefenpsychologische Ansätze der Familien- und Paartherapie sind indiziert, wenn die Bearbeitung von unbewussten familiären Konflikten und Interaktionsmustern auf dem Hintergrund der Familiengeschichte zur Problemlösung dient. Dies kann z. B. bei der Behandlung von Jugendlichen oder bei der Behandlungsbedürftigkeit mehrerer Familienmitglieder der Fall sein. Familiengespräche können auch notwendig werden, wenn die Einzeltherapie offen oder verdeckt von Angehörigen sabotiert wird. Voraussetzung für den Erfolg der Behandlung ist, dass alle Beteiligten zur Mitarbeit motiviert sind.

■ **Dynamik von Verdienst, Vermächtnis und Loyalität:** Bewusste oder unbewusste Vermächtnisse (z. B. „Führe die Familientradition fort.") können Familien über Generationen hinweg prägen. Sie sind bis zu einem gewissen Grad Ausdruck des Bedürfnisses der Familienmitglieder, sich umeinander zu sorgen. Probleme entstehen beispielsweise dann, wenn divergierende Vermächtnisse von uneinigen Familienmitgliedern delegiert werden oder wenn der Druck vom Überich zu groß wird. Die familiären Aufträge können dann zu Loyalitätskonflikten führen.

Die Verdienst- und Schuldkonten ergeben sich daraus, wie gut die Vermächtnisse erfüllt werden. Die Konten sind Teil einer Art familiärer Buchhaltung. Basierend auf dem Bedürfnis nach Gerechtigkeit in Beziehungen wird über die Generationen hinweg immer wieder ein Gleichgewicht zwischen Geben und Nehmen angestrebt.

■ **Bezogene Individuation:** Bei der Überindividuation grenzen sich die Familienmitglieder zu stark voneinander ab. Sie wirken emotional unverbunden. Bei der Unterindividuation ist die Abgrenzung zu gering. Die Familienmitglieder leben dann zu wenig Eigenständigkeit. Mit der bezogenen Individuation ist nach Stierlin ein Gleichgewicht zwischen Individualisierung einerseits und Bezogenheit auf die soziale Umwelt andererseits gemeint (Stierlin 1994). Die Individuation steht mit den Konzepten der Bindung und Ausstoßung in Bezug. Bei den Bindungen wird der Es- (Verwöhnen des Kindes), Ich- (Kinder sollen die unerfüllten Wünsche der Eltern leben) oder Überich-Modus (Verpflichtungsgefühle) unterschieden. Probleme treten auf, wenn Kinder über diese Modi zu stark an die Eltern gebunden sind oder zu früh von der Familie ausgestoßen werden.

■ **Delegation und Parentifizierung:** Nach Stierlin wird der Einzelne durch die Delegation meist unbewusster Aufträge von den Eltern (z. B. „Lebe das Leben, das mir verboten wurde.") in eine Generationen übergreifende Entwicklung einbezogen (Stierlin 1978). Die Delegation überfordert das Kind, wenn sie zu Loyalitätskonflikten führt, dem Entwicklungsstand des Kindes nicht angemessen ist oder unvereinbare Tendenzen enthält. Je weniger bewusst die elterlichen Delegationen ablaufen, umso bindender wirken sie.

Die Parentifizierung ist eine besondere Form der Delegation. Dabei kommt es zur Rollenumkehr in der Familie. Die Kinder übernehmen die delegierte Eltern- oder Partnerfunktion. Man kann sich mit der Delegation und der Parentifizierung soweit identifizieren, dass sie Ich-synton werden.

■ **Abgewehrte Trauerprozesse:** Jede lebensgeschichtliche Schwellensituation (z. B. Todesfall, Umzug, Berentung) bedeutet Verlust und setzt Trauerprozesse in Gang. In gestörten Familiensystemen findet man oft unverarbeitete Verlusterlebnisse, weil die Verletzung die psychische Verarbeitungsfähigkeit überfordert. Wenn die Trauerprozesse abgewehrt werden oder die Trauer durch die äußeren Bedingungen (z. B. bei Flucht oder Vertreibung) nicht verarbeitet werden konnte, besteht die Gefahr der Symbiose und Stagnation in der Beziehungsfähigkeit. Die Folgen zeigen sich häufig erst in nachfolgenden Generationen beispielsweise durch entwicklungshemmende Parentifizierungen, Beziehungsabbrüche, Wiederholungen destruktiver Familienmuster oder Ausbruchsschuldgefühlen.

■ **Familienmythen und -geheimnisse:** Familienmythen (Harmonie-, Entschuldigungs-, Wiedergutmachungs- und Rettungsmythen) sind Geschichten, die die Familienmitglieder über ihre Familie erzählen und die die Realität meist nur verzerrt wiedergeben. Sie dienen dem Schutz nach außen und der Abwehr nach innen. Im Normalfall erhöhen die Mythen das Wir-Gefühl der Familie. Ist die Abwehrfunktion aber sehr stark ausgeprägt, können die Mythen als Entwicklungsblockade wirken.

Die Familiengeheimnisse (z. B. über Abtreibungen, Suizide, Haftstrafen) werden verschwiegen. Sie betreffen meist die Macht- und Loyalitätsstrukturen der Familie und sind mit Schuld, Scham, Angst oder Entwürdigung verbunden. Auch sie dienen der Abwehr. Die Geheimnisse sind der gesamten Familie oder aber auch nur einem Teil der Familie bekannt. Folgen können Loyalitätskonflikte, Vertrauensbrüche, Ausgrenzungen, Erpressungen oder die Aufhebung von Generationsgrenzen sein.

■ **Kollusion:** Das Konzept der Kollusion (s. oben) entwickelte sich aus dem Modell der malignen Verklammerung von Stierlin (1994). Die Partner ähneln sich in vier Grundthemen, die den Phasen der Libidoentwicklung zugeordnet werden können:

- **narzisstisches Thema:** Entwicklung von Abhängigkeit und Selbstständigkeit
- **orales Thema:** Entwicklung von Fürsorge und Verantwortung
- **anales Thema:** Entwicklung von Kontrolle und Hingabe
- **phallisches Thema:** Entwicklung von Unterordnung und Macht

Ein Partner übernimmt den regressiven, der andere den progressiven Part im Konflikt. Der jeweilige Partner lebt die Tendenzen aus, die vom anderen verdrängt werden. Aus dem scheinbaren Zusammenspiel entwickelt sich eine destruktive Kollusion.

■ **Kurz- und Langzeittherapie (Settings, Techniken):** Bei den Kurzzeittherapien wird während einer festgesetzten Behandlungsdauer an einem Fokus gearbeitet. Bei den Langzeittherapien wird nach einer zeitlich begrenzten Phase zur Vertrauensbildung die weitere Behandlungsdauer meist offen gelassen, um die Regression zu erleichtern.

Oft wird mit Therapeutenteams gearbeitet, um Allparteilichkeit (vielgerichtete Parteilichkeit, multiple Identifikation) zu bewahren. Die Grundregel lautet, dass die Familienmitglieder soweit als möglich über alles sprechen sollen, was sie bisher nur schwer oder gar nicht bereden konnten. Der Therapeut interveniert direktiver als in der Einzeltherapie und arbeitet ressourcenorientiert. Wie in der Einzeltherapie basiert die Behandlung auf Klärung, Konfrontation und Deutung. Unter Umständen werden in den Sitzungen mehrere Generationen einbezogen. Da die primären Objekte in der Therapie anwesend sein können, ist die Übertragungssituation gegenüber der Einzelsitzung verändert. Mit der Umformulierung wird die Herstellung von Zusammenhängen zwischen Symptom und Familiensystem angestrebt. Wie gut dies bereits zu Beginn der Therapie gelingt, hat prognostische Bedeutung für den Therapieerfolg.

In der analytischen/tiefenpsychologischen Paar- und Familientherapie unterscheidet man folgende Ansätze:

- Beziehungsanalyse (Bauriedl 1980) als eine Weiterentwicklung der Objektbeziehungstheorie im multipersonalen Beziehungsraum der Familie,
- Mehrgenerationen-Familientherapie (Stierlin, Sperling, Massing) unter besonderer Berücksichtigung der vertikalen Richtung von Beziehungsstrukturen (Massing et al. 1992),
- Psychoanalytisch orientierte Familien- und Sozialtherapie (Richter 1970) mit der Unterscheidung in die charakterneurotische und symptomneurotische Familie: Die charakterneurotische Familie (paranoide Festungsfamilie, hysterische Theaterfamilie oder angstneurotische Sanatoriumsfamilie) hat als Ganzes eine eingeschränkte Weltsicht. Bei der symptomneurotischen Familie, wird ein Familienmitglied zum Symptomträger und aus dem Familienverband ausgestoßen. Nach Richter übernehmen Kinder bestimmte von den Eltern vorgegebene Rollen, z. B. als Ersatz für andere Personen, als Stellvertreter des eigenen Selbst, als Bundesgenossen oder als Sündenbock.

Ausgehend von der psychoanalytischen Therapie und unter Einbezug anderer (z. B. kybernetischer, kommunikationstheoretischer) Modelle entwickelte sich der systemische Ansatz (vgl. v. Schlippe und Schweitzer 2003). Er findet in der Familien- und Paartherapie, aber auch in der Organisationsberatung und in der Supervision Anwendung. Die systemische Therapie bezieht sich vor allem auf die Gegenwart. Es wird nicht zwischen Explorations- und Interventionsstadium unterschieden. Die Abstände zwischen den Sitzungen sind oft relativ lang. Bei einigen Ansätzen ist der Therapeut aktiv-direktiv, bei anderen agiert er als gleichrangiger Partner des Systems (joining). Teilweise wird mit dem Gesamtsystem gearbeitet, teilweise mit Teilsystemen und Einzelpersonen.

Innerhalb der systemischen Therapie unterscheidet man u. a. folgende Ansätze:

- **erlebnisorientierte Therapie** (z. B. Palo Alto-Ansatz von Satir et al. 2000)
- **strukturelle Therapie** (z. B. Minuchin 1983)
- **strategische Therapie** (z. B. Haley und Hoffmann 1967)
- **Mailänder Modell** (z. B. Selvini-Palazzoli et al. 1992)
- **Heidelberger Modell** (z. B. Stierlin 1994, Bozormenyi-Nagy und Spark 2001)

5.3.3 Spezielle Techniken

■ **Zirkuläres Fragen:** Die Methode dient zur Erfassung triadischer Beziehungsmuster. Der Therapeut fragt eine Person über die Interaktion zwischen anderen Familienmitgliedern (z. B. „Was tut deine Mutter, wenn sich dein Vater mit deiner Schwester streitet?"). Die individuelle lineare Sichtweise wird dadurch in Frage gestellt.

■ **Rituale:** Ein Ritual wird speziell auf die Familie zugeschnitten. Die gesamte Familie nimmt am Ritual teil, um das gestörte familiäre Zusammenspiel schlagartig zu unterbrechen. Bei Eltern, die sich in ihrer Autorität gegenseitig unterminieren, wird z. B. das „Ritual der geraden und ungeraden Tage" durchgeführt, nach dem jeder Elternteil einen Tag lang bestimmen bzw. beobachten soll.

■ **Genogramm:** Ein Genogramm ist eine grafische Darstellung der Familienstruktur zur Visualisierung von Familienereignissen über mehrere Generationen. Es kann in verschiedenen Therapiephasen aufgegriffen werden.

5.4 Psychotherapie in Gruppen: Modelle und Interventionen

5.4.1 Grundlagen der Gruppentherapie

■ **Bildung von Gruppen:** Gruppen können geschlossen, halboffen (slow open z. B. fünf Sitzungen geschlossen dann offen) oder offen sein. Sie werden z. B. durch Zuteilung

- nach der Art der Diagnose (z. B. Depression, Borderline),
- nach dem zu bearbeitenden Thema (z. B. Genusstraining, Partnerschaft),
- nach der Ausbildung des Leiters (z. B. Kunst, Tanz) oder
- nach der Ich-Stärke der Patienten (supportiv, konfrontativ)

gebildet.

Man unterscheidet homogene (die Teilnehmer haben von Beginn an ein gemeinsames Anliegen und sind sich ähnlich) und heterogene Gruppen (die Teilnehmer unterscheiden sich stark). Gegebenenfalls sortiert man nach dem „Arche-Noah-Prinzip", bei dem im Hinblick auf Symptom, Geschlecht, Status usw. jeweils Paare in die Gruppe aufgenommen werden.

■ **Kohäsion:** Die Kohäsion umschreibt die Kräfte, die bewirken, dass der Teilnehmer in der Gruppe bleibt. Durch die Kohäsion entsteht ein Wir-Gefühl. Sie ist ein allgemeiner Wirkfaktor in der Gruppentherapie und Voraussetzung für den Erfolg anderer Faktoren. Je mehr Kohäsion erlebt wird, um so mehr kommt es zur Selbstöffnung, um so besser können Konflikte offen gelegt werden, um so weniger Fluktuation gibt es in der Gruppe und um so besser ist das Therapieergebnis.

■ **Gruppenregeln:** Beispiele für Gruppenregeln sind:
- Es besteht Schweigepflicht über alle in der Gruppe gemachten Aussagen und über alle Mitglieder.

- Die Teilnehmer sollen nicht von sich als „man" sprechen.
- Es spricht immer nur ein Teilnehmer.
- Die Gruppe geht respektvoll mit sich um.
- Jeder darf ausreden.

■ **Umgang mit Konflikten:** Interpersonelle Konflikte in der Gruppe werden nicht als Problem angesehen. Störungen haben Vorrang. Sie werden offen angesprochen und es werden Lösungsstrategien eingeübt, was die soziale Kompetenz fördert.

■ **Interventionstechniken:** Typische Interventionen in der Gruppenpsychotherapie sind u. a.:
- **Blitzlicht:** Beschreibung der aktuellen Befindlichkeit
- **Einzelarbeit in der Gruppe:** Der Therapeut arbeitet mit einem Patienten und die Gruppe bildet das „Publikum".
- **Stellen von Skulpturen:** szenische Darstellungen
- **Rollentausch:** Beispielsweise übernehmen Gruppenmitglieder, die miteinander einen Konflikt haben, die jeweils andere Position.
- **leerer Stuhl, Hilfsstuhl:** Stühle stehen für imaginierte Personen, mit denen die Gruppenmitglieder kommunizieren.
- **Feedback, Sharing:** Möglichkeit zum Vergleich zwischen Selbst- und Fremdwahrnehmung

5.4.2 Kognitiv behaviorale Therapie

■ **Gruppentherapie** (s. 9.1.10, S. 166 f.): Kognitiv behaviorale Ansätze zur Gruppentherapie sind in der Regel manualisiert. Die Sitzungen sind strukturiert und werden vom Therapeuten relativ direktiv geleitet. Es handelt sich meist um geschlossene, homogene und störungsspezifische (z. B. Schmerzsyndrom, Depression, Selbstunsicherheit) Gruppen. Die Interaktionen zwischen den Teilnehmern werden nicht explizit analysiert.

■ **Psychoedukation** (s. 9.1.2, S. 152): Psychoedukation ist eine Maßnahme zur Entlastung des Betroffenen durch die Weitergabe von Informationen über seine Störung und ihre Behandlung. Sie kann in Einzelgesprächen mit dem Patienten oder den Angehörigen erfolgen. Besonders hilfreich scheinen jedoch Gruppenansätze für Patienten und/oder Angehörige zu sein, weil die Teilnehmer Informationen untereinander austauschen können. Die Psychoedukation soll helfen, die Krankheit besser zu verstehen und zu bewältigen.

5.4.3 Psychoanalytische/ tiefenpsychologische Therapie

■ **Bedeutung des Settings, Rahmen:** Das Setting in der psychoanalytischen/tiefenpsychologischen Gruppe muss so gestaltet werden, dass analytische Beobachtungen und Deutungen möglich werden. Der möglichst ungehemmte Fluss der Interaktionen wird unter anderem durch die abstinente Haltung der Leitung und die Grundregel (Teilnehmer sollen alles äußern, was ihnen durch den Kopf geht, s. auch 9.2.5, S. 173) erleichtert. Außerhalb der Sitzungen sollen die Teilnehmer keine Kontakte pflegen, damit die gewünschte Künstlichkeit der Situation erhalten bleibt. Außerdem werden von den Teilnehmern Regelmäßigkeit, Pünktlichkeit und Diskretion erwartet.

■ **Spiegelprozesse:** Je nach psychosexueller Fixierung löst jedes Ereignis in der Gruppe beim einzelnen Teilnehmer eine bestimmte Resonanz aus. Der Spiegelprozess ist ein Sonderfall dieser Resonanz. Er entsteht durch Identifikation und Projektion. Das Wahrnehmen neurotischer Konflikte beim anderen erleichtert das Erkennen entsprechender Mechanismen bei sich selbst. Wenn viele Spiegelprozesse in der Gruppe beobachtet werden können, läuft der Gruppenprozess gut.

■ **Entfaltung des Gruppenprozesses:** Der Gruppenprozess hat eine Eigendynamik. Foulkes (1948) beschreibt drei Phasen:
- **Initialphase:** Die Teilnehmer haben die Illusion, dass der Leiter allwissend ist.

- **Intermediärphase:** Aus der Enttäuschung über den Leiter kommt es zur gegenseitigen Aussprache bis hin zur „Gruppensucht".
- **Terminalphase:** Das Erfahren von Wiederholung und Stillstand in der Gruppe führt zum Durcharbeiten der Einsichten und schließlich zur Ablösung.

◼ **Position und Rolle in der Gruppe:** Nach Bion (1971) kommt es in Gruppen zu Zuständen tiefer Regression, in denen das Erleben der frühen Kindheit reaktiviert wird. Dieses Erleben als Kind spiegelt sich in den Grundannahmen der Gruppe wieder. Die Grundannahme der Abhängigkeit weist auf eine depressive Position, die Grundannahme von Kampf und Flucht auf eine paranoide Position und die Paarbildung auf eine ödipale Position.
Schindler (1973) unterscheidet in Gruppen eine Rangstruktur mit Alpha als „Anführer", Beta als „Fachmann", Gamma als „Mitläufer" und Omega als „Sündenbock". Man kann in Gruppen auch noch Rollen wie „Nörgler", „graue Eminenz", „Optimist" oder „Skeptiker" unterscheiden. Durch die Rollen wird ein unbewusster Gruppenkonflikt auf verschiedene Teilnehmer verteilt.

◼ **Netzwerk der Kommunikation:** Das Netzwerk der Kommunikation ist gleichbedeutend mit der unbewussten Gruppenmatrix (s. unten) von Foulkes und Anthony (1957). Innerhalb der Matrix entspricht jedes Individuum einem Knotenpunkt. Es ist durch Kommunikation und Beziehung mit den anderen Gruppenteilnehmern verbunden. Jede Veränderung eines Einzelnen verändert das gesamte Netzwerk.

◼ **Feldverständnis:** Foulkes geht in seinem Konzept der transpersonalen Gruppenmatrix davon aus, dass man den Patienten nur verstehen kann, wenn man seine Lebenssituation oder sein „Feld" kennt (Foulkes 1948). Eine Trennung von Individuum und Umwelt ist nach dieser Auffassung nicht möglich.

◼ **Unbewusste Gruppenmatrix:** Foulkes unterscheidet verschiedene dynamische Matrizen in der Gruppe (Foulkes und Anthony 1957):

- **individuelle Matrix** des einzelnen Teilnehmers aus seinen individuellen Erfahrungen
- **Grundlagenmatrix** aus kollektiven Vereinbarungen (Kultur, Sprache usw.)
- **transpersonale Gruppenmatrix** als „Gewebe" von Kommunikation und Beziehung in einer Gruppe

An der unbewussten Gruppenmatrix beteiligt sich jeder Teilnehmer gemäß seiner Primärerfahrungen. Sie entwickelt sich langsam im Gruppenprozess. Jeder Gruppenprozess ist einzigartig, weil die Gruppenmatrix unverwechselbar ist.

◼ **Gemeinsames Unbewusstes:** Nach Foulkes (1948) teilen alle Individuen das Unbewusste bestimmter gesellschaftlicher und kultureller Zusammenhänge, aber es entsteht auch während des Gruppenprozesses ein für die Gruppe spezifisches gemeinsames Unbewusstes. Zum gemeinsamen Unbewussten gehören auch Gruppenmythen wie „Wir kennen untereinander keine Tabus", „Wir sind eine eingeschworene Gemeinschaft" usw.

◼ **Balance zwischen Bindung und Autonomie:** Zur Bearbeitung bestimmter biografischer Themen z. B. beim Prozess der Nachreifung sind regressive Prozesse (Reparenting) notwendig, die nur auf der Basis guter Bindungen in den Gruppen entstehen. In jeder Gruppe soll aber auch das Empowerment unterstützt werden. Damit ist die Förderung von Autonomie und Selbstbestimmtheit gemeint. Die Balance zwischen regredierendem Reparenting und progredierendem Empowerment lässt sich durch die methodisch richtige Handhabung des Gruppengeschehens realisieren.

◼ **Anforderungen an die therapeutische Haltung:** In der psychoanalytischen Gruppentherapie ist der Therapeut Gruppenmitglied. Allerdings gibt es eine Rollenasymmetrie zwischen Leitung und Patienten, weil der Therapeut keine persönlichen Äußerungen macht (Neutralität, Abstinenz). Seine Aufgabe liegt darin, der Gruppe zu folgen und die Gruppenkommunikation zu fördern, ohne Themen vorzugeben.

■ **Minimalstrukturierung:** In der psychoanalytischen Gruppentherapie soll die Gruppe so wenig wie möglich strukturiert werden. Es werden lediglich Informationen über Ort, Zeit und Grundregel mitgeteilt. Die Grundregel lautet, dass alle Gruppenmitglieder sich so frei wie möglich äußern sollen (Regel der freien Interaktion), wobei die Spannungsabfuhr nur über verbale Kommunikation und nicht über Berührungen erfolgen soll. Das Prinzip der Minimalstrukturierung führt zu Beginn der Sitzungen meist zu einem gemeinsamen Schweigen. Daraus entwickelt sich eine interpersonale Abwehr der Gruppe, indem z. B. zunächst Probleme außerhalb der Gruppe beschrieben werden, die dann aber auch in der Gruppe wahrnehmbar werden.

■ **Dyade versus Triangulierung** (s. auch 9.2.9, S. 176 und 9.3.2, S. 178 f.): Einzeltherapie steht für eine dyadische oder pseudodyadische Beziehung (Patient und Therapeut) und führt leicht zu einer Idealisierung des Therapeuten. Gruppentherapie hat eine triadische Konstellation (Patient, Therapeut und Gruppe). Die Gruppe bekommt die Funktion eines „Dritten" und hilft, die Unvollkommenheit des dyadischen Partners zu akzeptieren. Damit wird die Überwindung von Teilobjektbeziehungen gefördert. Dieser heilende Gruppenprozess hat sich vor allem bei Patienten mit regressiven Objektbeziehungen bewährt.

6 Prävention und Rehabilitation

6.1 Prävention und Gesundheitsförderung

6.1.1 Ziele und Aufgaben

■ **Abschwächung von Risiken:** Präventive Maßnahmen sollen einerseits die intrapersonalen Risikofaktoren reduzieren (z. B. Hilfe bei negativem Selbstbild oder Typ-A-Persönlichkeit) und das individuelle Risikoverhalten mindern (z. B. Rauchen aufgeben, Ernährung verbessern). Auf der anderen Seite versucht man durch Prävention, Risikofaktoren in der physikalischen (z. B. durch Einrichten von rauchfreien Zonen oder Schallschutz) und sozialen Umwelt (z. B. durch Kommunikationstraining oder Abbau von Isolation) abzuschwächen.

■ **Förderung von Protektivfaktoren (Wechselwirkung von genetischen, biologischen und psychosozialen Faktoren):** Nach Becker (1997) berechnet sich die Inzidenz psychischer Störungen aus dem Produkt aus angeborener Vulnerabilität und äußeren Stressoren, dividiert durch das Produkt aus psychischer Kompetenz und förderlichen Umweltbedingungen. Externale (z. B. soziale und materielle Unterstützung) und internale (z. B. kognitive und emotionale Kompetenzen) protektive Faktoren regulieren die genetisch disponierte und erworbene Vulnerabilität und erhöhen so die Resilienz. Schutzfaktoren können durch körperliche Betätigung, Vermittlung von Kommunikations- und Problemlösetechniken, Stabilisierung eines tragfähigen sozialen Netzes, gesunde Ernährung, bessere Bildung usw. gefördert werden.

■ **Förderung gesundheitsstützender Umwelten:** Umgebungsbezogene Interventionen zur Verbesserung der Gesundheit betreffen soziale Grundgüter (z. B. Beratungsstellen, Qualifizierungsmaßnahmen), materielle Grundgüter (z. B. finanzielle Versorgung, gesunde Nahrung) und soziokulturelle Grundgüter (z. B. Rollenzuordnungen). Gesundheitsstützende Umwelten sind unter anderem eine ruhige, ausreichend große Wohnung, ein ergonomisch adäquater Arbeitsplatz, Möglichkeiten zur Hygiene, guter Zugang zu Beratungsangeboten oder passende Freizeitmöglichkeiten. Die Förderung der gesundheitsstützenden Umwelten kann durch ökonomische Anreize, Umweltschutz oder Einflussnahme auf die Werbung erfolgen.

■ **Krisenintervention:** Bei einer Krise verliert der Betroffene sein seelisches Gleichgewicht und kann es mit den bestehenden Bewältigungsmechanismen nicht wieder herstellen. Krisenintervention wird zeitlich begrenzt und kurzfristig angeboten. Sie kann in allen Phasen des Betreuungsverlaufs oder als separates Angebot notwendig werden, setzt jedoch im Allgemeinen ein, bevor sich eine Störung verfestigen kann. Die primäre Krisenintervention soll die Folgeschäden eines Ereignisses, das eventuell traumatisch verarbeitet werden könnte, verhindern. Bei der sekundären Krisenintervention versucht man während oder kurz nach krisenhaft erlebten Ereignissen dauerhafte Störungen zu verhindern. Tertiäre Krisenintervention setzt ein, wenn es durch das Ereignis zu dauerhaften Belastungen kam, die sich krisenhaft zuspitzen.

■ *Spezifische versus unspezifische Prävention:* Unter unspezifischer Prävention versteht man die allgemeine Förderung der Gesundheit des Einzelnen oder der Bevölkerung (z. B. gute Ernährung, Gesundheitserziehung, Verbesserung der Arbeitsverhältnisse). Spezifische Prävention umfasst krankheitstypische Maßnahmen wie z. B. Impfungen, AIDS-Aufklärung,

Kochsalzjodierung oder Einschränkung der Zigarettenwerbung.

6.1.2 Methoden, Kennzeichen und Zielsetzung spezieller Präventionsprogramme

■ **Kennzeichen und Zielsetzungen populations- versus zielgruppenorientierter Prävention:** Populationsorientierte oder universelle Präventionsprogramme sind für die Allgemeinbevölkerung (z. B. Appell zur gesunden Ernährung) gedacht. Ihr Ziel liegt in der allgemeinen Verbesserung der Gesundheit. Zielgruppenorientierte oder selektive Programme werden eingesetzt, wenn die Betroffen ein erhöhtes Risiko für die Entwicklung von Störungen haben (z. B. HIV-Aufklärung bei Drogenabhängigen).

■ **Personenorientierte versus systemorientierte Präventionsprogramme:** Das Anliegen der personenorientierten Prävention liegt in der Entwicklung individueller gesundheitsförderlicher Einstellungen und in der Erweiterung der persönlichen Kompetenz des Einzelnen (z. B. Aufklärung über die Gefahren von Drogen). Systemorientierte oder strukturorientierte Prävention (z. B. Finanzierung von Beratungsstellen, Fluoridbeigabe zum Wasser) bezieht sich auf die Veränderung der gesetzlichen, räumlichen, sozialen, ökologischen oder kulturellen Umwelt. Die Systemorientierung lohnt sich nur, wenn viele Personen betroffen sind.

■ **Präventionsprogramme für Paare und Familien:** Bei den Präventionsprogrammen für Paare und Familien unterscheidet man:
 – universelle Prävention: auf die Population bezogene Breitbandstreuung von Information
 – selektive Prävention: Angebote für Risikogruppen
 – indizierte Prävention: angesprochen werden Risikopersonen, die schon Symptome haben
● **Prävention zur Verhinderung von Beziehungsstörungen:** z. B.

– EPL (Ein partnerschaftliches Lernprogramm von Hahlweg et al. 1993): Teilnehmende Partner sprechen deutlich mehr über ihre Gefühle, zeigen mehr Wertschätzung und Akzeptanz, sind nonverbal und verbal positiver. Sie sind mit der Partnerschaft zufriedener und haben eine geringere Trennungs- und Scheidungsrate.
– FSPT (Freiburger Stresspräventionstraining für Paare von Bodenmann 2000): Es wurden kurz- und längerfristige signifikante Verbesserungen des individuellen und des dyadischen Copings, der Partnerschafts- und der Lebenszufriedenheit nachgewiesen.
● **Prävention bei werdenden Eltern:** z. B.
– „Wir werden Eltern. Ein Kurs zur Vorbereitung auf die erste Elternschaft" von Reichle (1999): Der Kurs geht über drei Tage und wird mit bis zu sieben Paaren durchgeführt. Über die Wirksamkeit liegen bisher noch keine Befunde vor.
● **Prävention bei Geschiedenen:** z. B.
– SGG (Seminar für getrennt Lebende und Geschiedene von Siewert und Siewert 1991): Individuelle Gespräche und Gruppeninterventionen führen zu leichten bis mittleren Verbesserungen bei der Bewältigung der Krise.
– „Perspektive getrennt" von Grützner et al. (1997): Das Programm ist eine präventive Kurzzeitintervention. Über die Wirksamkeit ist noch nichts bekannt.
● **Prävention bei Eltern, Elterntraining:** z. B.
– Gordon-Familientraining (1998, 1999): Schwerpunkt des Trainings ist die niederlagenlose Problemlösung bei Konflikten zwischen Eltern und Kindern. Es gibt viele Evaluationsstudien mit guten Wirksamkeitsnachweisen.
– Triple P (Positive Parenting Program von Sanders 1999): Das Ziel liegt in der Vermittlung von günstigem Erziehungsverhalten an die Eltern auf fünf Interventionsebenen. Bei Triple P wurde sowohl universelle wie auch spezifische Wirksamkeit (z. B. bei hyperkinetischer Störung, Schlafproblemen oder Depression) nachgewiesen. Ältere Kinder profitieren

mehr als jüngere. Die Effekte bleiben mehr als ein Jahr lang stabil.

- THOP (Therapieprogramm für Kinder mit hyperkinetischem und oppositionellem Problemverhalten im Alter von 3–12 Jahren von Döpfner et al. 1998): Das THOP hat relativ gute Wirksamkeitseffekte. Hyperkinetische, aggressive und emotionale Auffälligkeiten gehen deutlich zurück. In der Beurteilung durch Lehrer zeigen 50–60 % der Kinder mit THOP sehr gute Erfolge.

■ **Interventionen in Kindergarten, Schule und Gemeinde:** Bei den Programmen wird versucht, über Multiplikatoren eine große Anzahl Betroffener zu erreichen. Multiplikatoren können z. B. Lehrer oder Erzieherinnen sein. Bei so genannten Peers-Projekten übernehmen speziell geschulte Gleichaltrige die Durchführung der Programme bei Jugendlichen. In der Gemeinde können die Programme z. B. über die offene Jugendarbeit, die Sozialarbeit in Brennpunkten oder Einrichtungen zur Erwachsenenbildung laufen. Die Eltern werden durch Elternabende oder Informationsveranstaltungen eingebunden. Die Interventionen reduzieren Auffälligkeiten. Die Stabilität der Erfolge und ihre Generalisierung sind noch nicht ausreichend erforscht.

■ **Methoden:** Typische Methoden der Präventionsprogramme sind:

- **Aufklärung:** Bei Prävention in Form von Aufklärung (z. B. Sexualaufklärung) steht die Wissensvermittlung im Vordergrund.
- **Beratung:** Alle Präventionsansätze können als Beratungen verstanden werden, bei denen die Vermeidung zukünftiger und weniger die Beseitigung gegenwärtiger Probleme angestrebt wird.
- **Training (Stressimmunisierung, Raucherentwöhnung, Antiaggressionstraining):** Training dient der Vermittlung von Fertigkeiten und neuen Handlungsmöglichkeiten, die nicht oder gering ausgeprägt sind.

Primäre Prävention dient der Ausschaltung von Risikofaktoren, sekundäre Prävention entspricht der Vorsorge durch frühestmögliche Diagnose und Therapie, tertiäre Prävention soll die Krankheitsfolgen begrenzen.

6.1.3 Umwelt- und sozialsystembezogene Interventionen und Methoden

■ **Grundgüter:** Grundgüter sind die Voraussetzungen dafür, dass man sein Leben nach eigenen Plänen gestalten kann. Bei den umweltbezogenen Präventionsmaßnahmen unterscheidet man

- **soziale Grundgüter** (z. B. Anzahl und Verfügbarkeit von Beratungsstellen und Therapeuten)
- **materielle Grundgüter** (z. B. Nahrung und Wohnung)
- **soziokulturelle Grundgüter** (z. B. Rollenzuordnungen, Normen und Werte)

■ **Ökonomische Anreize:** Ökonomische Anreize sind Maßnahmen der öffentlichen Hand, wie Steuer- oder Abgabenpolitik, die zur Prävention motivieren sollen. Inwieweit diese Maßnahmen in das individuelle Lebensprogramm eingreifen dürfen, ist umstritten.

■ **Abbau von Barrieren:** Barrieren können beispielsweise baulich, kommunikativ, kulturell oder sozial sein. Prävention soll solchen (Hemm-)Schwellen vorbeugen.

■ **Kontrolle von Werbung (Tabak, Alkohol):** Vom Gesetzgeber wurden Einschränkungen bei der Werbung für Alkohol, Tabakprodukte und Glücksspiele sowie beim Sponsoring durch entsprechende Anbieter beschlossen. Diese Maßnahmen dienen dem präventiven Verbraucherschutz.

■ **Krisenintervention (Erschließung sozialer Ressourcen):** Prävention in Form einer Krisenintervention zum Schutz vor langfristigen Störungen umfasst auch die Aktivierung des sozialen Netzwerkes zur Unterstützung des Betroffenen.

6.2 Rehabilitation

6.2.1 Grundlagen und Rahmen der Rehabilitation

■ **Begriff der Behinderung:** Behinderung äußert sich in Einschränkungen des Wahrnehmungs-, Denk-, Sprach-, Lern- und Verhaltensvermögens. Nach der Internationalen Klassifikation der Funktionsfähigkeit, Behinderung und Gesundheit (ICF) werden Behinderungen gemäß der Schädigung der Struktur oder Funktion sowie nach den Einschränkungen der Aktivität und der Partizipationsmöglichkeiten definiert.

■ **Definition von Impairment, Disabilities, Handicaps nach WHO-Kriterien:** Nach der Weltgesundheitsorganisation wird unterschieden in (World Health Organization 1980):
● Impairment = Primärschädigung als Verlust oder Anomalie einer psychologischen, physiologischen oder anatomischen Struktur bzw. Funktion, z. B. Erblindung)
● Disability = Funktionsbeeinträchtigung bei Tätigkeiten des alltäglichen Lebens (z. B. Folgen des Nicht-Sehen-Könnens im Alltag)
● Handicap = Benachteiligung bei der Gestaltung von sozialen Rollen (z. B. Verlust des Arbeitsplatzes durch Erblindung)

■ **Definition der Rehabilitation durch die WHO:** Die WHO versteht unter Rehabilitation alle Maßnahmen, die darauf ausgerichtet sind,
● zu verhindern, dass Aktivitätseinschränkungen aufgrund von Funktionseinschränkungen zu Einschränkungen der Teilhabe an Lebensbereichen führen,
● das Ausmaß von Einschränkungen der Aktivität und der Partizipation zu verringern.

■ **Rechtsgrundlagen:** Im Sozialgesetzbuch I (SGB I) ist geregelt, dass jeder, der körperlich, geistig oder seelisch behindert ist (oder wem eine solche Behinderung droht), unabhängig von der Ursache der Behinderung ein Recht darauf hat, dass die Behinderung abgewendet,

beseitigt, gebessert, ihre Verschlimmerung verhindert oder ihre Folgen gemildert werden und dass ihm ein seinen Neigungen und Fähigkeiten entsprechender Platz in der Gesellschaft vor allem im Arbeitsleben gesichert wird. Im SGB IX ist das Rehabilitationsrecht zusammengefasst. Danach gelten Menschen als behindert, wenn ihre körperliche Funktion, geistige Fähigkeit oder seelische Gesundheit mit hoher Wahrscheinlichkeit länger als sechs Monate von dem für ihr Lebensalter typischen Zustand abweicht und daher ihre Teilhabe am gesellschaftlichen Leben beeinträchtigt ist.

■ **Aufgaben und Ziele:** Das Ziel der Rehabilitation liegt in der Verminderung von Krankheitsfolgen und in der Verbesserung der sozialen Teilhabe. (Wieder-)Hergestellt werden sollen die Arbeitsfähigkeit, die Selbstständigkeit im täglichen Leben, die Sozialfähigkeit und die Genussfähigkeit. Die Rehabilitation soll dem behinderten Menschen helfen, seine Einschränkungen soweit als nötig zu akzeptieren und soweit wie möglich an der Gesellschaft teilzunehmen. Dazu dienen:
● **medizinische Leistungen zur Rehabilitation** wie z. B. Heilmittel, Medikamente oder die Behandlung durch Ärzte und Angehörige anderer Heilberufe
● **Maßnahmen zur beruflichen Rehabilitation** wie z. B. Berufsvorbereitung, berufliche Anpassung oder Arbeitstraining
● **schulische und pädagogische Rehabilitation** wie z. B. Hilfen zur angemessenen Schulbildung, zur Erleichterung der Verständigung mit der Umwelt oder zur aktiven Teilnahme am gesellschaftlichen Leben

■ **Ambulante und stationäre Rehabilitation:** Studien haben gezeigt, dass die ambulante (wohnortnahe) Rehabilitation ebenso gute Ergebnisse erzielt wie die stationäre Rehabilitation. Die ambulante Betreuung ist deutlich kostengünstiger. Man verfolgt daher das Rehabilitationsprinzip „stationär wo nötig und ambulant wo möglich".

■ **Träger der Rehabilitation:** Für die Leistungen zur Teilhabe von Menschen mit Behinderungen sind verschiedene Träger verantwortlich: Sozialversicherung (z. B. Rentenversicherung, gesetzliche Unfallversicherung, gesetzliche Krankenversicherung), die Bundesagentur für Arbeit, soziale Versorgungsträger, die Träger der Kriegsopferversorgung, die Integrationsämter oder die Träger der Sozialhilfe und der Jugendhilfe. Die Zuständigkeit muss im Einzelfall geklärt werden.

6.2.2 Ziele, Aufgaben und Konzepte der Rehabilitation

■ **Rehabilitation bei psychischen Störungen (psychoanalytische und verhaltensmedizinische Konzepte):** Das psychoanalytische Rehabilitationskonzept basiert darauf, dass die Patienten ihre unbewussten Beziehungsmuster in der Rehabilitationseinrichtung reinszenieren und so einer Bearbeitung zugänglich machen. Das Ziel der Therapie liegt im Erleben korrigierender Beziehungserfahrungen. Im Vergleich dazu ist das verhaltensmedizinisch-verhaltenstherapeutische Rehabilitationskonzept stärker an der aktuellen Realität des Patienten orientiert. Nach Durchführung einer Verhaltens- und Bedingungsanalyse wird ein individueller Therapieplan entwickelt, der dem Patienten neue Lernerfahrungen ermöglichen und seine Selbsthilfefähigkeiten entwickeln soll.

■ **Abhängigkeitserkrankungen:** Das Ziel der Rehabilitation bei Abhängigkeitskranken liegt in der Verlängerung der suchtmittelfreien Intervalle möglichst in Form der lebenslangen Abstinenz. Nach der Kontaktphase und der Entgiftungsphase soll in der Entwöhnungsphase die temporäre Abstinenz stabilisiert werden. Sie setzt das Vorliegen eines sozialmedizinischen Gutachtens und eines Sozialberichts einer Suchtberatungsstelle voraus. Die Entwöhnungsdauer kann bei Kurzzeittherapie wenige Wochen und bei Langzeittherapie bis zu sechs Monaten betragen. Durch die Interventionen in der Nachsorgephase soll die Abhängigkeit langfristig beendet werden. Bei der Rehabilitation von Abhängigkeitserkrankungen gibt es stationäre und ambulante Konzepte.

■ **Vorschulische, schulische und berufliche Integration von psychisch Kranken:** Stark entwicklungsverzögerte, geistig- oder mehrfachbehinderte Kinder im Alter von 3–7 Jahren werden oft in Sonderkindergärten betreut. Weniger stark beeinträchtigte Kinder können meist in integrativen Kindergärten in kleinen Gruppen mit so genannten Regelkindern gefördert werden. Kinder mit hohem sonderpädagogischen Förderbedarf werden in Förderschulen oder Schulen für Lern- und Erziehungshilfe (Sonderschulen) unterrichtet. Schüler mit geringer ausgeprägten Störungen besuchen großteils Regelschulen.

Zur Vorbereitung auf den Arbeitsprozess werden in Kliniken Arbeits- und Beschäftigungstherapien angeboten. Viele Rehabilitationskliniken bieten berufsvorbereitende Maßnahmen zur Arbeitserprobung. Berufsbildungswerke und andere Einrichtungen stellen Ausbildungsmöglichkeiten für psychisch behinderte Menschen zur Verfügung. Wenn eine Arbeitsaufnahme im ersten oder zweiten Arbeitsmarkt nicht aussichtsreich ist, besteht unter Umständen die Möglichkeit zur Tätigkeit in einer Werkstatt für Behinderte. Meist fühlen sich psychisch behinderte Menschen durch das allgemeine Arbeitsangebot in diesen Werkstätten unterfordert. Es gibt allerdings auch Werkstätten mit gesonderten Abteilungen für psychisch Kranke. Der Einstieg in das Erwerbsleben sollte durch psychosoziale Dienste und Integrationsfachdienste begleitet werden.

■ **Frühförderung:** Durch das Sozialgesetzbuch IX (SGB IX) werden auch die Früherkennung und -förderung behinderter und von Behinderung bedrohter Kinder geregelt. In den Bestimmungen ist festgelegt, dass auch nichtärztliche therapeutische, psychologische, heilpädagogische, sonderpädagogische und psychosoziale Leistungen für die Betroffenen wie auch die Beratung der Eltern finanziert werden. Das Ziel der interdisziplinär arbeitenden Frühförderstellen liegt darin, eine drohende oder bereits eingetretene Behinderung frühestmöglich zu erkennen und durch gezielte Behandlung auszugleichen oder zu mildern. Dazu werden altersgerechte Spiele und Übungen

zur Förderung der Fein- und Grobmotorik sowie der kognitiven, sensorischen und psychomotorischen Weiterentwicklung eingesetzt.

■ **Bedeutung der Krankheitsverarbeitung
bei chronisch körperlichen und chronisch
psychischen Krankheiten:** Die Krankheitsverarbeitung soll zu einer möglichst guten Anpassung an die Gegebenheiten führen, die durch
die chronische Krankheit bedingt sind. Eine
günstige Krankheitsverarbeitung führt dazu,
dass der Patient seine Erkrankung in sein Leben integriert und seine verbleibenden Möglichkeiten optimal ausnutzt. Aktives Coping
hat sich dabei als hilfreich erwiesen. Eher un-
günstiges Krankheitsverhalten bei chronisch
Kranken zeigt sich beispielsweise in

● sozialem Rückzug,
● Passivität aufgrund der erlernten Hilflosigkeit,
● Abgabe der Verantwortung und
● sekundärem Krankheitsgewinn.

■ **Prävention kindlicher Entwicklungsstörungen:** In Deutschland erfolgt die Früherfas-
sung von Entwicklungsstörungen als sekundä-

re Präventionsleistung in den U1 bis U9- und
J1-Untersuchungen. Bei diesen Vorsorgeuntersuchungen werden allerdings relativ häufig
Entwicklungsstörungen übersehen. Die Ansätze zur Primärprävention sind noch nicht aus
reichend ausgebaut.

■ **Sozialpsychiatrische Ansätze:** Der Schwerpunkt der sozialpsychiatrischen Betreuung
liegt in der Stabilisierung oder Verbesserung
der lebenspraktischen Kompetenz der Patienten. Sozialpsychiatrische Konzepte werden z. B.
umgesetzt im betreuten Wohnen, in Tagesstät-
ten, in Werkstätten für Behinderte, in der psychiatrischen Familienpflege oder in psychiatrischen Wohn- bzw. Pflegeheimen.
Wenn erwachsene Personen aufgrund einer
psychischen Störung oder einer seelischen Behinderung ihre Angelegenheiten in Bezug auf
Gesundheitsfürsorge, Vermögensverwaltung,
Vertretung vor Behörden etc. nicht selbst regeln können, bestellt das Vormundschaftsge-
richt einen Betreuer oft aus sozialpsychiatrischen Diensten oder Beratungsstellen. Er darf
nur für die Aufgabenkreise bestellt werden, in
denen eine Betreuung notwendig ist.

7 Medizinische Grundkenntnisse für Psychologische Psychotherapeuten

7.1 Regionen, Lageverhältnisse

7.1.1 Körperregionen

✓ ■ **Allgemeine Gliederung, Körperachsen:** Der menschliche Körper gliedert sich in den Stamm mit Kopf, Hals und Rumpf (aus Brust und Bauch) sowie in die Extremitäten. Richtungsangaben sind
- kranial: Richtung zum Kopf, nach oben
- kaudal: Richtung zum Fuß, nach unten
- lateral: Richtung zu den Armen, seitlich
- ventral: Richtung zum Bauch, vorne
- dorsal: Richtung zum Rücken, hinten

Als Hauptachsen des Körpers bezeichnet man die
- Vertikal- oder Längsachse (kraniokaudale Hauptachse),
- Horizontal- oder Transversalachse (quere Nebenachse von rechts nach links)
- sagittale Achse (dorsoventrale Nebenachse von hinten nach vorne)

7.1.2 Topografie der inneren Organe, Grundkenntnisse

■ **Herz:** Das Herz ist ein muskuläres Hohlorgan (Myokard), das aus zwei Hälften mit je einem Vorhof (Atrium) und einer Kammer (Ventrikel) besteht. Es ist mit einer Haut (Endokard) ausgekleidet und liegt vom Herzbeutel (Perikard) umschlossen hinter dem Brustbein im linken Brustkorb zwischen den Lungen und auf dem Zwerchfell.

■ **Lunge:** Die beiden Flügel der Lunge füllen den Großteil des Brustkorbs aus und umschließen das Herz. Jeder Lungenflügel sitzt auf dem Zwerchfell auf und ragt mit der Spitze über die erste Rippe hinaus. Die Lunge ist über das Brustfell (Pleura) mit der Brustwand verbunden. Das Zwerchfell begrenzt die Lunge zum Bauchraum.

■ **Nieren:** Die Nieren liegen beidseits der Wirbelsäule, außerhalb der Bauchhöhle, dicht unter dem Zwerchfell. Sie sind an der hinteren Körperwand befestigt. Die rechte Niere liegt unterhalb der Leber, die linke unterhalb der Milz. Die rechte Niere ist meist etwas kleiner und liegt etwas tiefer als die linke.

✓ ■ **Magen-Darm-Trakt:** Der Gastrointestinaltrakt umfasst alle anatomischen Strukturen zwischen Magenmund und Anus.
- **Magen:** Der Magen liegt unterhalb des Zwerchfells. Große Teile des Magens werden von den Rippen verdeckt. Der untere Teil des Magens berührt die vordere Bauchwand.
- **Dünndarm:** Der Dünndarm besteht aus Duodenum (Zwölffingerdarm an der rückwärtigen Bauchwand), Jejunum (Leerdarm im linken Oberbauch) und Ileum (Krummdarm im rechten Unterbauch)
- **Dickdarm:** Der Dickdarm liegt im unteren Bauchraum und reicht bis zum Schließmuskel.

■ **Sexualorgane:**
- **Weibliche Sexualorgane:** Als äußere Sexualorgane der Frau bezeichnet man Scheideneingang und Vorhof, große und kleine Schamlippen sowie Klitoris. Die inneren weiblichen Genitalien sind die Eierstöcke, die Eileiter (Tuben), die Gebärmutter (Uterus) und der hintere Abschnitt der Vagina.

- **Männliche Sexualorgane:** Die äußeren Geschlechtsorgane des Mannes sind das Glied (Penis) und der Hodensack (Skrotum). Zu den inneren Geschlechtsorganen zählen Hoden (Testis), Nebenhoden, Samenleiter und Geschlechtsdrüsen (Prostata, Samenbläschen, Cowper-Drüse)

7.2 Genetik und Verhaltensgenetik

7.2.1 Mutationen

- ■ **Somatische Mutation:** Bei einer somatischen Mutation verändert sich die Basensequenz der DNS in einer Körperzelle, nicht in einer Keimbahnzelle. Somit wird eine somatische Mutation nicht vererbt.

- ■ **Keimbahnmutation:** Die Keimbahn- oder generative Mutation betrifft die DNS der Ei- oder Samenzellen (Keimzellen) und wird an den Nachkommen weitergegeben.

- ■ **Chromosomen-, Gen- und Genommutation:** Bei Chromosomenmutationen ist die Form und Struktur eines Chromosoms verändert. Die pränatale Diagnostik erfasst solche Mutationen durch die Amniozentese. Mögliche Veränderungen sind:
  - **Deletion:** Bei der Zellteilung geht ein Fragment des Chromosoms verloren.
  - **Duplikation:** Ein Fragment bindet sich zusätzlich in das homologe Chromosom ein.
  - **Translokation:** Ein Chromosomenfragment verlagert sich von seinem ursprünglichen Ort auf ein anderes Chromosom oder an eine andere Stelle des gleichen Chromosoms.
  - **Inversion:** Ein Fragment lagert sich in umgekehrter Orientierung wieder in das ursprüngliche Chromosom ein.

Bei Genmutationen findet die Mutation im Genort statt (Punktmutation). Man unterscheidet:
- **Substitution:** Austausch einer einzelnen Base

- **Deletion:** Verlust eines oder mehrerer Basenpaare
- **Insertion, Addition:** Zusätzlicher Einbau eines einzelnen oder mehrerer Basenpaare
- **Genduplikation:** verdoppelte Gene

Bei Genommutationen verändert sich das gesamte Genom beispielsweise durch eine Vervielfachung von Chromosomen (z. B. Trisomie).

- ■ **Mutagene:** Mutagene sind Einflüsse, die zu einer Mutation führen können z. B. ionisierende Strahlung, UV-Strahlung, chemische Substanzen, Viren oder Zytostatika.

7.2.2 Genetische Studien

- ■ **Ergebnisse genetischer Studien zu psychischen Krankheitsbildern:**
  - **Affektive Erkrankungen:** Die Konkordanz für affektive Störungen liegt bei eineiigen Zwillingen bei 63 % und bei zweieiigen Zwillingen bei 14 %. Bei Angehörigen ersten Grades von Patienten mit einer bipolaren Störung beträgt das Risiko für eine bipolare Störung 8 %, für eine unipolare Störung 15 %. Für Angehörige eines Patienten mit unipolarer Störung liegt das Risiko für eine unipolare Störung bei 17 %, für eine bipolare Störung bei 2 %.
  - **Anorexie:** Es liegen noch keine abschließenden Befunde zur Erblichkeit vor. Auf einen genetischen Einfluss bei der Entstehung von Anorexie weisen die Unterschiede in den Konkordanzraten bei eineiigen Zwillingen (30–50 %) und zweieiigen Zwillingen (ca. 10 %) hin.
  - **Angst:** Kinder von Eltern mit Angststörungen haben eine um den Faktor 3,5 erhöhte Prädisposition für diese Erkrankung. Bei Phobien ist die Konkordanz bei eineiigen Zwillingen (13 %) höher als bei zweieiigen (8 %). Noch stärker ist dieser Effekt bei Panikstörungen: Eineiige Zwillinge zeigen je nach Studie Konkordanzraten von bis zu 73 %, während sie bei zweieiigen Zwillingen lediglich bei bis zu 17 % liegen. Bei der gene-

ralisierten Angststörung sind die Ergebnisse nicht so eindeutig.

- **Zwang:** Kinder, deren Blutverwandte eine Zwangskrankheit haben, haben ein erhöhtes Risiko selbst zu erkranken. Eineiige Zwillinge haben eine höhere Konkordanz (33 %) als zweieiige Zwillinge (7 %). Der genetische Einfluss scheint bei Zwangsgedanken stärker zu sein als bei Zwangshandlungen.
- **Schizophrenie:** Die Konkordanzrate bei eineiigen Zwillingen liegt bei über 50 %. Die von zweieiigen Zwillingen entspricht der von anderen Geschwistern und beträgt unter 10 %. Wenn ein Elternteil betroffen ist, haben die Kinder ein Risiko von rund 12 %. Sind beide Eltern erkrankt, steigt die Wahrscheinlichkeit auf etwa 40 %. Adoptivkinder schizophrener Eltern haben ein Erkrankungsrisiko von ungefähr 1 %.

7.2.3 Erkrankungen

■ **Chromosomenaberrationen (Trisomie 21):** Bei der Trisomie 21 (Down-Syndrom) liegt das Chromosom 21 infolge einer Non-Disjunction in der Meiose dreifach (numerische autosomale Chromosomenaberration) vor. Die Folgen sind charakteristische äußere Merkmale (z. B. unterdurchschnittliche Größe, flaches Profil, Hautfalte an den inneren Augenlidern, Vierfingerfurche) und Fehlbildungen von Organen (z. B. Herzfehler, Hörfehler). Meist wird eine Intelligenzminderung festgestellt, deren Ausprägung jedoch sehr unterschiedlich ist. Die Betroffenen altern schneller und haben eine verkürzte Lebenserwartung. Die Inzidenz der Mutation korreliert mit dem Alter der Mutter bei der Konzeption.

■ **Monogene Erbleiden (zystische Fibrose):** Die zystische Fibrose (Mukoviszidose) ist eine autosomal-rezessive vererbte Stoffwechselerkrankung, bei der eine Deletion am Chromosom 7 vorliegt. Die Funktion exokriner Drüsen und des Salzhaushaltes ist gestört. Hauptsymptom ist der zähe Schleim, der zu Obstruktionen in Lunge, Pankreas und Gastrointestinaltrakt führt. Die Lebenserwartung ist eingeschränkt. Die Mukoviszidose ist die häufigste Erbkrankheit in Westeuropa.

■ **Multifaktoriell verursachte Erkrankungen (Schizophrenie):** Die Ursache der Erkrankungen ist nicht bekannt. Sie wird durch eine ungünstige Kombination von biografisch-psychischen, hirnorganischen, sozialen, genetischen und anderen Bedingungen ausgelöst, von denen keine für sich alleine genommen die entscheidende Einzelbedingung ist.

7.3 Aufbau und Funktion des Nervensystems

7.3.1 Gliederung des Nervensystems

■ **Zentrales und peripheres Nervensystem:** Die Bestandteile des zentralen Nervenssystems (ZNS) sind Gehirn und Rückenmark, die sich während der Embryonalphase aus dem Neuralrohr entwickeln. Das ZNS verarbeitet die Informationen. Das periphere Nervensystem dient der Informationsübermittlung. Es besteht aus den zwölf Hirnnervenpaaren, den 31 Rückenmarksnervenpaaren und den peripheren Ganglien.

■ **Gehirn und Rückenmark:** Das ZNS wird umgeben von den Hirnhäuten Dura mater, Arachnoidea und Pia mater. Zwischen den Hirnhäuten und in den Ventrikeln befindet sich der Liquor cerebrospinalis. Das Gehirn besteht aus:

- **Telenzephalon** (Endhirn, Großhirn) aus Kortex, Basalganglien und limbischem System. Der Kortex besteht aus zwei Hemisphären, die durch den Balken (Corpus callosum) verbunden sind.
- **Dienzephalon** (Zwischenhirn) mit drittem Ventrikel, Hypothalamus, Hypophyse und Thalamus
- **Mesenzephalon** (Mittelhirn) mit Vierhügelplatte

- **Rhombenzephalon** (Rautenhirn) mit
  - Hinterhirn: Kleinhirn (Zerebellum) und Brücke (Pons)
  - Nachhirn: verlängertes Rückenmark (Medulla oblongata) mit Formatio reticularis

Funktionell unterscheidet man Hirnrinde, Kerne, Assoziationsbahnen (innerhalb einer Hemisphäre), Kommissurenbahnen (zwischen den Hemisphären) und Projektionsbahnen (zu kaudalen Teilen des Gehirns und ins Rückenmark).

Das Rückenmark geht aus der Medulla oblongata hervor und liegt im Wirbelkanal. Es endet zwischen dem ersten und zweiten Lendenwirbelkörper. Dem Rückenmark entspringen 31 Paare von Spinalnerven. Bei einem Schnitt durch das Rückenmark ergibt sich eine Schmetterlingsfigur aus innen grauer (Zellkerne) und außen weißer (Axone und Dendriten) Substanz.

■ **Animales und autonomes (vegetatives) Nervensystem:** Das animale oder somatische Nervensystem bezeichnet den Anteil des Nervensystems, der die willkürlichen Funktionen des Organismus regelt. Es besteht aus Teilen des zentralen und peripheren Nervensystems und dient vor allem der Wahrnehmung und Integration von Reizen sowie der Steuerung der Motorik. Das autonome oder vegetative Nervensystem unterliegt nicht dem Willen, es steuert die Vitalfunktionen und das innere Milieu. Man unterscheidet beim autonomen/vegetativen Nervensystem drei Systeme: Sympathikus (ergotrope Wirkung), Parasympathikus (trophotrope Wirkung) und intramurales System in der Wand von Hohlorganen.

■ **Hirnnerven:** Die zwölf paarigen Hirnnerven entspringen im Gehirn:
- **I. Hirnnerv:** Nervus olfactorius, zuständig für das Riechen
- **II. Hirnnerv:** Nervus opticus, steuert das Sehen
- **III. Hirnnerv:** Nervus oculomotorius, für Augenbewegung und Pupillenverengung

- **IV. Hirnnerv:** Nervus trochlearis, mit für die Augenbewegung zuständig
- **V. Hirnnerv:** Nervus trigeminus, verantwortlich für die Sensibilität der vorderen Kopfhälfte und das Kauen
- **VI. Hirnnerv:** Nervus abducens, steuert die Augenbewegung
- **VII. Hirnnerv:** Nervus facialis, zuständig für Gesichtsbewegung, Schmecken, Tränen- und Speichelfluss
- **VIII. Hirnnerv:** Nervus vestibulocochlearis, steuert das Gleichgewicht und das Hören
- **IX. Hirnnerv:** Nervus glossopharyngeus, wirkt auf Gaumen und Rachen und ist verantwortlich für die Versorgung von Parotis und Karotissinus
- **X. Hirnnerv:** Nervus vagus, verantwortlich für Schmecken, Schlucken, Gaumenhebung, Phonation, sensomotorische Versorgung der thorakoabdominalen Eingeweide
- **XI. Hirnnerv:** Nervus accessorius, wirkt auf die Muskeln für die Kopfdrehung und das Schulterheben
- **XII. Hirnnerv:** Nervus hypoglossus, steuert die Zungenbewegung

Bis auf den N. vagus versorgen die Hirnnerven vor allem den Gesichts- und Halsbereich.

■ **Sensorische und motorische Nervenzellen:** Sensorische Nerven leiten Impulse von allen Rezeptoren des Körpers an das ZNS. Motorische Nervenzellen veranlassen willkürliche und unwillkürliche Bewegungen. Manche Nerven haben nur sensorische, andere nur motorische Fasern. Viele große Nerven enthalten beide Fasertypen.

■ **Afferenzen und Efferenzen:** Afferenzen (somatisch, sensorisch und viszeral) leiten Erregung von den Rezeptoren zum ZNS. Efferenzen (motorisch und vegetativ) sind Nervenbahnen, die vom ZNS zum Erfolgsorgan ziehen.

7.3.2 Nervenzelle

■ **Neuron, Axon:** Als Neuron bezeichnet man die Nervenzelle (Soma mit Membran, Flüssigkeit und Nucleus) mit allen Fortsätzen. Kurze, dicke, stark verzweigte Fortsätze nennt man Dendriten. Das Axon (oder der Neurit) ist ein längerer Fortsatz, an dessen Anfang (Axonhügel) die ankommende Information verrechnet wird. Dort entstehen Aktionspotenziale, die über das Axon weitergeleitet werden. Die Verzweigungen des Axons heißen Kollaterale.

■ **Markhaltige und marklose Nervenfasern:** Markhaltig oder myelinisiert sind ein Drittel der Nervenzellen. Die Myelinschicht (Markscheide) der markhaltigen Neurone besteht aus ein Lipoid-Protein-Gemisch. Sie wird alle ein bis zwei Millimeter durch einen Ranvierischen Schnürring unterbrochen, über den sich die Erregung springend ausbreiten kann (saltatorische Erregungsleitung). Diese schnellen, myelinisierten Fasern nennt man auch A-Fasern. In ihnen werden Aktionspotenziale bis zu 100-mal schneller fortgeleitet als in marklosen Nervenfasern, die auch C-Fasern genannt werden.

7.3.3 Erregungsbildung, Synapsen, Erregungsübertragung

■ **Aktionspotenzial:** Das Ruhepotenzial entsteht aus einem Gleichgewicht zwischen den intra- und extrazellulären Ionenkonzentrationen. Es wird durch die mit ATP angetriebene Natrium-Kalium-Pumpe aufrechterhalten. Das Zellinnere ist beim Ruhepotenzial negativ geladen und liegt je nach Zelltyp bei -55 bis -100 mV. Durch Öffnungen in der Zellmembran können Ionen ein- oder ausströmen und die Ladung einer Zelle verändern. Eine überschwellige Depolarisation (s. unten) am Axonhügel (Reizung) lässt das Ruhepotenzial ansteigen. Die kurze überschießende Änderung des Membranpotenzials auf ca. $+30$ mV nennt man Aktionspotenzial. Es besteht aus Aufstrich-, Depolarisations-, Overshoot-, Repolarisations- und Nachpotenzialphase. Ein Aktionspotenzial dauert je nach Zelltyp 1–200

Millisekunden. Nach dem Alles-oder-Nichts-Gesetz ist der Ablauf des Aktionspotenzials relativ unbeeinflusst von der Art und Stärke des anfänglichen depolarisierenden Prozesses. Das Aktionspotenzial pflanzt sich über das Axon fort. Die Information wird dabei über die Anzahl der Aktionspotenziale pro Zeiteinheit (Impulsfrequenz) kodiert.

■ **Depolarisation und Repolarisation:** Die durch eine präsynaptische Reizung ausgelöste Ausschüttung von Transmittern führt bei erregenden Synapsen zu exzitatorischen postsynaptischen Potenzialen (EPSP) und bei hemmenden Synapsen zu inhibitorischen postsynaptischen Potenzialen (IPSP). Die EPSPs und IPSPs werden am Axonhügel verrechnet. Kommt es dabei zur Abnahme der Ladungstrennung, spricht man von Depolarisation. Wird die Membran über den Schwellenwert von -60 mV hinaus depolarisiert, entsteht ein Aktionspotenzial. Die Membranpermeabilität für Natriumionen erhöht sich kurzfristig. Natriumionen strömen in die Zelle ein. Das Natrium-Gleichgewichtspotenzial liegt bei $+60$ mV. Das Aktionspotenzial erreicht nur ca. $+30$ mV, weil die Erhöhung der Permeabilität für Natrium zeitlich begrenzt ist und sich nach ungefähr einer Millisekunde auch die Kalium-Durchlässigkeit erhöht. Der überwiegende Ausstrom von Kaliumionen verursacht die Repolarisation des Aktionspotenzials. Die Repolarisation ist als Wiederherstellung des Ruhepotenzials definiert.

■ **Beteiligte Ionen und Membrankanäle:** Die Zellmembran ist eine Lipiddoppelschicht mit integrierten Proteinen. Einige Proteine bilden Ionenkanäle, die sich auf spezifische elektrische, mechanische oder chemische Reize hin öffnen und die Ionen leiten oder selektieren. Der Transport durch den Kanal erfolgt
- **passiv:** Die Membrankanäle weisen durch das Konzentrationsgefälle eine hohe Selektivität für den Durchtritt bestimmter Ionen (z. B. Natrium, Kalium oder Kalzium) auf.
- **aktiv:** Die Natrium-Kalium-Pumpe transportiert unter Energieverbrauch Kaliumionen in die Zelle und Natriumionen aus der Zelle.

■ **Prä- und postsynaptische Zelle, synaptischer Spalt:** Man unterscheidet elektrische und chemische Synapsen. Elektrische Synapsen (gap junctions) ermöglichen eine nahezu verzögerungsfreie Signalübertragung sowie synchrones Feuern miteinander verbundener Zellen, z. B. im Herzen und in der glatten Muskulatur. Bei chemischen Synapsen wird ein elektrisches Signal in ein chemisches umgewandelt: Ein elektrischer Reiz erreicht im Axon die präsynaptische Endigung mit den synaptischen Bläschen (Ventrikeln), die den Botenstoff (Transmitter) enthalten. Sobald ein Aktionspotenzial ankommt, steigt die Kalziumionenkonzentration stark an und der Transmitter wird in den Spalt ausgeschüttet. Dieser diffundiert durch den 10–50 nm breiten synaptischen Spalt zur subsynaptischen Membran und löst dort am Rezeptor eine Potenzialänderung aus. Ionotrope Rezeptoren erhöhen direkt die Leitfähigkeit des Ionenkanals (schneller Prozess). Metabotrope Rezeptoren verändern indirekt die Leitfähigkeit über ein G-Protein, das über Zwischenschritte die Gentranskription im Zellkern verändert (langsamer Prozess).

7.3.4 Neurotransmitter

Neurotransmitter sind biochemische Botenstoffe des Nervensytems. Man unterscheidet:

- **Biogene Amine oder Monoamine,** die aus Aminosäuren hervorgehen:
  - Noradrenalin und Adrenalin: Katecholamine, Hormone des Nebennierenmarks, Botenstoffe im Sympathikus, Bedeutung bei der Stressverarbeitung
  - Dopamin: Katecholamin, Steuerung der extrapyramidalen Motorik, Bedeutung bei Sucht und Psychose
  - Serotonin (5-HT): Indolamintransmitter, der aus L-Tryptophan aufgebaut wird, Bedeutung bei Depression, biploaren Störungen und Angst
- **Azetylcholin:** Überträger zwischen Nerv und Muskel an der muskulären Endplatte sowie zwischen Parasympathikus und Endorgan. Es wird durch die Azetylcholinesterase gespalten und unwirksam gemacht. Man kennt muskarinerge und nikotinerge Arten von Rezeptoren.
- **Neuropeptide:**
  - Endorphine, Enkephaline, Dynorphine: selbst produzierte Morphine
- **Aminosäuren:**
  - Glutamat: wichtigster erregender Transmitter im ZNS
  - Glyzin: wichtigster hemmender Botenstoff im peripheren Nervensystem
  - Gamma-Aminobuttersäure (GABA): wichtigster hemmender Transmitter im ZNS
- **Lösliche Gase:**
  - Stickstoffmonoxid: Gefäßdilatation

7.3.5 Aufbau und Funktion einzelner Gehirnstrukturen

■ **Großhirnhemisphären und -lappen:** Statt vom Großhirn spricht man heute eher vom Neokortex mit seinen Faserverbindungen. Er ist in Windungen (Gyri) gelegt, die durch Furchen (Sulci) oder tiefe Einschnitte (Fissuren) getrennt sind. Der Neokortex besteht aus sechs Schichten, die als graue Substanz bezeichnet werden. Nach innen schließt sich weiße Substanz an. Die Hemisphären sind anatomisch asymmetrisch und unterschiedlich spezialisiert. Beispielsweise sitzt bei 96% der Rechtshänder das Sprachzentrum in der linken Hemisphäre. Beim bewussten Erleben ist Aktivität im Neokortex festzustellen.

Jede Hemisphäre lässt sich in vier Lappen (Lobi) einteilen:

- **Lobus frontalis:** Stirnlappen mit motorischem Kortex,
- **Lobus parietalis:** Scheitellappen mit somatosensorischem Kortex,
- **Lobus temporalis:** Schläfenlappen mit auditorischem Kortex,
- **Lobus occipitalis:** Hinterhauptslappen mit visuellem Kortex.

■ **Thalamus:** Der Thalamus ist die größte graue Kernmasse des Zwischenhirns. Er stellt die Schaltstelle für alle sensiblen-sensorischen

Erregungen aus der Um- und Innenwelt dar, bevor die Bahnen den Kortex erreichen. Der Thalamus fungiert als Koordinationszentrum zwischen exterozeptiven Empfindungen (z. B. Schmerz, Temperatur), propriozeptiven Empfindungen (z. B. Geschmack, Gleichgewicht) und Ausdrucksbewegungen (z. B. Abwehr, Flucht). Er wirkt mit bei der Steuerung von Emotion, Aufmerksamkeit und Bewusstsein.

- **Hypothalamus:** Der Hypothalamus reguliert die Hormonausschüttung der Hypophyse. Seine Aufgabe liegt unter anderem in der Erhaltung der Homöostase von Temperatur, Hunger, Durst und Kreislauf. Außerdem beeinflusst er den Schlafrhythmus und den Geschlechtstrieb.

- **Hypophyse:** Die Hypophyse besteht aus dem Vorderlappen (Adenohypophyse) und dem Hinterlappen (Neurohypophyse). In der Neurohypophyse lagern die Effektorhormone (Oxytozin und Vasopressin) des Hypothalamus. Die Adenohypophyse produziert eine Vielzahl von Hormonen, über die die Drüsen in der Peripherie wie die Schilddrüse (z. B. TSH) oder Sexualdrüsen (z. B. LH, FSH) geregelt werden. Die Hypophyse ist auch an der Steuerung des Kohlenhydrat- und Fettstoffwechsels beteiligt.

- **Basalganglien:** Die Basalganglien bestehen aus Striatum (Afferenzen) und Pallidum (Efferenzen, hauptsächlich über Thalamus). Im assoziativen Kortex entstehen Bewegungspläne, die in den Basalganglien in Bewegungsprogramme umgesetzt werden. Bei Störung der Basalganglien entstehen Symptome der Parkinson-Erkrankung: Akinese (Bewegungsarmut), Rigor (erhöhter Muskeltonus) und Ruhetremor. Der wichtigste Transmitter der Basalganglien ist Dopamin.

- **Kleinhirn (Zerebellum):** Das Zerebellum verknüpft Haltung und Bewegung und steuert rasche Bewegungen. Es wirkt mit bei der Aufrechterhaltung des Gleichgewichts, der Regulation des Muskeltonus und der Koordination von Muskelbewegungen.

- **Limbisches System:** Das limbische System ist ein entwicklungsgeschichtlich altes Substrat aus einer Vielzahl kortikaler Strukturen, Kernen und Faserverbindungen. Es ist beteiligt bei der vegetativen Steuerung, an Denk- und Gedächtnisprozessen sowie an der Regulation von Emotion und Motivation. Der Nucleus accumbens (Belohnungssystem) wird meist zum limbischen System gerechnet. Er spielt bei der Suchtentwicklung eine wesentliche Rolle, weil seine Anregung über Dopamin mit dem Lustgefühl beim Substanzmissbrauch in Verbindung gebracht wird.

- **Blut-Hirn-Schranke:** Die Blut-Hirn-Schranke ist selektiv durchlässig, weil die Kapillarwände im ZNS dichter sind als im Rest des Körpers. Sie kontrolliert den Stoffaustausch mit dem ZNS und schützt so die Nervenzellen vor schädlichen Stoffen. Die Durchlässigkeit kann allerdings durch Bakterientoxine, Fieber und Hypoxie erhöht werden.

- **Liquorräume:** Die vier Ventrikel (Hirnkammern) bilden den inneren Liquorraum. Nachdem der Liquor den vierten Ventrikel verlassen hat, umspült er das gesamte Gehirn und das Rückenmark. Ein geringer Teil läuft über den Zentralkanal des Rückenmarks ab. Die Stellen außerhalb der Ventrikel, die vom Liquor umspült werden, nennt man äußeren Liquorraum.

7.3.6 Rückenmark

- **Vorder- und Hinterhorn:** Jedem Wirbel entspricht ein Segment des Rückenmarks. Die Zellkörper der Neurone liegen im Inneren (graue Substanz), die auf- und absteigenden Bahnen im äußeren Bereich (weiße Substanz) des Rückenmarks. Im ventralen Teil der grauen Substanz (Vorderhorn) liegen die Zellkörper der motorischen Neurone, die vom Rückenmark zur Muskulatur ziehen. Im dorsalen Teil (Hinterhorn) liegen die Zellkörper der aufsteigenden sensorischen Neurone.

- **Leitungsbahnen:** Die Leitungsbahnen des Rückmarks (Spinalnerven) sind gemischte Fasern. Die efferenten Anteile entspringen der Vorderwurzel und leiten die Impulse aus dem Rückenmark an die Muskeln. Die afferenten Anteile leiten Impulse aus dem Körper und erreichen das Rückenmark über die Hinterwurzel. Da aus jedem Rückenmarksegment paarige Spinalnerven entspringen, gibt es 31 Spinalnerven-Paare.

■ **Eigen- und Fremdreflex:** Eigenreflexe sind monosynaptische Reflexe, bei denen Rezeptor und Effektor im selben Organ liegen. Sie steuern die Körperhaltung. Bei den polysynaptischen Fremdreflexen, bei denen Rezeptor und Effektor nicht im selben Organ liegen, handelt es sich dagegen eher um Fluchtreaktionen.

7.3.7 Sensibilität

■ **Protopathische und epikritische Sensibilität:** Von protopathischer Sensibilität spricht man bei diffuser Empfindung für Schmerz, Druck und Temperatur. Sie meldet vitale Gefährdungen. Epikritisch nennt man die feindiskriminierende Wahrnehmung von Reizen.

■ **Schmerzempfindung:** Schmerzen haben sensorische (z. B. Stärke, Lokalisation), affektive (z. B. Qual, Leid), motorische (z. B. Muskelanspannung), vegetative (z. B. Schweißausbruch) und kognitive (z. B. Bewertung als unerträglich) Komponenten. Die Nozi(re)zeptoren (Schmerzrezeptoren) reagieren meist auf verschiedene Reize (z. B. thermisch, mechanisch, chemisch). Zur Schmerzminderung werden Analgetika eingesetzt. Die Schmerzempfindung adaptiert nur sehr wenig. Es werden verschiedene Unterteilungen gemacht:

- **Nozizeptorenschmerz versus neuropathischer versus psychogener Schmerz:** Der Nozizeptorenschmerz entsteht durch Reizung von Schmerzrezeptoren und Weiterleitung der Impulse an das ZNS. Der Nozizeptorenschmerz erfolgt meist mit genauer örtlicher Zuordnung (z. B. an der Hand) und dient dem Körper als Warnsignal. Der neuropathische Schmerz ist Folge einer Schädigung des peripheren oder zentralen Nervensystems (z. B. nach Amputation, Zoster). Er hat keine Warnfunktion mehr. Dem psychogenen Schmerz liegt keine somatische Ursache zugrunde.

- **somatischer versus viszeraler Schmerz:** Der somatische Schmerz umfasst Schmerzen aus Haut, Muskeln, Gelenken, Knochen oder Bindegewebe. Er kann sich als Oberflächen- oder Tiefenschmerz zeigen. Viszerale Schmerzen betreffen die inneren Organe (z. B. Gallenkolik, Blinddarmentzündung).

- **akuter versus chronischer Schmerz:** Chronischer Schmerz hält länger als sechs Monate an. Wahrscheinlich spielen Lernprozesse im Zusammenhang mit einem Schmerzgedächtnis bei seiner Entstehung eine Rolle. Bei chronischen Schmerzen ist die Warnfunktion des akuten Schmerzes verloren gegangen.

- **heller versus dumpfer Schmerz:** Der helle Schmerz (Erstschmerz) wird über schnell leitende A-Delta-Fasern (20 m/s) geleitet. Der dumpfe Schmerz wird von chemischen Stoffen aus dem verletzten Gewebe hervorgerufen und über langsam leitende C-Fasern (2 m/s) weitergegeben.

7.3.8 Sinnesorgane

■ **Auge:** Der Augapfel ist mit einer gallertartigen Masse (Glaskörper) gefüllt. Er liegt in der Augenhöhle und wird von der Lederhaut (Sklera) abgedeckt. Die Lederhaut geht vorne in die Hornhaut (Cornea) über, die die Linse schützt. Am hinteren Teil der Lederhaut liegt die Aderhaut, die das Auge mit Blut versorgt. Die Bindehaut (Konjuktiva) liegt an der Innenseite der Augenlider, bedeckt den vorderen Teil der Lederhaut und geht in die Hornhaut über. Sie sondert ein Sekret ab, das sich mit Tränenflüssigkeit vermischt und Bakterien, Pilze und Viren abwehrt. Die Iris (Regenbogenhaut) hat vorne eine Öffnung (Pupille). Hinter der Pupille liegt die Linse, die mit Muskelfasern an der äußeren Haut des Augapfels befestigt ist. Die Zu- und Abnahme der Linsenbrechkraft nennt man Nah- und Fernakkomodation. Die Linse bündelt die Lichtstrahlen auf die Netzhaut (Retina) an der Rückwand des Auges. Die Netzhaut besteht aus lichtempfindlichen Fotorezeptoren (Stäbchen für skotopisches Sehen und Zapfen für fotopisches Sehen), Bipolarzellen und Ganglienzellen, deren Axone den Sehnerv bilden. Die Fixationsstelle (Fovea centralis) ist die Stelle im Gesichtsfeld mit der größten Sehschärfe. Sie enthält nur Zapfen. Der blinde Fleck (Papille) ist die Austrittsstelle des Sehnervs.

■ **Störungen des Auges:** Fehlsichtigkeiten entstehen durch Abweichungen der Form des Auges. Die Weitsichtigkeit (Hypermetropie) wird mit einer konvexen Sammellinse korrigiert. Ihre Ursache liegt meist in einem zu kurzen Augapfel. Die Kurzsichtigkeit (Myopie) entsteht durch zu starke Brechkraft von Hornhaut oder Linse bzw. einem zu langen Augapfel. Sie wird mit einer konkaven Zerstreuungslinse korrigiert. Beim Astigmatismus wird ein Punkt wie ein Strich wahrgenommen (Stabsichtigkeit), meist weil die Hornhaut nicht kugelförmig ist. Presbyopie ist die Alterssichtigkeit durch Elastizitätsverlust der Linse. Das Nahsehen wird dadurch erschwert. Strabismus (Schielen) tritt auf, wenn die Augenachsen von der Normalstellung abweichen. Von grünem Star oder Glaukom spricht man bei zu hohem Augeninnendruck. Grauer Star oder Katarakt bezeichnet eine Linsentrübung.

■ **Ohr:** Das Ohr ist Hör- und Gleichgewichtsorgan. Es besteht aus
- **äußerem Ohr:** Ohrmuschel und äußerer Gehörgang bilden das äußere Ohr.
- **Mittelohr:** Das Mittelohr besteht aus der Paukenhöhle mit den Gehörknöchelchen (Hammer, Amboss, Steigbügel zur Übertragung und Verstärkung der Schallwellen) und dem Trommelfell. Die Paukenhöhle ist über die Tuba Eustachii mit dem Rachen verbunden. Vom Mittelohr wird die Schwingung über das ovale Fenster weitergeleitet. Druckwellen werden über das runde Fenster an das Mittelohr zurückgesendet.
- **Innenohr:** Das Vorhoflabyrinth enthält das Gleichgewichtsorgan (s. unten). Das Schneckenlabyrinth (Cochlea) besteht aus drei

Kanälen (Scala vestibuli, S. media und S. tympani). Die Schallwellen führen zu einer Wanderwelle in der Perilymphe (wasserklare Flüssigkeit) in der Scala verstibuli und der Scala tympani. Dadurch gerät auch die Endolymphe in der Scala media in Schwingung, ihre Auslenkung wird mit den Haarzellen des Cortischen Organs (Hörorgan) registriert und über den Hörnerv zum Gehirn geleitet.

■ **Störungen des Ohres:**
- Die Presbyakusis (Altersschwerhörigkeit) tritt meist beidseits auf. Als Folge werden hohe Töne kaum noch wahrgenommen.
- Eine Durchblutungsstörung im Innenohr verursacht einen Hörsturz.
- Die Häufigkeit der Schwerhörigkeit durch Schalltraumen nimmt besonders bei jungen Menschen zu.
- Von psychogener Hörstörung spricht man bei Ertaubung ohne organische Ursache bzw. im Rahmen einer dissoziativen Störung oder depressionsbedingter Verminderung des Hörvermögens ohne organischen Befund.

■ **Gleichgewichtssinn:** Das Gleichgewichtsorgan (Vestibularorgan) besteht aus zwei Vorhofsäckchen (Utriculus für waagrechte Bewegungen und Sacculus für senkrechte Bewegungen) und drei Bogengängen im Innenohr. Die Vorhofsäckchen registrieren geradlinige Beschleunigung, die Bogengänge Winkelbeschleunigungen.

■ **Störungen des Gleichgewichtssinnes:** Schwindel kann unter anderem als Folge von ungefährlichen Kalkablagerungen im Bogengang, entzündlichen Prozessen, der Menière-Krankheit oder von Tumoren auftreten. Vestibuläre Halluzinationen (z. B. Empfindung des Schwebens oder Schwankens) finden sich bei Intoxikationspsychosen, hirnorganischen Psychosyndromen oder bei Schizophrenien.

7.3.9 Vegetatives Nervensystem

- **Sympathikus:** Der Sympathikus bildet eine morphologische Einheit. Es handelt sich um efferente Neurone, die vom Rückenmark über den Grenzstrang zu den Zielorganen (innere Organe, Pupille, exokrine Drüsen) ziehen. Die präganglionären Fasern des Sympathikus sind kurz, die postganglionären Fasern sind lang. Der Transmitter zwischen prä- und postganglionärem Neuron ist Azetylcholin. Botenstoff zum Effektororgan ist Noradrenalin. Die Erregung des Sympathikus führt unter anderem zu Blutdruckanstieg, Tachykardie, sowie zur Herabsetzung der Motilität von Magen und Darm. Die Sympathikusaktivierung bereitet also auf Flucht oder Angriff vor.

- **Parasympathikus:** Der Parasympathikus bildet keine morphologische Einheit, da sich seine Fasern anderen Nervenstämmen (zum großen Teil an den Nervus vagus) anlagern. Die Neurone ziehen zu inneren Organen, Drüsen und Auge und haben keinen Kontakt zum Grenzstrang. Die präganglionären Fasern des Parasympathikus sind lang, postganglionäre sind kurz. Der Transmitter zwischen prä- und postganglionären Fasern und zum Zielorgan ist Azetylcholin. Der Parasympathikus ist zuständig für trophotrope Reaktionen der Erholung und Regeneration.

7.3.10 Neurologische Erkrankungen

- **Demenzen** (s. auch 9.4.2, S. 185 und 9.5.2, S. 188):
  - **Einteilungsgesichtspunkte:** Demenz ist der krankheitsbedingte Verlust bereits erworbener intellektueller Fähigkeiten besonders des Gedächtnisses sowie eine Persönlichkeitsveränderung als Folge einer Hirnschädigung. Sie wirkt sich auf die Alltagsbewältigung aus, ohne dass es zu einer Bewusstseinseintrübung kommt. Neben den kognitiven Fähigkeiten können Affekt-

kontrolle, Antrieb und Sozialverhalten beeinträchtigt sein. Die Störung hält länger als sechs Monate an. Die Prävalenzrate liegt bei den 75- bis 79-Jährigen bei 6 %, bei den 80- bis 84-Jährigen bei 13 %, bei den 85- bis 89-Jährigen bei 24 % und bei den über 90-Jährigen bei 35 %.

Nach den Hauptsymptomen unterteilt man Demenzen in:
- **Kortikale Demenz:** Betroffen sind v. a. Lernen, Gedächtnis, Sprache, Denken, räumliche Orientierung.
- **Subkortikale Demenz:** Betrifft besonders die Persönlichkeit, das Sozialverhalten und die planerischen Fähigkeiten.
- **Frontale Demenz:** Es kommt zu einer allgemeinen Verlangsamung.

Nach der Ätiologie unterscheidet man:
- **Alzheimer Demenz** (ca. 75 % aller Fälle): Beim Typ 1 tritt die Störung nach dem 65. Lebensjahr auf, im Vordergrund stehen Gedächtnisprobleme. Die Krankheit progrediert langsam. Über Jahrzehnte kommt es zu einem neurodegenerativen Prozess, der hauptsächlich in den Temporal- und Parietallappen stattfindet. Beim Typ 2 setzt die Krankheit vor dem 65. Lebensjahr ein und schreitet schnell voran. Trotz Fortschritten in der Diagnostik (bisher über umfangreiche Ausschlussdiagnostik) mit Hilfe von Biomarkern oder bildgebenden Verfahren kann eine sichere Diagnose bei beiden Typen nur post mortem über den Nachweis von Plaques aus Beta-Amyloid und Alzheimer-Fibrillen gestellt werden. Zur Erklärung der Entstehung der Erkrankung wird derzeit der Einfluss von genetischen Faktoren und Störungen des Transmittersystems (Azetylcholin) diskutiert.

- **Zerebrovaskuläre Demenz oder Multiinfarktdemenz** (15 % aller Fälle): Die Demenz ist Folge mehrerer kleiner Schlaganfälle. Die Symptome treten plötzlich auf, die Entwicklung ist diskontinuierlich und häufig sind neurologische Herdsymptome feststellbar. Der Nachweis erfolgt durch CT oder MRT bzw. post mortem durch die Schlaganfallfolgen.

– **Andere Ursachen** (ca. 10% aller Fälle): wie z. B. Pick-Krankheit, Demenz bei Normaldruckhydrozephalus, bei Infektionskrankheiten (z. B. AIDS), Entzündungen, Stoffwechselerkrankungen oder chronischem Alkoholismus (Korsakow-Demenz).

Differenzialdiagnostisch muss die Demenz abgegrenzt werden gegen altersbedingte Gedächtnisstörungen, leichte kognitive Störung, Delir, affektive Störung (Pseudodemenz), Schizophrenie, Oligophrenie und Simulation. Neben der medikamentösen Behandlung werden zur Therapie z. B. Gedächtnistraining, Erinnerungstherapie, Selbsterhaltungstherapie, Realitätsorientierungstraining und Milieutherapie eingesetzt.

- **Neuropsychologische Diagnostik:** Die neuropsychologische Demenzdiagnostik sollte das Gedächtnis, die Konzentrationsfähigkeit, das verbale und numerische Denken, visuell-räumliche Fähigkeiten, Handlungsabläufe, praktische Fähigkeiten und die Sprachfunktion erfassen. Besondere Bedeutung kommt der Bestimmung der Gedächtnisfunktion zu. Verfahren wie der Mini-Mental State Test (MMST, Folstein et al. 1975) können nur zum Screening dienen, reichen für eine umfassende Demenzdiagnostik aber nicht aus. Besser geeignet scheinen die CERAD-Testbatterie (Consortium to Establish a Registry for Alzheimer´s Disease, Monsch 1997), die ADAS-cog (Alzheimer´s Disease Assessment Scale – cognition, Ihl und Weyer 1993) oder das Nürnberger Altersinventar (NAI, Oswald und Fleischmann 1997).

■ **Geistige Behinderung:** Man spricht heute von Intelligenzminderung statt von geistiger Behinderung. Die Symptome werden schon im Kindesalter offensichtlich. Man unterscheidet

- **leichte Intelligenzminderung** (IQ 50–69): Das Entwicklungstempo ist verlangsamt. Im Erwachsenenalter können sich die Betroffenen aber meist unabhängig selbst versorgen.

- **mittelgradige Intelligenzminderung** (IQ 34–49): Ein völlig unabhängiges Leben im Erwachsenenalter wird nur selten erreicht.

- **schwere Intelligenzminderung** (IQ 20–34): Charakteristisch sind deutlich ausgeprägte motorische Schwäche und andere Ausfälle.

- **schwerste Intelligenzminderung** (IQ unter 20): Die Betroffenen sind meist immobil, inkontinent und nur rudimentär zur nonverbalen Kommunikation fähig.

Die Schädigung erfolgt meist prä- und perinatal, z. B. durch genetische Störungen (z. B. Trisomie 21, Klinefelter-Syndrom, Phenylketonurie), Infektionen (z. B. Toxoplasmose, Röteln), toxische Schäden (z. B. durch Alkohol), Missbildungen (z. B. Hydrozephalus), serologische Unverträglichkeit (z. B. Rhesus-Faktor), Sauerstoffmangel während der Geburt oder Hormonstörungen (z. B. Jodmangel).

■ **Migräne:** Migräne äußert sich in anfallsweisen, sich wiederholenden, oft pulsierenden und meist einseitigen Kopfschmerzen, die Stunden bis Tage anhalten können und von vegetativen Symptomen (z. B. Erbrechen), Licht- und Lärmscheu, visuellen Symptomen und neurologischen Ausfällen begleitet werden können. Ungefähr 15% der Patienten beschreiben Auraphänomene. Frauen leiden zwei- bis dreimal häufiger unter Migräne als Männer. In der Regel tritt die Krankheit im frühen Erwachsenenalter auf. Die meisten Patienten haben ein bis zwei Attacken pro Monat. Die Ursachen der Migräne sind noch nicht vollständig geklärt. Vermutlich gibt es eine genetische Prädisposition. Eine Störung des Serotoningleichgewichts ist wahrscheinlich. Entzündungen der Gefäßwände treten auf. Auslöser können z. B. Stress, hormonelle Faktoren, Nahrungsmittel oder Wetterwechsel sein.

■ **Multiple Sklerose:** Die Multiple Sklerose (MS) ist eine Demyelinisierungserkrankung, bei der sich wahrscheinlich durch eine Autoimmunreaktion die Myelinscheiden entzünden und auflösen. Frauen sind öfter betroffen als Männer. Die Erkrankung tritt bevorzugt zwischen dem 20. und 40. Lebensjahr auf. Erste

Symptome sind einseitige Retrobulbärneuritis (Entzündung des Sehnervs), Doppelbilder, Sensibilitätsstörungen, Schwindel und Epilepsien. Der Verlauf der Erkrankung ist meist schubförmig. Zu Beginn sind die Symptome weitgehend reversibel. Bei sich wiederholenden Schüben kann die Erkrankung zu schwerer Spastik, Invalidität und Tod führen.

- **Epilepsie:**
  - **Klassifikation und Symptomatik:** Aufgrund abnormer Erregungsprozesse in den Hirnzellen kommt es bei Epilepsien zu anfallsartigen motorischen oder sensorischen Störungen, die oft mit Bewusstseinsveränderungen einhergehen. Die Störung ist in den ersten Lebensjahren und ab dem 60. Lebensjahr besonders häufig. 3–5 % der Bevölkerung erleiden mindestens einmal im Leben einen epileptischen Anfall. Der so genannte Gelegenheitsanfall tritt oft nach Schlafentzug, Stress oder Alkoholkonsum auf. Man unterscheidet:
    - **Partielle, fokale, psychomotorische oder Temporallappen-Anfälle** (einfach oder komplex): Der Anfall entsteht an einem umschriebenen Ort in einer Hirnhälfte – oft im Temporallappen, wodurch es zu einem Höreindruck kommen kann. Der Patient erlebt Derealisations- oder Depersonalisationsgefühle, starke Affekte und Halluzinationen. Vegetative Erscheinungen wie starker Speichelfluss oder Harndruck sind häufig. Die Störung kann mit einer Aura einhergehen. Beim einfachen Anfall gibt es im Gegensatz zum komplexen Anfall keine Bewusstseinsstörungen und keine Automatismen (z. B. Kauen oder Schmatzen).
    - **Generalisierte Anfälle:** Der Anfall betrifft beide Hirnhälften gleichzeitig. Unter generalisierten Anfällen versteht man:
      - Absencen (früher Petit-mal-Anfälle): Charakteristisch sind sekundenlange Bewusstseinsstörungen. Der Patient unterbricht kurz seine Tätigkeit, um sie nach dem Anfall fortzusetzen. Unter Umständen geht die Absence mit oralen Automatismen und Muskelzu-

ckungen einher. Bei Kindern verwächst sich die Störung häufig.
      - Myoklonien: Kennzeichnend sind anhaltende symmetrische Zuckungen der Arme und Beine, ohne dass es zur Bewusstseinsstörung kommt. Myoklonien sind häufig nach Schlafentzug oder nach dem Erwachen zu beobachten.
      - Tonisch-klonische Anfälle: Diese Anfälle bezeichnet man auch als Grandmal-Anfall. Vor dem Anfall spürt der Patient oft eine Aura. Er fällt mit einem Initialschrei in Bewusstlosigkeit (tonische Phase) und die Atmung fällt kurz aus. Nach bis zu 30 Sekunden folgt die klonische Phase mit Zuckungen in Armen und Beinen. Oft kommt es zu Zungenbiss, Harn- und Stuhlabgang. Nach 2 Minuten ist der Anfall meist vorbei und der Patient schläft. Er ist nur schwer erweckbar und kann sich an den Anfall nicht erinnern.
      - Atonische Anfälle: Die Patienten stürzen plötzlich zu Boden.
    - **Sekundär generalisierte tonisch-klonische Anfälle:** Sie liegen vor, wenn sich fokale Anfälle über das gesamte Hirn ausbreiten.
    - **Spezielle Epilepsieformen** wie z. B. das West-Syndrom oder der BNS-Krampf: Das West-Syndrom oder der Blitz-Nick-Salaam-Krampf (BNS) tritt im ersten Lebensjahr meist bei zerebraler Vorschädigung auf. Bis zu 100-mal pro Stunde werden ruckartige Bewegungen ausgeführt. Die Störung hat eine schlechte Prognose.
  - **Differenzialdiagnose:** Differenzialdiagnostisch muss die Epilepsie vom psychogen ausgelösten Anfall abgegrenzt werden. Dieser beginnt in Anwesenheit von Zuschauern, oft werden Ausdrucksbewegungen gezeigt (z. B. Arc de cercle). Es kommt selten zum Urinabgang oder zu Verletzungen, die Augen sind meist geschlossen. Blaufärbung von Lippen und Haut tritt nicht auf. Die Betroffenen sind sofort nach dem Anfall wieder voll ansprechbar. Der Zungenbiss fehlt

oft oder findet sich in der Mitte und nicht an der Seite.

- **Grundzüge der EEG-Diagnostik** (s. auch 1.2.1, S. 15 und 4.3.3, S. 83 f.): Epilepsie lässt sich oft durch spezifische EEG-Veränderungen nachweisen. Neben den normalen EEG-Mustern kommt es zu unregelmäßigen Strukturen wie z. B. zu langsamen, großen Wellen (Waves) und scharfen Spitzen (Spikes). Die Veränderungen sind während eines Anfalls besonders ausgeprägt, aber meist auch zwischen den Anfällen nachweisbar. Ein negativer EEG-Befund schließt eine Epilepsie jedoch nicht völlig aus. Bei Epilepsieverdacht und normalem EEG werden Provokationsmethoden wie Hyperventilation, Reizung mit intermittierenden Lichtblitzen (Steigerung der Frequenz von 1 Signal/Sekunde bis auf 25 Signale/Sekunde) und Schlafentzug eingesetzt. Gegebenenfalls wird ein intensives Monitoring über Stunden bis Tage durchgeführt, bei dem die EEG-Registrierung mit einer Videoüberwachung gekoppelt wird.
- **Beziehung zwischen Medikation, Anfallsleiden und Verhaltensauffälligkeit:** Bei einem kleinen Teil der Epileptiker kommt es zu Wesensveränderungen, die sich als Haftsyndrom umschreiben lassen: Die Patienten kleben an Details, sind umständlich und denken zähflüssig. Die Wesensveränderung geht meist auf früher gebräuchliche Medikamente zurück. Wenn die heutigen Therapieangebote optimal genutzt werden, werden bis zu 80% der Epileptiker ohne Wesensveränderungen zuverlässig anfallsfrei. Verhaltensauffälligkeiten können sich allerdings aus ungünstigen Reaktionen auf die Erkrankung in Familie, Schule oder Freundeskreis ergeben. Epileptiker erleben viele Beziehungsabbrüche. Mögliche Auswirkungen sind z. B. Selbstunsicherheit, soziale Unreife, fehlende Krankheitsbewältigung oder geringe affektive Kontrolle. Belastend wirkt auch, wenn die heute einsetzbaren Medikamente nicht optimal wirken. Typische Nebenwirkungen sind Schwindel, Verlangsamung, feinmotorische Störungen, Müdigkeit, Reizbarkeit, Depression und Appetitstörungen.

■ **Zerebrovaskuläre Krankheiten und traumatische Schäden des Gehirns:**

- **Transitorische ischämische Attacke (TIA):** Bei einer TIA kommt es zu einer vorübergehenden Durchblutungsstörung des Gehirns für höchstens 24 Stunden, meist nur für wenige Minuten. Es handelt sich um einen reversiblen ischämischen Schlaganfall mit plötzlich auftretenden neurologischen Defiziten. Die Symptome hängen davon ob, welche Hirnregion von der Durchblutungsstörung betroffen ist. Nach der TIA ist das Risiko für Schlaganfälle erhöht.
- **Hirninfarkt:** Andere Begriffe für Hirninfarkt sind Schlaganfall, Apoplexie, apoplektischer Insult oder Hirninsult. Es handelt sich um eine umschriebene Gewebenekrose als Folge von unzureichender lokaler Blutzufuhr. Die betroffenen Hirnregionen fallen aus. Oft treten Halbseitenlähmungen oder Aphasien auf. Die Mortalität innerhalb eines Monats liegt bei etwa 40%. Häufig bleiben die Überlebenden pflegebedürftig.
- **Post-stroke-Depression:** Nach einem Hirninfarkt kann eine Post-stroke-Depression auftreten. Je nach Definition ist jeder zweite bis dritte Patient betroffen. Die Störung wird allerdings oft übersehen. Wahrscheinlich steht die Depression mit dem Ausmaß der funktionellen Einschränkung und weniger mit der anatomischen Schädigung in Zusammenhang. Die Depression schränkt das Rehabilitationsergebnis ein und erhöht das Risiko für weitere Erkrankungen (z. B. Myokardinfarkt).
- **Commotio und Contusio cerebri** (s. 9.4.2, S. 185): Unter Commotio cerebri versteht man eine Gehirnerschütterung (Schädelhirntrauma I. Grades), durch die sich das Gehirngewebe reversibel verändert. Symptomatisch ist eine Bewusstseinstörung bis zur Bewusstlosigkeit, die bis zu 15 Minuten anhalten kann. Hinzu kommen Erinnerungsstörungen (meist retrograde Amnesie für Zeit vor dem Ereignis, in schweren Fällen auch anterograde Amnesie für Zeit nach dem Ereignis). Häufig leidet der Betroffene unter Übelkeit, Brechreiz, Kopfschmerz und Schwindel. Echte Dauerfolgen treten

nicht auf. Bei der Contusio cerebri kommt es zu herdförmiger Zerquetschung von Hirngewebe. Die Folgen sind Bewusstlosigkeit sowie neurologische und vegetative Symptome. Man spricht von einem geschlossenem Schädelhirntrauma II. Grades, wenn die Bewusstlosigkeit bis zu einer Stunde und die Bewusstseinstrübung bis zu 24 Stunden anhält. Bei Schädelhirntraumen III. Grades gibt es keine Zeitbegrenzung. Alle Symptome können sich zurückbilden. Es können aber auch Restzustände bis zur Ausprägung einer Enzephalopathia traumatica bleiben.

7.4 Organe und Organsysteme

7.4.1 Muskulatur

■ **Quergestreifte und glatte Muskulatur:**
- **Vorkommen und Unterschiede:** Der Anteil der Muskulatur am Gesamtkörpergewicht beträgt 40–50 %. Die Muskeln setzen sich aus Muskelfasern zusammen. Der Hauptbestandteil der Muskelfasern sind die Myofibrillen. Die Querstreifung der Skelettmuskulatur entsteht, weil hier die Myofibrillen enger als in der glatten Muskulatur der Eingeweide gepackt sind und stark bzw. schwach lichtbrechende Anteile regelmäßig aufeinander folgen. Die quergestreifte Muskulatur kann willentlich beeinflusst werden. Die glatte Muskulatur unterliegt nicht dem Willen. Die Herzmuskulatur stellt eine Übergangform zwischen quergestreifter und glatter Muskulatur dar.
- **Innervation und Kontraktion:** In der Myofibrille unterscheidet man A- und I-Bänder mit dazwischen liegender Z-Scheibe. Zwischen zwei Z-Scheiben liegt die kleinste funktionelle Einheit der Myofibrille, das Sarkomer aus Actin und Myosin. Kommt ein Impuls über die motorische Nervenzelle aus dem Rückenmark oder dem Hirnstamm, wird an der motorischen Endplatte Azetylcholin ausgeschüttet. Die resultieren-

de Depolarisation führt zur Freisetzung von Kalzium-Ionen. Unter Energieaufwand gleiten dann die Actin- und Myosinfilamente bei der Kontraktion aneinander vorbei (Filament-Gleit-Theorie) und die Muskelfaser verkürzt sich. Bei der glatten Muskulatur ist der Verlauf der Kontraktion langsamer als bei der quergestreiften Muskulatur und die Kontraktion hält länger an.

- **Inkontinenz und Enuresis:** Inkontinenz und Enuresis sind Miktionsstörungen. Die Enuresis ist definiert als eine normale Miktion, die zum falschen Zeitpunkt und am falschen Ort stattfindet. Es findet sich keine Pathologie der unteren Harnwege. Die Ursache kann in einer Blasenreifungsstörung liegen.

Unter Inkontinenz versteht man den unwillkürlichen Urinabgang, der objektiv feststellbar ist und zu einem sozialen Problem führt. Sie geht oft mit einer Störung der Schließmuskel (Sphinkter) am Übergang von der Blase zur Harnröhre einher. Der Rhabdosphinkter besteht aus quergestreifter Muskulatur und kann willentlich kontrolliert werden. Störungen können im Alter auftreten, wenn Muskelzellen im Rhabdosphinkter absterben. Auch bei Frauen, die nach Geburten eine Beckenbodensenkung haben, kann die neurologische Kontrolle über die Kontinenz eingeschränkt sein. Die Muskulatur erschlafft und eine Störung des Füllungs- und Entleerungsmechanismus kann resultieren.

7.4.2 Herz- und Gefäßsystem

■ **Aufbau des Herzens:** Das Herz ist ein muskuläres Hohlorgan aus zwei Hälften, die durch die Scheidewand (Septum) getrennt werden. Rechter und linker Vorhof sowie rechte und linke Kammer (Ventrikel) bilden die Hohlräume des Herzens. Im rechten Vorhof sammelt sich das sauerstoffarme Blut aus dem Körperkreislauf. Die rechte Kammer nimmt das Blut aus dem rechten Vorhof auf und presst es über den Truncus pulmonalis in den Lungenkreislauf. Im linken Vorhof sammelt sich das sauerstoffreiche Blut aus der Lunge. Aus dem linken Vorhof gelangt das Blut in die linke Kammer und von dort über die Aorta in den Körperkreislauf. Die Herzklappen (Segelklappen zwischen Vorhof und Kammern, Taschenklappen zwischen Kammern und Blutgefäßen) regulieren die Richtung des Blutflusses.

■ **Prinzipien der Herzerregung und der Regulation der Herztätigkeit:** Vom Sinusknoten (primärer Schrittmacher) breitet sich die Erregung über beide Vorhöfe zum Aterioventrikularknoten (AV-Knoten) aus. Im AV-Knoten findet die Überleitung über Hissche Bündel und Purkinjesche Fäden auf die Herzkammern statt. Von dort breitet sie sich über das Arbeitsmyokard aus. Die Erregung des Herzens ist weitgehend autonom (Autorhythmie), kann jedoch durch sympathische und parasympathische Herznerven modifiziert werden. Sie beeinflussen die Herzfrequenz (chronotrope Wirkung), die Erregungsüberleitung (dromotrope Wirkung) und die Kontraktion (ionotrope Wirkung). Auch die Kalzium- und Kalium-Elektrolytkonzentration im Blutplasma wirkt auf die Erregbarkeit des Herzens.

■ **Gefäßsystem, Blutkreislauf:** Das in sich geschlossene Kreislaufsystem besteht aus hintereinander und parallel geschalteten Blutgefäßen. Das vom linken Ventrikel in die Aorta ausgeworfene Blut verteilt sich auf die parallel geschalteten Arterien der einzelnen Organe. Aus den großen Arterien werden kleinere, aus diesen Arteriolen und Kapillaren. An den Kapillaren findet der Stoffaustausch zwischen Blut und Gewebe statt. Das Kapillarblut fließt in den Venolen zusammen. Diese gehen in die kleinen Venen über, die sich zu den großen Venen vereinigen. Das Blut der oberen bzw. unteren Körperhälfte fließt über die obere bzw. untere Hohlvene in den rechten Vorhof. Vom rechten Vorhof gelangt das Blut in das Lungengefäßsystem. Das Blut der Lunge wird über die Pulmonalvenen dem linken Vorhof zugeleitet.

■ **Hoch- und Niederdrucksystem:** Zum Niederdrucksystem (Hämostatik) rechnet man die Kapillaren, die Venolen und Venen des großen Kreislaufs, das rechte Herz, den gesamten Lungenkreislauf, den linken Vorhof und den linken Ventrikel während der Diastole. Das Niederdrucksystem erfüllt die Funktion des Blutvolumenspeichers, es enthält 85 % des Blutvolumens und durchblutet vom rechten Herzen ausgehend die Lunge mit venösem Blut. Zum Hochdrucksystem (Hämodynamik) zählen der linke Ventrikel während der Systole, die Arterien, die Terminalarterien und die Arteriolen des Körperkreislaufs. Das Hochdrucksystem ist der Druckspeicher und versorgt vom linken Herzen ausgehend den gesamten Körper mit arteriellem Blut. Es enthält 15 % des Blutvolumens.

■ **Gefäßwiderstand:** Der Gefäßwiderstand entspricht dem Quotienten aus Blutdruck und Herzminutenvolumen. Der totale periphere Widerstand lässt sich aus den hintereinander und parallelgeschalteten Gefäßwiderständen berechnen. Die Terminalarterien und Arteriolen tragen mit 50 % dabei den größten Anteil am Gesamtwiderstand. Der Widerstand steigt mit abnehmendem Durchmesser und zunehmender Verhärtung der Gefäße. Ein hoher Gefäßwiderstand, z. B. durch Arteriosklerose, bewirkt einen hohen Blutdruck.

■ **Kleiner und großer Blutkreislauf:** Der Gefäßabschnitt zwischen dem linken Ventrikel und dem rechten Vorhof wird als Körperkreislauf oder großer Kreislauf bezeichnet. Den pulmonalen Abschnitt bezeichnet man als Lungen- oder kleinen Blutkreislauf.

■ **Pfortadersystem:** Das Pfortadersystem ist das Ver- und Entsorgungssystem der Verdauungsorgane. Es führt das Blut der Leber zu.

■ **Diagnostik:** s. 1.2.1, S. 16

■ **Erkrankungen:**
• **Hypertonie:** Von Bluthochdruck spricht man bei wiederholt in Ruhe gemessenen Blutdruckwerten von über 150/90 mmHg. Die Hypertonie ist ein wesentlicher Risikofaktor für kardiovaskuläre Erkrankungen.

- **Schock:** Zum Kreislaufschock kann es durch Blutungen, allergische Reaktionen, Verbrennungen oder Vergiftungen kommen. Der Schock ist durch einen Volumenmangel im Herz-Kreislauf-System und eine akute Minderdurchblutung lebenswichtiger Organe charakterisiert. Wegen der unzureichenden Sauerstoffversorgung kommt es zur Gewebsazidose (pH-Abfall) und dadurch zu Funktionsstörungen der Organe. Als Reaktion auf den Schock steigt die Sympathikusaktivität mit Steigerung der Herzfrequenz (Puls über 100/min) und Vasokonstriktion. Die Durchblutung der Haut wird zugunsten der Organe eingeschränkt. Der Zustand ist lebensbedrohlich und macht intensivmedizinische Betreuung nötig.
- **Arteriosklerose:** Arteriosklerose ist die häufigste krankhafte Veränderung der Arterien mit Verhärtung, Verdickung, Elastizitätsverlust und Lichtungseinengung. Risikofaktoren für die Arteriosklerose sind unter anderem Hypertonie, Diabetes, Hypercholesterinämie, Nikotin, Stress und Alter. Infolge von arteriosklerotischen Gefäßveränderungen kommt es zu Herz-Kreislauf-Erkrankungen, die die häufigste Todesursache in der Bundesrepublik sind.
- **Herzrhythmusstörungen:** Herzrhythmusstörungen sind Veränderungen des normalen Herzschlages. Das Herz schlägt zu schnell (Tachykardie über 100 Schläge pro Minute), zu langsam (Bradykardie unter 60 Schläge pro Minute, oft bei alten Menschen oder Sportlern) oder unregelmäßig (Arrhythmie). Man unterscheidet:
  - Störungen, die im Vorhof entstehen, z. B. Sinusarrhythmie, Sinustachykardie, Sinusbradykardie, AV-Block, supraventrikuläre Tachykardie, Vorhofflattern und -flimmern
  - Störungen, die in der Kammer entstehen, z. B. ventrikuläre Extrasystolen, ventrikuläre Tachykardie, Kammerflattern oder -flimmern

  Vor allem nachts können Herzrhythmusstörungen zu Angst und Panik führen. Die Diagnostik erfolgt durch das EKG. Die Ursachen sind vielfältig und liegen z. B. in koronarer Herzkrankheit, Herzmuskelentzündung, Herzinfarkt, Schilddrüsenerkrankung oder Mineralstoffmangel. Die meisten Herzrhythmusstörungen sind harmlos. Bei schwerwiegenden Störungen müssen Medikamente (z. B. Betablocker, Kalziumantagonisten, Digitalispräparate) oder Schrittmacher eingesetzt werden.
- **Herzinsuffizienz:** Bei der Herzinsuffizienz ist das Herz nicht in der Lage, sich an Veränderungen anzupassen. Die Herzleistung und der Körperbedarf stehen nicht im Gleichgewicht und das Gewebe wird nicht ausreichend mit Sauerstoff versorgt. Man teilt die Herzinsuffizienzen ein in
  - Linksherzinsuffizienz: Die linke Herzhälfte arbeitet unzureichend. Das Blut staut sich in der Lunge, dort sammelt sich Wasser. Es kommt zu starker Atemnot.
  - Rechtsherzinsuffizienz: Das Blut staut sich in den Geweben des Körpers, z. B. in den Beinen oder in der Bauchhöhle.
  - globale Herzinsuffizienz: Die Pumpfunktion beider Herzkammern ist eingeschränkt.

  Die Ursachen der Herzinsuffizienz liegen vornehmlich in der Arteriosklerose und Hypertonie, aber auch in Herzmuskelentzündungen, Herzklappenfehlern, Lungenerkrankungen oder Hyperthyreose. Die Diagnose erfolgt über Röntgen, Sonografie oder Herzkatheteruntersuchung. Bei der Behandlung werden Diuretika, ACE-Hemmer oder Betablocker eingesetzt.
- **Angina pectoris:** Angina pectoris ist das Hauptsymptom der koronaren Herzerkrankung. Der Patient erlebt Schmerzen in der Herzgegend hinter dem Brustbein oft mit Ausstrahlung in den Arm, Engegefühl, Atemnot und Todesangst. Angina pectoris ist die Vorbotin eines Herzinfarkts. Die Hauptursache liegt in einer Einengung einer oder mehrerer Koronararterien meist durch Arteriosklerose. Die Diagnose erfolgt über EKG, Ultraschall und Herzkatheteruntersuchung. Die Therapie besteht in der Reduzierung von Risikofaktoren (z. B. Rauchen,

Bluthochdruck, Diabetes) und im Einsatz blutgerinnungshemmender Medikamente, Nitroglyzerin, Betablockern oder ACE-Hemmern. Unter Umständen ist auch die Erweiterung eines Herzkranzgefäßes oder eine Bypass-Operation notwendig.

- **Herzinfarkt:** Beim Herzinfarkt kommt es zu einer Nekrose in einem umschriebenen Herzmuskelbereich. Die Ursache liegt im plötzlich auftretenden kompletten Verschluss einer oder mehrerer Koronararterien und dadurch in einem Missverhältnis zwischen Angebot und Bedarf an Sauerstoff. Als Ursachen werden Einflüsse von entzündlichen Vorgängen und gesteigerter Blutgerinnung diskutiert. Man unterscheidet Vorderwand-, Hinterwand-, Seitenwand- und Scheidewandinfarkt. Leitsymptom ist ein Druckgefühl hinter dem Brustbein ähnlich wie bei der Angina pectoris aber intensiver und länger. Die Beschwerden können aber auch fehlen (stummer Infarkt). Die Diagnose erfolgt über den EKG-Befund und einen Blutschnelltest. Therapeutisch werden eine Lysebehandlung oder eine Dehnung der Gefäße durchgeführt.

■ **Differenzialdiagnose zu psychischen Störungen:** Die Symptome von Angsterkrankungen (v. a. Panikattacken und hypochondrische Herzängste) haben oft große Ähnlichkeit mit denen von kardiovaskulären Erkrankungen.

7.4.3 Blut und Immunsystem

■ **Transportfunktion des Blutes:** Das Blut transportiert Sauerstoff, Kohlendioxid, Stickstoff, Vitamine, Hormone, Eiweiße, Kohlenhydrate, Fette, Stoffe zur Immunabwehr und Wärme.

■ **Humorale und zelluläre Abwehr:** Die humorale Abwehr basiert im Gegensatz zur zellulären Abwehr auf nicht zellulären Mechanismen. Man differenziert auch in unspezifische und spezifische Abwehr. Die unspezifische Abwehr richtet sich gegen alle Fremdstoffe. Sie ist angeboren und setzt schon beim erstmaligen

Kontakt mit der Substanz ein. Die spezifische Abwehr ist erworben. Sie erkennt Antigene und bildet dagegen Antikörper. Bei erneuter Infektion können die Antikörper schnell in großer Anzahl bereitgestellt werden. Das Abwehrsystem lässt sich in vier Bereiche unterteilen:

- **unspezifisch humoral:** Lysozym, Zytokine, Akutphasenproteine und Komplementsystem aus rund 20 Proteinasen
- **unspezifisch zellulär:** Makrophagen, Mikrophagen und natürliche Killerzellen
- **spezifisch humoral:** B-Lymphozyten, die sich in Plasmazellen umwandeln und Immunglobuline (IgG, IgM, IgA, IgD und IgE)
- **spezifisch zellulär:** T-Lymphozyten (T-Helferzellen, T-Suppressorzellen, T-Gedächtniszellen, zytotoxische T-Zellen oder T-Killerzellen)

■ **Passive und aktive Immunisierung:** Bei der passiven Impfung werden Antikörper gegen bestimmte Antigene verabreicht. Die Immunität tritt sofort ein, bleibt aber nur kurze Zeit erhalten. Bei der aktiven Impfung führt man dem Körper unschädliche Mengen eines Antigens oder abgeschwächte Erreger zu, die die Antikörperproduktion anregen. Spezifische Antikörper treten bei einer aktiven Immunisierung erst nach einigen Tagen auf, bleiben aber durch Gedächtniszellen lange erhalten.

■ **Erkrankungen:**
- **Leukämien:** Leukämien sind bösartige Erkrankungen des blutbildenden Systems im Knochenmark. Dabei kommt zu einer starken Vermehrung von unreifen Vorläuferzellen der weissen Blutkörperchen (Leukozyten). Man spricht von einer bösartigen Systemerkrankung, weil die Leukämie nicht auf eine Stelle des Körpers begrenzt bleibt. Die Behandlung erfolgt über Chemotherapien und gegebenenfalls über eine Blutstammzelltransplantation. Man unterscheidet:
  - akute versus chronische Leukämie: Die Unterscheidung beruht auf dem Krankheitsverlauf. Die chronischen Formen beginnen langsam und symptomlos,

während akute Formen mit schweren Symptomen beginnen und unbehandelt schnell zum Tod führen.
- myeloische versus lymphatische Leukämie: Die Unterscheidung erfolgt nach der Art der Vorläuferzellen, die sich ungebremst vermehren.

✓ ● **Allergie:** Eine Allergie geht mit einer veränderten Reaktion des Organismus gegen bestimmte Antigene (= Allergene wie z. B. Pollen, Nickel, Bienengift, Ausscheidung von Milben) einher. Man unterscheidet vier Typen:
- Typ I: Soforttyp Allergien, z. B. Heuschnupfen, Asthma bronchiale, Nahrungsmittelallergie oder anaphylaktischen Schock
- Typ II: zytotoxische Reaktion, die wenige Minuten nach dem Kontakt eintritt, z. B. bei Blutgruppenunverträglichkeit oder bei Rhesusunverträglichkeit von Neugeborenen
- Typ III: Immunkomplextyp, bei der die Reaktion nach Stunden oder Tagen auftritt. Durch die Ablagerung „überzähliger" Immunkomplexe in bestimmten Geweben kommt es zu Entzündungen der Gefäße, der Nieren oder Gelenke.
- Typ IV: Spättypallergie, die erst lange nach dem Kontakt mit dem Allergen entsteht, wie z. B. durch Nickel oder bei Transplantatabstoßung

Durch wiederholten Kontakt mit dem allergieauslösenden Stoff wird der Organismus sensibilisiert, wenn eine Bereitschaft vorgegeben ist. Die Allergene docken an die Mastzellenmembran an. Mediatoren wie Histamin, die die allergische Reaktion auslösen, werden ausgeschüttet. Es entwickelt sich eine Überempfindlichkeit mit Symptomen wie Ekzemen, Schwellungen, Atemnot, Durchfall etc. Gedächtniszellen sorgen dafür, dass der Organismus auch noch nach Jahren auf ein Allergen reagiert. Zur Behandlung der Symptome wird das Allergen entfernt und Glukokortikoide oder Antihistaminika eingesetzt.

✓ ● **Autoimmunerkrankung:** Bei Autoimmunerkrankungen reagiert das Immunsystem überschießend auf körpereigenes Gewebe. Durch Verlust der Immuntoleranz richtet sich die Immunabwehr gegen Zellen des eigenen Körpers. Warum dies geschieht, ist noch nicht geklärt. Als Trigger scheinen Virusinfektionen eine Rolle zu spielen. Zu den Autoimmunerkrankungen zählt man z. B. Rheuma, Asthma bronchiale, Colitis ulcerosa, Morbus Crohn, Polyarthritis, Multiple Sklerose und Psoriasis.

● **AIDS:** Das erworbene Immundefektsyndrom (Acquired Immunodeficiency Syndrome) wurde erstmals 1981 beschrieben. Die Immunschwäche wird durch den HIV (Human Immunodeficiency Virus) verursacht, der die Anzahl der CD4-Zellen (Typ der T-Helferzellen) vermindert. Der HIV-Test weist Antikörper nach, die sich drei bis zwölf Wochen nach einer Infektion bilden. Zunächst bleibt der Betroffene beschwerdefrei. Erste Anzeichen einer akuten HIV-Infektion sind Durchfall, Pilzinfektion, Müdigkeit, Fieber und Nachtschweiß. Bei fortgeschrittener Erkrankung kommt es zu bösartigen Tumoren, Pneumonien und Hirnhautentzündungen. Das HI-Virus wird über Blut, Injektionsnadeln, beim Sexualverkehr oder bei der Geburt übertragen.

■ **Immunsystem und Psyche:** Das Immunsystem wird auch vom Nervensystem kontrolliert und ist damit durch psychische Prozesse beeinflussbar. Untersuchungen zeigten z. B. den Einfluss psychischer Vorgänge auf die Wirkung von Kortisol, Noradrenalin, Interleukin und Killerzellen.

7.4.4 Atmungsorgane

■ **Aufbau:** Man unterteilt die Atmungsorgane in den zuführenden Atemweg aus Nasenhöhle, Rachen, Kehlkopf, Luftröhre und Bronchien sowie in die Lunge, in der der Gasaustausch stattfindet. In den oberen Atemwegen wird die Luft angewärmt, angefeuchtet und erstmalig gefiltert. Die gesamten Atemwege sind mit Schleimhaut ausgekleidet, deren Sekret durch Zilien (Fortsätze) bewegt wird. Die Lunge besteht aus einem rechten (mit Ober-, Mittel- und Unterlappen) und einem linken (mit Ober- und Unterlappen) Lungenflügel. Nach Eintritt der Hauptbronchien in die Lunge verästelt sich der Bronchialbaum weiter. Die Hauptbronchien bestehen aus Knorpel. Die kleineren Bronchien (Bronchiolen) haben Wände aus glatter Muskulatur, die von sympathischen und parasympathischen Nerven versorgt werden. An den Enden der Bronchiolen gibt es Verbindungen zu den Alveolen, die durch Ausstülpungen nach innen eine große Oberfläche bilden. Die Alveolen sind von einem Kapillarnetz überspannt, an dem der Gasaustausch erfolgt.

■ **Gasaustausch:** Beim Gasaustausch geht Sauerstoff in das Blut und Kohlendioxid in die Alveolen über. Die Prozesse beim Gasaustausch werden eingeteilt in

- **äußere Atmung, Lungenatmung:** Transport der Atemluft zu den Alveolen und Übergang des Sauerstoffs in das Kapillarblut der Lunge
- **innere Atmung, Gewebeatmung:** Aufnahme von Sauerstoff von den Kapillaren in die Zellen
- **Zellatmung:** biochemische Reaktionen im Inneren der Zelle

■ **Regulation:** Die Regulation der Atmung erfolgt

- **mechanisch** über das Atemzentrum in der Medulla oblongata (inspiratorisches und expiratorisches Zentrum) und dem Pons (pneumotaktisches Zentrum).
- **chemisch** durch die Messung der Konzentration von Kohlendioxid, Wasserstoffionen (pH-Wert) und Sauerstoff im Blut durch Chemorezeptoren in der Aorta, der Arteria carotis und der Medulla oblongata. Wenn die Kohlendioxid-Konzentration ansteigt, wird die Frequenz und Tiefe der Atmung gesteigert. Azidose (Steigerung der Wasserstoffionenkonzentration) intensiviert die Atmung und Alkalose (Senkung der Wasserstoffionenkonzentration) reduziert sie. Ein starker Abfall des Sauerstoffgehalts im arteriellen Blut steigert den Atemantrieb.

■ **Erkrankungen:**

- **Asthma bronchiale:** Unter Asthma bronchiale versteht man eine Überempfindlichkeit der Bronchien mit begleitender Entzündung. Die dadurch verursachte variable, reversible und krampfartige Bronchialverengung, die Schwellung der Schleimhaut und die Ablagerung von Schleim führen zu anfallsweisem Auftreten von Atemnot, die bis zu Stunden anhalten kann. Der Status asthmaticus ist lebensbedrohend. Man unterscheidet infekt-, analgetika-, anstrengungs-, berufsbedingte, allergische und gemischte Formen. Die Diagnose wird nach einer Lungenfunktionsprüfung gestellt. Zur Selbstmessung bietet sich der Peak-flow-Meter an, mit dem die höchste Strömungsgeschwindigkeit während einer forcierten Ausatmung gemessen wird. Die Therapie bei Asthma bronchiale besteht in der Meidung von möglichen Auslösern (z. B. Staub, Haustiere, Rauch), Atemschulung und der Einnahme von Sympathomimetika, Kortikosteroiden, Leukotrienantagonisten und Antiallergika. Die Inzidenz der Erkrankung nimmt zu und liegt derzeit bei etwa 5 % der Allgemeinbevölkerung und 10 % der Kinder. Asthma bronchiale ist die häufigste chronische Erkrankung des Kindesalters, wobei es bei Kindern oft auch zur spontanen Remission kommt.
- **Bronchitis:** Eine akute Bronchitis bezeichnet eine neu entstandene Entzündung der Bronchialschleimhaut. Sie kann infektiös (meist viral), allergisch oder toxisch ausgelöst werden. Bei der chronischen Bronchitis ist die Schleimhaut dauerhaft gereizt. Husten und Auswurf treten an den meisten Tagen während mindestens drei Monaten in zwei Jahren auf. Die chronische Bronchitis wird durch das Rauchen begünstigt, weil die Schleimhautzellen durch die Schadstoffe gereizt werden und mehr Sekret produzieren. Durch eine Störung der Sekretschichtung und des -transports werden bakterielle Superinfektionen begünstigt.
- **Hyperventilationssyndrom:** Über die Atmung wird mehr Sauerstoff in das Blut abgegeben als vom Stoffwechsel benötigt wird.

Es kommt zur Anreicherung von Sauerstoff, Verminderung des Kohlendioxiddrucks, Alkalose und Verringerung der Kalziumionenkonzentration im Blut. Symptome des Hyperventilationssyndroms sind tetanische Krämpfe (Hyperventilationstetanie mit Pfötchenstellung), Kopfschmerzen, Atemnot, Parästhesien, Schwindel und Bewusstseinsstörungen. Etwa 5–10% der Erwachsenen leiden unter dem Hyperventilationssyndrom. Frauen sind häufiger betroffen als Männer. Der Häufigkeitsgipfel liegt zwischen dem zweiten und dritten Lebensjahrzehnt. Das Syndrom tritt meist während psychischer Belastung auf (psychogene Hyperventilation z. B. bei Panikanfall). Dann besteht die Behandlung in der kurzfristigen Rückatmung in eine Tüte, um die Aufnahme von Kohlendioxid zu erhöhen. Hyperventilation kann aber auch ein Symptom bei Herzanfall, Bluthochdruckkrisen oder Atemwegserkrankungen sein.

7.4.5 Haut

■ **Aufbau:**
● **Schichten:** Die Haut baut sich aus auf
  – Epidermis (Oberhaut): Sie besteht aus fünf Schichten und wird zum Großteil aus abgestorbenen, verhornten Zellen (Keratin) gebildet. Die Epidermis hat keine Blutgefäße, aber Nervenfasern und schützt gegen mechanische und chemische Angriffe. Die Oberhaut wird aus der Keimschicht ständig erneuert. In der Epidermis befinden sich auch die Melanozyten, die Melanin zum Schutz vor UV-Strahlen bilden.
  – Corium (Lederhaut): Sie besteht aus zwei Schichten und enthält Kollagenfasern, zwischen denen Blut- und Lymphgefäße sowie Nervenfasern liegen. In die Lederhaut sind Schweißdrüsen, Haare, Nägel und Talgdrüsen eingebettet.
  – Subcutis (Unterhaut): Die Unterhaut fungiert als Fettspeicher. Die Fettzellen liegen in einem Bindegewebsnetz. In der Unterhaut liegen Nervenstränge, Blutgefäße, Talg- und Schweißdrüsen.

● **Hautrezeptoren:** Man unterscheidet folgende Rezeptorgrundtypen in der Haut:
  – Mechanorezeptoren zur Druck- (Merkel-Tastzellen, Ruffini-Körperchen, Tastscheibe), Berührungs- (Meissner-Körperchen, Haarfollikelsensoren) und Vibrationsempfindung (Pacini-Körper). Die Mechanorezeptoren adaptieren unterschiedlich schnell an Reize. Langsam adaptieren Merkel-Zelle, Ruffini-Körper und Tastscheibe, mittelschnell adaptieren Meissner-Körperchen und Haarfollikelsensor und sehr schnell adaptieren die Pacini-Körper.
  – Thermorezeptoren nennt man Ruffinische Endorgane (Wärme) und Krausesche Endkolben (Kälte).
  – Nozizeptoren zur Schmerzempfindung sind meist freie Nervenendigungen, die nah an der Hautoberfläche liegen

● **Schweißdrüsen:** Die apokrinen Schweißdrüsen bezeichnet man auch als Duftdrüsen. Sie liegen in der Achselhöhle, der Brustwarze, der Genital- und der Perianalgegend. Die ekkrinen Schweißdrüsen kommen überall auf der Hautoberfläche (bis auf Lippenrot und Glans penis) vor. Schweiß besteht aus Wasser, Natriumchlorid, Harnstoff, Ammoniak und Harnsäure. Er bildet den Säureschutzmantel und kühlt den Organismus. Die Schweißdrüsen werden durch cholinerge sympathische Nerven innerviert.

■ **Funktionen:** Die Haut hat folgende Aufgaben:
● Schutz vor Bakterien, Viren, Kälte, Wärme, Sonne oder Schmutz
● Speicherung von Wasser, Fett, Mineralstoffen und Vitaminen
● Entschlackung durch Ausscheidung von Schweiß, Talg, Stoffwechselprodukten und Salzen
● Wärmeregulation
● Wahrnehmung
● Stoffwechsel z. B. Vitamin-D_2-Synthese, Cholesterinsynthese und Umbau von Kohlenhydraten zu Fetten und umgekehrt

- **Erkrankungen, Störungen:**
- **Neurodermitis:** Die Erkrankung wird klinisch definiert. Man spricht von Neurodermitis bei extrem schuppiger, trockener, juckender und entzündeter Haut. Das Immunsystem erzeugt diese heftigen Abwehrrektionen gegen Umweltstoffe wie Hausstaub oder bestimmte Nahrungsmittel. Neurodermitis verläuft chronisch oder chronisch rezidivierend. Die Ätiopathogenese ist multifaktoriell: Vererbung, immunologische Faktoren, psychosomatische Faktoren sowie Störungen der Talg- und Schweißdrüsen werden diskutiert. Psychische Belastungen können die Erkrankung triggern. Stadtkinder aus sozial besser gestellten Schichten sind überdurchschnittlich häufig betroffen. In 50 % der Fälle heilt die Erkrankung bis zum zweiten Lebensjahr aus. Die Inzidenz der Erkrankung steigt in den letzten Jahren an. Eine ursächliche Therapie ist nicht möglich.
- **Pruritus:** Beim Pruritus sieht man meist keine Hautveränderungen, es tritt aber Hautjucken mit zwanghaftem Kratzen auf. Der Juckreiz kann epikritisch oder protopathisch sein. Beteiligt an der Entstehung sind Schmerzrezeptoren, das vegetative Nervensystem, die Hirnrinde, die Psyche, Mediatoren (z. B. Histamin), das Gefäßsystem der Haut und die inneren Organe. Man unterscheidet Pruritus bei:
  - Hauterkrankungen, z. B. Ekzemen, Neurodermitis, Psoriasis, Befall mit Läusen
  - Inneren Erkrankungen, z. B. endokrinen Störungen (Diabetes mellitus), Leber- und Nierenerkrankungen, Darmerkrankungen, Gefäßerkrankungen, Nervenerkrankungen oder hämatologischen Erkrankungen
  - Infektionskrankheiten, z. B. Windpocken
  - Psychogener Auslösung, z. B. Dermatozoenwahn
  - Idiopathischer Auslösung

7.4.6 Niere und ableitende Harnwege

- **Aufbau der Niere (Rinde und Mark):** Das Nierenmark ist pyramidenförmig angeordnet. Die Grundflächen der 10–12 Markpyramiden reichen an die Rinde, die Spitzen (Nierenpapillen) laufen auf das Zentrum der Niere zu. Die Rinde lagert sich zwischen benachbarte Markpyramiden, so dass die Nierensäulen entstehen. Jede Markpyramide bildet mit der sie überziehenden Rindenschicht eine anatomische Einheit, den Lobus renalis.

- **Aufbau der ableitenden Harnwege:** Von der Papillenspitze tropft der Harn in die Nierenkelche. Diese bilden das Nierenbecken, das in den beiden Harnleitern (Ureter) endet. Der Urin aus den Harnleitern sammelt sich in der Blase. Die Blase hat eine kräftige Muskelschicht, die nach oben für den sicheren Verschluss der Harnleiter sorgt. Unten befindet sich der innere und der äußere Schließmuskel. Der äußere Schließmuskel ist quergestreift und kann willentlich gesteuert werden. Von der Blase gelangt der Urin über die Harnröhre (Urethra) nach außen. Die männliche Harnröhre ist länger als die weibliche und auch Ausführungsgang für die Samenflüssigkeit.

- **Blutversorgung:** Von der Aorta gehen Nierenarterien ab, die sich in den Nieren zu feinsten Kapillaren verästeln. Pro Tag fließen rund 1200 l Blut durch die Nieren.

- **Nephron als Funktionseinheit:** Das Nephron ist die kleinste funktionelle Einheit der Niere. Die Niere enthält etwa eine Million Nephrone, die sich aus einem Nierenkörperchen und dem Tubulussystem zusammensetzen. Im Nierenkörperchen, das aus der Bowman-Kapsel mit dem Glomerulus (Gefäßknäuel) besteht, wird das Blut gefiltert. Größere Moleküle werden zurückgehalten. Das entstehende Filtrat wird in das Nierenkanälchen abgeleitet, das von Blutgefäßen begleitet wird. Dort erfolgt die Rückfiltration von Stoffen wie Zucker und Proteinen ins Blut. Natrium-, Kalium-, Magnesium- und Kalziumionen werden je nach Bedarf wieder aufgenommen. Zellgifte wie Ammoniak bleiben in den Kanälchen zurück. Die Bowman-Kapsel und die gewundenen Anteile der Tubuli liegen in der Nierenrinde, die geraden Anteile der Tubuli im Mark.

■ **Erkrankungen:**
● **Niereninsuffizienz** (nach Analgetikamissbrauch, Hypertonie, Diabetes mellitus): Von Niereninsuffizienz spricht man bei einer unzureichenden Nierenfunktion. Typische Symptome sind Polyurie, Leistungsschwäche, Pruritus, neurologische Symptome und Dehydration. Gegebenenfalls muss der Patient dialysiert werden. Die Ursachen der Niereninsuffizienz sind vielfältig: In ca. 20 % der Fälle wird die Erkrankung durch Diabetes mellitus, in 10 % durch Bluthochdruck und in 5 % durch Schädigung aufgrund bestimmter Schmerzmittel verursacht. Bei Diabetes entstehen Durchblutungsstörungen aufgrund der diabetischen Mikroangiopathie (Strukturveränderung an den kleinen Blutgefäßen) und damit Störungen der Nierenfunktion. Die Hypertonie kann über die Entwicklung einer Arteriosklerose in den Nieren zur Insuffizienz führen. Der Blutdruck sollte gegebenenfalls mit ACE-Hemmern eingestellt werden und die Aufnahme von Kochsalz sollte eingeschränkt werden. Langfristige Therapien mit hohen Dosen von Paracetamol, Phenacitin (mittlerweile nicht mehr zugelassen) oder Antirheumatika können die Markpapillen zerstören und eine Niereninsuffizienz verursachen.
● **Entzündliche Erkrankungen:** Bei einer Entzündung der Nierenkörperchen in der Nierenrinde wird Eiweiß ausgeschieden und der Blutdruck steigt. Die Entzündung kann auf alle Nephrone übergreifen. Bei der chronischen Form der Erkrankung besteht schließlich Dialysepflicht. Bei der Nierenbeckenentzündung ist das Nierenbindegewebe betroffen. Die Entzündung ist dabei meist auf eine Niere begrenzt, kann sich aber auf weitere Organsysteme ausweiten. Eine chronische Nierenbeckenentzündung entsteht durch eine Abflussstörung des Harns (z. B. durch Harnstein). Frauen sind von diesen Erkrankungen häufiger betroffen als Männer.

● **Abgrenzung zu somatoformen autonomen Funktionsstörungen:** Bei den somatoformen autonomen Funktionsstörungen schildern die Patienten die Symptome so, als beruhten sie auf einer körperlichen Erkrankung eines weitgehend vegetativ innervierten Organs. Es lässt sich jedoch kein Organbefund feststellen. Zu den somatoformen autonomen Funktionsstörungen im Urogenitaltrakt gehören die funktionelle Miktionsstörung, psychogene Dysurie, Reizblase oder Empfindungsstörung im Genitalbereich.

7.4.7 Abdominalorgane und Magen-Darm-Trakt

■ **Gliederung und Funktion des Verdauungstraktes:**
● Im oberen Abschnitt aus Mund, Rachen, Speiseröhre, Magen und Zwölffingerdarm findet die mechanische und chemische Verarbeitung der Nahrung statt.
● Im mittleren Abschnitt (Dünndarm) werden Nährstoffe durch die Darmwand resorbiert.
● Im unteren Abschnitt aus Dickdarm, Enddarm und Anus erfolgen die Sammlung und Ausscheidung von Schlackenstoffen.

■ **Darmnervensystem:** Das Darmnervensystem (enterisches oder intramurales System) ist ein eigenständiger, hoch entwickelter Teil des peripheren vegetativen Nervensystems. Es regelt die Sekretionsvorgänge und die Bewegungen des Darms. Seine Neurone liegen in den Wänden des Gastrointestinaltraktes und bilden über Magen, Dünn- und Dickdarm ein dichtes Netz. Sympathische und parasympathische Fasern wirken modulierend auf die Eigenleistungen des Darmnervensystems.

■ **Darmassoziiertes Immunsystem:** Um das Eindringen von Antigenen zu verhindern, hat der Verdauungstrakt eine immunologische Barriere. Das Abwehrsystem des Darmes (gut-associated lymphoid tissue, GALT) enthält Immunzellen, die über das Lymphsystem zu anderen Organen wie dem Bronchialtrakt, dem Urogenitalsystem oder den Speicheldrüsen wandern können. Das GALT ist Teil des schleimhautassoziierten lymphatischen Systems, das man mit MALT (mucosa-associated lymphoid tissue) bezeichnet.

■ Erkrankungen:

- **Gastritis:** Als Gastritis bezeichnet man eine Entzündung der Magenschleimhaut. Die akute Form kann Folge einer schweren Erkrankung (z. B. Sepsis, Urämie, Multiorganversagen) sein oder durch Medikamente bzw. Alkohol ausgelöst werden. Eine lebensbedrohliche Komplikation der akuten Gastritis ist die Magenblutung. Bei der chronischen Form unterscheidet man die
  - Autoimmungastritis, bei der Antikörper gegen die Belegzellen der Magenschleimhaut gebildet werden,
  - bakterielle Gastritis durch Helicobacter pylori,
  - chemische Gastritis durch die Wirkung von Gallensaft und Duodenalflüssigkeit, Alkohol oder Medikamenten.

  Symptome sind unter anderem Völlegefühl, Schmerzen, Brechreiz, blutiges Erbrechen oder schwarzer Stuhlgang.
- **Refluxkrankheit:** Bei der Refluxkrankheit fließt der saure Mageninhalt nach oben in die Speiseröhre. Dadurch erhöht sich das Risiko für ein Ösophaguskarzinom. Die Ursache der Erkrankung liegt in einer Erschlaffung des unteren Speiseröhrenschließmuskels. Das Leitsymptom der Refluxkrankheit ist Sodbrennen, aber nur 10 % der Patienten mit Sodbrennen haben eine Refluxkrankheit.
- **Ulcus ventriculi:** Das Magengeschwür ist eine gutartige, entzündliche Läsion der Magenschleimhaut. Es entsteht durch ein Ungleichgewicht zwischen aggressiven Säuren und defensiven Schleimhautfaktoren. Zu den Ursachen zählen Alkoholmissbrauch, Stress, Medikamente (z. B. Aspirin, Kortison) und Helicobacter-pylori-Infektionen. Das Magengeschwür kann symptomlos

bleiben. Meistens treten aber zu Schmerzen im Oberbauch Blutungen, Erbrechen und Gewichtsverlust auf.
- **Ulcus duodeni:** Beim Zwölffingerdarmgeschwür kommt es durch eine Entzündung zu einem tiefreichenden Defekt in der Wand des Duodenums. Begünstigt wird die Erkrankung durch Alkohol, Nikotin, Medikamente, Helicobacter-pylori-Infektion und Stress. Die Symptome entsprechen weitgehend denen des Magengeschwürs. Der Schmerz tritt allerdings vornehmlich nüchtern und nachts auf.
- **Chronisch entzündliche Darmerkrankungen:**
  - Crohn-Krankheit: Die Crohn-Krankheit ist eine chronisch entzündliche Darmerkrankung, die in Schüben verläuft. Die Erkrankung kann alle Abschnitte des Verdauungstraktes befallen. Meist wird die Diagnose im Alter von 15 bis 30 Jahren gestellt. Symptomatisch sind Durchfälle mit krampfartigen Schmerzen, Fieber, Müdigkeit und Gewichtsverlust. Komplikationen können in der Bildung von Fisteln und Abszessen liegen. Möglich ist auch ein Darmverschluss oder Darmdurchbruch.
  - Colitis ulcerosa: Die Colitis ulcerosa ist eine entzündliche, in Schüben verlaufende Erkrankung, die vom Rektum ausgeht und sich auf den gesamten Dickdarm ausbreiten kann. Der Krankheitsbeginn liegt meist zwischen dem 20. und 40. Lebensjahr. Durchfälle, Bauchschmerzen, Fieber und Gewichtsverlust treten auf. Das Risiko für Darmkrebs ist erhöht.

■ Abgrenzung zu somatoformen autonomen Funktionsstörungen:
Die Symptome beziehen sich auf vegetativ innervierte Organe. Es ist keine körperliche Ursache nachweisbar. Man unterscheidet somatoforme autonome Funktionsstörungen
- im oberen Gastrointestinaltrakt (z. B. psychogene Aerophagie, psychogener Singultus, Dyspepsie, Pylorospasmus oder Magenneurose),

- im unteren Gatrointestinaltrakt (z. B. psychogene Flatulenz, psychogenes Colon irritabile oder psychogene Diarrhö).

■ **Leber und Gallenblase:**
- **Stoffwechsel- und Entgiftungsfunktion der Leber:** In der Leber laufen Prozesse des Kohlenhydrat- (z. B. Glykogensynthese, Zitratzyklus), Fett- (z. B. Abbau von Fettsäuren, Synthese von Cholesterin) und Eiweißstoffwechsels (Synthese und Abbau von Blutplasmaproteinen) ab. Die Leber ist auch an der Blutgerinnung beteiligt. Sie baut toxische Stoffe (z. B. Ammoniak als Produkt des Eiweißabbaus, Medikamente, Phenole, Alkohol) ab und wandelt sie in ungiftige Substanzen um. Die Abbauprodukte werden über die Gallenflüssigkeit in den Darm abgeleitet. Wenn die Entgiftungsfunktion der Leber ausfällt, können Bewusstseinseintrübungen bis hin zur Bewusstlosigkeit (Leberkoma) auftreten.
- **Produktion und Speicherung der Gallenflüssigkeit:** Die Galle ist ein Sekret der Leber. Benötigt wird sie vor allem zur Fettverdauung. Die Galle wird in der Gallenblase gesammelt und eingedickt. Die Gallenblase ist ein Schleimhautsack, der mit glatter Muskulatur durchsetzt ist. Bei Bedarf (hormonelle und nervale Steuerung) wird die Galle über die Papilla Vateri ins Duodenum abgegeben.
- **Bedeutung der Leberenzyme in Zusammenhang mit Abhängigkeitserkrankungen:** Bei einem alkoholbedingtem Leberschaden kommt es zur Erhöhung der Werte der AP (alkalischen Phosphatase), der Gamma-GT (Glutamyltransferase), der GPT (Glutamylpyruvattransaminase) und der GOT (Glutamat-Oxalacetat-Transaminase). Am häufigsten wird die Konzentration an Gamma-GT als Marker für Alkoholmissbrauch benutzt. Ein erhöhter Gamma-GT-Wert ist allerdings kein Beweis für Alkoholprobleme. Dieser Enzymspiegel kann auch bei nicht alkoholischen Lebererkrankungen, Hyperthyreose und durch Medikamente verändert sein.
- **Erkrankungen der Leber und Gallenblase:**

- **Hepatitis:** Bei einer Hepatitis hat sich das Leberparenchym entzündet und die Organfunktion ist gestört. Man kennt die akute (weniger als sechs Monate Dauer) und die chronische (mehr als sechs Monate Dauer) Verlaufsform.
  Die akute Hepatitis wird verursacht durch:
  - Infektion mit Hepatitisviren: Hepatitis A, B, C, D und E,
  - andere Infektionskrankheiten zusammen mit bakteriellen, parasitären oder viralen Infektionen (z. B. Epstein-Barr-Virus, Zytomegalievirus),
  - Gifte, z. B. Alkohol oder Arzneimittel.
  In der frühen Phase treten Symptome wie Übelkeit, Geschmacksveränderungen und Schmerzen auf. In der Gelbsuchtphase verfärben sich die Augen, die Haut, der Urin, der Stuhl und die Schleimhäute. In der Rekonvaleszenzphase tritt eine lang anhaltende Müdigkeit auf.
  Die chronische Hepatitis kann zu einer Leberzirrhose führen und wird verursacht durch:
  - Infektion mit Hepatitisviren: Hepatitis B, C und D,
  - Gifte wie Arzneimittel und Alkohol,
  - Autoimmunerkrankung,
  - Wilson-Krankheit,
  - Hämochromatose.
  Bei einer chronischen Hepatitis kommt es erst relativ spät zu Beschwerden wie Müdigkeit, Schmerzen an der Leber und Gelbsucht.
- **Leberzirrhose:** Die Leberzirrhose (Schrumpfleber) ist eine diffuse chronische Lebererkrankung mit progredienter, irreversibler narbig-bindegewebiger Umwandlung der Leber durch Parenchymuntergang mit Erhöhung des Drucks im Pfortaderkreislauf. Die Ursachen sind Schädigungen durch Alkohol, durch Virushepatiden B und C, erbliche Stoffwechselerkrankungen sowie Autoimmunerkrankungen. Symptome sind Leistungsminderung, Konzentrationsschwäche, Menstruationsstörungen, Gynäkomastie, Potenzstörung und Leberhautzeichen.

- **Cholezystitis:** Bei der Cholezystitis handelt es sich um eine Entzündung der Gallenblasenwand, die zumeist durch Gallenblasensteine ausgelöst wird. Man unterscheidet den chronischen und den akuten Verlauf. Die Erkrankung tritt bei Frauen häufiger auf als bei Männern.

■ **Bauchspeicheldrüse:**
- **Hormonproduzierende Zellen (Insulin):** 10 % der Zellen (endokriner Anteil, Langerhanssche Inseln) der Bauchspeicheldrüse (Pankreas) geben Hormone zur Blutzuckerregulation ab. Man unterscheidet:
  - Alpha-Zellen, die Glukagon produzieren, das den Blutzuckerspiegel hebt
  - Beta-Zellen zur Produktion von Insulin, das den Blutzuckerspiegel senkt
  - Delta-Zellen, die Somatostatin herstellen
  - Gamma-Zellen zur Produktion eines Polypeptids

  Die Langerhansschen Inseln sind über die Oberfläche der Bauchspeicheldrüse verstreut.
- **Eiweiß-, Kohlenhydrat- und Fettverdauung:** 90 % der Zellmasse der Bauchspeicheldrüse (exokriner Anteil) produzieren ein wässriges Sekret mit mehr als 20 Verdauungsfermenten. Darunter sind Enzyme zur Kohlenhydrat- (Amylase), Fett- (Lipase) und Eiweißverdauung (Protease), die erst im Duodenum aktiviert werden, damit sich die Bauchspeicheldrüse nicht selbst verdaut.
- **Erkrankungen:**
  - **Diabetes mellitus:** Es handelt sich um eine Stoffwechselkrankheit durch den relativen oder absoluten Mangel an Insulin. Der Typ-I-Diabetes (juveniler Diabetes) entsteht durch einen Mangel an insulinabsondernden Beta-Zellen in der Bauchspeicheldrüse. Wahrscheinlich handelt es sich dabei um eine Autoimmunerkrankung. Die Folge ist ein absoluter Insulinmangel. Beim Typ-II-Diabetes (Altersdiabetes) ist die Insulinabgabe der Bauchspeicheldrüse gestört oder es besteht ein Mangel an Insulinrezeptoren auf den Körperzellen. Man spricht von einem relativen Insulinmangel. Adiposi-

tas und Schwangerschaft begünstigen die Manifestation des Diabetes Typ II. Symptome des Diabetes mellitus sind Durst, Erzeugung großer Harnmengen, Muskelkrämpfe, Gewichtsabnahme, Mattigkeit und Wundheilungsstörungen. Als Spätkomplikationen kommt es zu Retinopathie, Gangrän, Arteriosklerose und Parästhesien.
  - **Pankreatitis:** Man unterscheidet die akute und die chronische oder chronisch rezidivierende Entzündung der Bauchspeicheldrüse. Es kommt zu einer Selbstverdauung (Autolyse) des Organs. Hauptursachen der Pankreatitis sind Alkoholmissbrauch und Gallenerkrankungen. Bei chronischen Formen der Erkrankung wird der Drüsenapparat der Bauchspeicheldrüse zerstört.

■ **Ernährung:**
- **Ernährungsanamnese:** Erfasst wird die Art und Menge der aufgenommenen Nahrung, um die Zufuhr von Nährstoffen zu berechnen und Aussagen über das Ernährungsverhalten machen zu können.
- **Body Mass Index:** Der Body Mass Index (BMI, Quetelet-Index) ist der Quotient aus Gewicht in Kilogramm und dem Quadrat der Körpergröße in Metern. Die Normwerte für Männer und Frauen sind gleich. BMI-Werte zwischen 18,5 und 24,9 entsprechen dem Normalgewicht. Bei einem BMI von 25 bis 29,9 spricht man von Übergewicht (Grad I), bei BMI-Werten zwischen 30 und 39,9 von Adipositas (Grad II) und bei einem BMI ab 40 von schwerer Adipositas (Grad III). Liegt der BMI unter 18,5 ist der Patient untergewichtig, bei einem BMI unter 16 besteht kritisches Untergewicht. Für Kinder und Jugendliche gibt es alters- und geschlechtsspezifische Perzentilwerte für den BMI, die auf Wachstums- und Gewichtskurven basieren. Sie liegen etwas unter den BMI-Werten für Erwachsene.

■ **Erkrankungen, Störungen:**
- **Adipositas:** Die Fettsucht ist eine chronische Erkrankung, die in allen Ländern mit

ausreichendem Nahrungsangebot zunimmt. Bei Adipositas beträgt der Anteil der Fettmasse bei Frauen mindestens 25–30 % und bei Männern mindestens 20 %. Die Fettsucht (BMI-Werte s. oben) ist (mit)verantwortlich für Hypertonie, Diabetes mellitus, Herzinfarkt, Schlaganfall, Gicht und Schlafapnoe. Ursachen sind falsche Ernährung, Bewegungsmangel, genetische Faktoren, Essstörungen und endokrine Erkrankungen (z. B. Schilddrüsenunterfunktion, Cushing-Syndrom).

- **Anorexie** (s. 3.4.1, S. 54; 4.2.1, S. 76)
- **Bulimie** (s. 3.4.1, S. 55; 4.2.1, S. 76)
- **Binge Eating Disorder:** Die Erkrankung hat Ähnlichkeiten mit der Bulimie. Essanfälle mit Kontrollverlust bei denen schnell und heimlich gegessen wird, führen dazu, dass sich die Betroffenen unangenehm voll fühlen. In der Folge kommt es zu Gefühlen wie Ekel, Depression und Schuld. Die Essanfälle treten im Durchschnitt an mindestens zwei Tagen pro Woche über sechs Monate auf. Es entwickelt sich Übergewicht, weil kein Kompensationsverhalten, z. B. durch abführende Maßnahmen, Fasten oder Sport, ausgeführt wird. Rund ein Drittel der Betroffenen sind männlich.

■ **Bedarf, Aufnahme und Speicherung von Nährstoffen:** Der Energiegehalt soll zu ungefähr 15 % durch Eiweiß, zu rund 25 % durch Fett und zu etwa 60 % durch Kohlenhydrate abgedeckt werden. Der Bedarf schwankt allerdings: Bei sportlicher Betätigung müssen mehr Kohlenhydrate und Fette, bei Schwerstarbeit muss mehr Fett und im Alter mehr Eiweiß zugeführt werden. Nicht benötigte Stoffe werden in den Fettzellen als Triglyzeride, in der Leber als Glykogen und in den Muskeln als Proteine gespeichert. Unter dem Einfluss von Adrenalin und Glukagon werden sie bei Bedarf freigesetzt.

■ **Essenzielle Nährstoffe:** Lebensnotwendige Stoffe, die der Organismus nicht selbst aufbauen kann, bezeichnet man als essenzielle Nährstoffe. Dazu zählen Vitamine, Mineralstoffe, Spurenelemente, Fettsäuren und Aminosäuren.

7.4.8 Sexualorgane

■ **Pubertät und Pubertätsmerkmale:** Die Pubertät ist die körperliche und geistig-seelische Entwicklungsphase des Menschen zwischen Kindesalter und Erwachsensein. Bei Jungen umfasst die Pubertät den Zeitraum zwischen dem 12. und dem 20. Lebensjahr, bei Mädchen zwischen dem 10. und dem 18. Lebensjahr. In der Pubertät kommt es durch den Einfluss von Sexualhormonen zur Geschlechtsreife und zur Ausbildung von sekundären Geschlechtsmerkmalen. Körperliche Pubertätsmerkmale bei Jungen sind Wachstum des Penis, Vergrößerung des Hodensacks, einsetzende Behaarung im Achsel- und Genitalbereich und Kehlkopfvergrößerung. Beim Mädchen kommt es zum Brustdrüsenwachstum, einsetzender Behaarung im Achsel- und Genitalbereich, Rundung der Hüfte, Beginn der Monatsblutung und Reifung der Eierstöcke. Typische psychische Pubertätsmerkmale sind z. B. Hinwendung zum Geschlechtspartner, Identitätsprobleme, Leistungsverweigerung, riskantes Verhalten und Stimmungsschwankungen.

■ **Menstruationszyklus (Grundlagen der hormonellen Steuerung):** Das übergeordnete Zentrum bei der Steuerung des Monatszyklus ist der Hypothalamus, der durch Gonadotropin-Releasing-Hormone (GnRH) die Abgabe der gonadotropen Hormone aus der Adenohypophyse reguliert. Diese wiederum wirken auf die Eierstöcke. Der Menstruationszyklus gliedert sich in:

- **Follikuläre Phase:** In den ersten 14 Tagen bewirkt die Ausschüttung von follikelstimulierendem Hormon (FSH) aus der Adenohypophyse, dass in den Eierstöcken Follikel heranreifen, die Östrogene produzieren. Etwa in der Mitte des Zyklus löst der gestiegene Östrogenspiegel die Freisetzung von luteinisierendem Hormon (LH) aus und bewirkt am 14. Tag den Eisprung eines Follikels (Ovulation). Die hohen Mengen an Östrogen hemmen durch negative Rückkopplung die FSH-Produktion und fördern durch positive Rückkopplung die LH-Produktion.

● **Luteale Phase:** Vom 15. bis 28. Tag des Zyklus bildet sich aus den Resten des Follikels der Gelbkörper. Der Gelbkörper produziert Östrogen und Progesteron. Progesteron hemmt über negative Rückkopplung die GnRH-Produktion. Durch die Wirkung von Progesteron sinkt die LH-Produktion, was die Degeneration des Gelbkörpers auslöst. Dadurch reduziert sich der Östrogen- und der Progesteronspiegel. Durch das Fehlen von Progesteron wird die Gebärmutterschleimhaut abgestoßen.

■ **Zusammenhang zwischen Essstörungen und sekundärer Amenorrhö:** Das Aussetzen der Regelblutung über mehr als drei Monate, nachdem Frauen bereits Monatsblutungen hatten, nennt man sekundäre Amenorrhö. Sie ist fast regelmäßig Symptom der Anorexie. Die sekundäre Ammenorrhö kann vor dem Gewichtsverlust auftreten. Meist setzt sie zeitgleich mit ihm ein.

■ **Schwangerschaft und Geburt:**
● **Schwangerschaftsdiagnose:** Schon in der Blastozyste setzt die Hormonproduktion ein – vor allem von Beta-humanem Choriongonadotropin (Beta-HCG). Es fördert die Progesteronbildung und verhindert so die Menstruation. Der HCG-Nachweis wird als Schwangerschaftstest benutzt. Der Test basiert auf einer Antigen-Antikörper-Reaktion und wird ab dem ersten Tag nach Ausbleiben der Regel positiv. Seine Sicherheit liegt bei 99 %. Unsichere Zeichen für eine Schwangerschaft sind das Ausbleiben der Regel, morgendliche Übelkeit, Spannungsgefühl in der Brust oder vermehrte Sekretabsonderung in der Scheide.
● **Befruchtung:** Bei der Befruchtung (Konjugation) verschmelzen Ei und Samen im Eileiter. Aus zwei haploiden Keimzellen entsteht die diploide Zygote.
● **Plazentafunktion:** Die Plazenta reguliert die Austauschvorgänge zwischen Embryo und mütterlichem Organismus. Der Keim bekommt Nährstoffe und Atemgase und gibt Stoffwechselendprodukte an das mütterliche Blut ab. Für den Embryo übernimmt die Plazenta die Funktion von Darm, Leber, Lunge und Niere. Außerdem ist die Plazenta eine immunologische Grenzschicht und fungiert als endokrine Drüse (Hormonproduktion). Sie verändert sich je nach Graviditätsphase.

● **Entwicklung des Embryos und des Fötus:** Man unterscheidet die Stadien:
– **Blastozyste:** Bis zum 15. Tag nach der Befruchtung spricht man von der Blastozyste. In dieser Entwicklungsphase wird die Einnistung der Keimblase in die Uterusschleimhaut abgeschlossen. Nach dem „Alles-oder-Nichts"-Prinzip werden auftretende Schäden dabei entweder repariert oder die weitere Entwicklung verhindert.
– **Embryonalphase:** Als embryonale Phase bezeichnet man die Entwicklung des Keimlings von der dritten bis zur zwölften Schwangerschaftswoche. In diesem Stadium differenzieren sich die inneren Organe aus und der Embryo wächst auf eine Größe von ungefähr 10 cm. Er ist dabei gegenüber schädigenden Einflüssen besonders anfällig. Die meisten Fehlbildungen entstehen in dieser Entwicklungsphase.
– **Fötale Phase:** Die fötale Phase dauert vom dritten Schwangerschaftsmonat bis zur Geburt. Dieses Stadium ist durch das schnelle Wachstum des Fötus gekennzeichnet. Am Ende des sechsten Monats ist die Entwicklung soweit fortgeschritten, dass das Kind überlebensfähig ist. In den letzten drei Schwangerschaftsmonaten kommt es allerdings noch zu einer deutlichen Gewichtszunahme des Fötus. Schädigende Einflüsse haben in der fötalen Phase deutlich geringere Auswirkungen als in der embryonalen Phase.

● **Geburtsverlauf und nachgeburtliche Rückbildung:** Der Geburtsverlauf wird unterteilt in:
– **Eröffnungswehen:** In der Plazenta steigt die Östrogenproduktion. Dadurch wird Prostaglandin freigesetzt, das die Empfindlichkeit des Uterus gegenüber Oxytozin steigert, was die Wehen auslöst. Die

Frequenz der Wehen (Uteruskontraktionen) steigt von einmal pro Viertelstunde auf etwa einmal pro Minute. Diese Wehenphase erstreckt sich bei Erstgebärenden normalerweise über ungefähr zwölf Stunden, kann aber auch bis zu drei Tage andauern. Am Ende der Eröffnungswehen ist der Muttermund ca. 10 cm geöffnet und die Fruchtblase ist gesprungen.

– **Austreibungsphase:** Bei Erstgebärenden dauert diese Phase ungefähr eine Stunde. Das Kind wird tiefer in das Becken geschoben und macht eine Vierteldrehung. Es entstehen Presswehen, die in zehn Minuten drei- bis viermal vorkommen. Mit der letzten Wehe werden die Schultern des Kindes aus dem Geburtskanal gepresst. In dieser Phase besteht die Gefahr von Sauerstoffmangel, der ein hohes Risiko für Schädigungen des Kindes birgt.

– **Nachgeburt:** Zwanzig bis sechzig Minuten nach der Geburt des Kindes wird die Plazenta abgestoßen. Dabei kann es zu starken Blutungen kommen. Bleiben Reste der Plazenta in der Gebärmutter besteht die Gefahr von Entzündungen. Nach der Abstoßung der Plazenta sinken die Konzentrationen von Östrogen und Progesteron wogegen der Prolaktinspiegel steigt. Diese hormonelle Umstellung kann psychisch sehr belastend sein.

Durch die Ablösung der Plazenta entsteht eine Wunde. Früher führten unhygienische Zustände häufig zu Infektionen (Kindbettfieber), an denen viele Mütter verstarben. Heute treten diese Komplikationen kaum noch auf – nicht zuletzt durch die Stillberatung. Durch das Stillen werden Hormone aus dem Zwischenhirn ausgeschüttet, die die Gebärmutter zu Nachwehen anregen. Mit Hilfe der Nachwehen wird die Gebärmutter zurückgebildet. Beckenbodengymnastik unterstützt den Rückbildungsprozess, der bis zu acht Wochen dauern kann.

■ **Senium der Frau (Involution):** Nach medizinischer Definition folgt das Senium (Alter) der Frau auf das Klimakterium, das meist vom 48. bis zum 52. Lebensjahr andauert. Es kommt zu Involutionsprozessen, in deren Verlauf sich einzelne Organe altersbedingt physiologisch verändern. Die Frau verliert ihre Gebärfähigkeit. Die Produktion von Sexualhormonen nimmt ab und Haut, Brustdrüse, Scheide, Gebärmutter und Knochendichte des Skeletts verändern sich.

■ **Teratogenität und Infektionskrankheiten in der Schwangerschaft:** Teratogene Substanzen können während der Schwangerschaft zu Fehlbildungen des Embyos oder Fötus führen. Beim Menschen ist der Keim besonders zwischen dem 18. und 85. Tag nach der Befruchtung für teratogene Agenzien anfällig. Teratogene chemische Stoffe sind z. B. Alkohol oder Medikamente. Ein physikalisches Teratogen ist z. B. Röntgenstrahlung. Biologische Teratogene sind z. B. die Infektionen mit Rötelnviren (führt beim Kind oft zu Herzfehler und Schwerhörigkeit) oder Toxoplasmose-Protozoen.

■ **Organische Aspekte sexueller Störungen:** Beim sexuellen Reaktionszyklus unterscheidet man nach Masters und Johnson (1966) die Phasen

● Verlangen,
● sexuelle Erregung,
● Plateauphase,
● Orgasmus und
● Entspannungsphase/Rückbildungsphase.

In jeder Phase kann es bei beiden Geschlechtern zu psychisch oder organisch bedingten Störungen kommen. Organische Ursachen sexueller Störungen bei der Frau sind z. B. anatomische Besonderheiten, Entzündungen, Folgen von Operationen, Endometriose oder Allgemeinerkrankungen (z. B. Anämie). Außerdem können Drogen oder Medikamente die weibliche Sexualität beeinflussen. Schmerzen beim Verkehr sind oft durch mangelnde Lubrikation (Feuchtwerden von Scheidenvorhof und Scheide) zu erklären, die häufig auf Östrogenmangel zurückgeht. Beim Mann können sexuelle Störungen durch Penisfehlbildungen und neurologische (z. B. MS, Parkinson) oder innere Erkrankungen (z. B. Leberzirrhose,

Diabetes mellitus, Arteriosklerose, Nierenerkrankungen) bedingt sein. Viele Blutdruckmittel und Psychopharmaka senken die Potenz. Auch Nikotin-, Drogen- und Alkoholmissbrauch können Einfluss nehmen. Sexuelle Störungen treten außerdem nach Operationen, z. B. an der Aorta, der Prostata oder der Harnblase auf. Im Alter ist die Erektion oft verlangsamt und schwächer.

■ **Infertilität und Kinderwunsch der Frau:** Infertilität der Frau bezeichnet die Unfähigkeit, eine Schwangerschaft bis zur Geburt eines lebensfähigen Kindes auszutragen. Von Sterilität bei der Frau spricht man, wenn es trotz regelmäßigen ungeschützten Verkehrs nach zwei Jahren nicht zur Befruchtung kommt.

Besteht ein Kinderwunsch können je nach Fall verschiedene Therapiemöglichkeiten eingesetzt werden: Bei hormonellen Störungen erfolgt die Behandlung unter Umständen mit Medikamenten, bei organisch bedingter Sterilität (z. B. Verschluss der Eileiter) kann gegebenenfalls die In-vitro-Fertilisation helfen. Bei der Gefahr einer Fehlgeburt ist meist Bettruhe zu halten und die Wehentätigkeit wird durch Wehenhemmer unterdrückt.

■ **Impotenz und Infertilität des Mannes:** Beim Mann werden Sterilität, Infertilität und Impotentia generandi synonym verwendet. Die Begriffe bezeichnen Zeugungsunfähigkeit, also die Unfähigkeit, eine Eizelle zu befruchten. Die Impotentia coeundi (erektile Dysfunktion) ist die Unfähigkeit zur Ausübung des Geschlechtsaktes.

Besteht Kinderwunsch und kommt es nicht zur Befruchtung, weil die Spermien des Mannes z. B. nicht die Eihülle durchdringen können, kann eine intrazelluläre Spermieninjektion durchgeführt werden, bei der der Samen direkt in das Ei injiziert wird. Sind die Spermien zu wenig beweglich oder ist ihre Anzahl zu gering, wird gegebenenfalls die Insemination eingesetzt, bei der die Spermien durch eine Kanüle in die Gebärmutter der Frau eingebracht werden.

7.4.9 Hormone

■ **Grundlagen der hormonellen Steuerung (Regelkreismodell):** Beim Regelkreismodell der hormonellen Steuerung werden die Großhirnzellen mit der Führungsgröße gleichgesetzt. Sie geben einen Soll-Wert an das Regelzentrum in diesem Fall den Hypothalamus weiter. Seine Stellgrößen (Steuersignale) sind Nervenimpulse oder Hormone, die an die Stellglieder (z. B. Drüsen) weitergegeben werden. Diese beeinflussen die Regelgröße, beispielsweise den Blutzuckergehalt oder die Körpertemperatur. Der Ist-Wert der Regelgröße, die auch bestimmten Störgrößen ausgesetzt ist, wird über Rezeptoren (Messfühler) an den Regler zurückgemeldet. Je nach Hormonkonzentration findet man eine Up- oder Down-Regulation der Rezeptoren: Bei hohem Hormonspiegel erniedrigt sich die Anzahl der aktiven Rezeptoren (Down-Regulation) und bei niedriger Hormonkonzentration erhöht sie sich (Up-Regulation). Im Regelkreis können sich Hormonwirkungen aufschaukeln (positive Rückkopplung) oder es kommt zu negativen Rückkopplungen, bei denen ein Hormon seine eigene Bildung am übergeordneten Organ hemmt.

■ **Hormonwirkungen:** Hormone sind Sekrete aus den endokrinen Drüsen. Sie regeln die körperliche, sexuelle und geistige Entwicklung, fördern die Leistungsanpassung und dienen der Konstanthaltung physiologischer Größen.

■ **Hormone des Hypophysenhinterlappens:**
● **Oxytozin:** Oxytozin ist ein Neuropeptid, das im Hypothalamus gebildet und im Hypophysenhinterlappen gespeichert und abgegeben wird. Es wird während des Geburtsvorgangs und beim Stillen ausgeschüttet. Oxytozin fördert die Wehentätigkeit, bewirkt die Abstoßung der Plazenta und steuert den Milcheinschuss. Wahrscheinlich beeinflusst Oxytozin das Verhalten der Mutter gegenüber dem Baby. Beim Austausch von Zärtlichkeiten und sexueller Erregung wird es bei Mann und Frau freigesetzt.

- **Vasopressin:** Vasopressin entspricht Adiuretin oder ADH. Es ist ein Neuropeptid, das im Hypothalamus gebildet und im Hypophysenhinterlappen gespeichert wird. Die Ausschüttung aus dem Hypophysenhinterlappen erfolgt durch Erregung von Osmorezeptoren. ADH bewirkt eine Vasokonstriktion der glatten Muskulatur. Es steigert den Blutdruck, regt die Dünndarmmuskulatur an und fördert die Wasserrückresorption der Niere.

■ **Hormone des Hypophysenvorderlappens:**
- **Adenokortikotropes Hormon:** Das adenokortikotrope Hormon (ACTH) regt die Nebennierenrinde zur Ausschüttung von Kortisol, Kortison und Aldosteron an.
- **Thyreoidstimulierendes Hormon:** Das thyreoidstimulierende Hormon (TSH) regt die Schilddrüse zur Freisetzung der Hormone T3 und T4 an. TSH kann eine Schilddrüsenvergrößerung verursachen.
- **Somatotropes Hormon:** Das somatotrope Hormon (STH) ist ein Wachstumshormon. Es wird vor allem im Schlaf ausgeschüttet und kontrolliert das Längenwachstum vor der Pubertät. STH-Mangel führt zu Minderwuchs. STH beeinflusst auch das Wachstum der inneren Organe und den Stoffwechsel.
- **Gonadotropine:** Gonadotropine sind das luteinisierende Hormon (LH) und das follikelstimulierende Hormon (FSH). Ihre Ausschüttung wird durch Gonadotropin-Releasing-Hormone aus dem Hypothalamus stimuliert.
- **Prolaktin:** Prolaktin, LTH oder luteotropes Hormon wird vermehrt während der Stillzeit produziert und verhindert über die Hemmung von Gonadotropin-Releasing-Hormonen, dass es zum Menstruationszyklus kommt.

■ **Hormone der Nebenniere:**
- **Kortisol:** Kortisol ist ein Steroidhormon aus der Nebennierenrinde. Indem es die weißen Blutkörperchen hemmt, wirkt es stark entzündungshemmend. Bei längerer und hoher Dosierung führt es zu Gewichts-

zunahme, Wassereinlagerungen, Infektanfälligkeit, Störung des Zuckerhaushalts und Knochenentkalkung.
- **Aldosteron:** Aldosteron ist ein Mineralkortikoid der Nebennierenrinde. Es steuert den Kalium-Natrium-Haushalt und reguliert den Wasserhaushalt des Körpers. Ist zu wenig Flüssigkeit im Körper, wird vermehrt Aldosteron ausgeschüttet und damit die Flüssigkeitsausscheidung durch die Nieren reduziert.
- **Sexualhormone:** Sexualhormone sind Steroidhormone. Bei Frauen werden Östrogene und Gestagene (Gelbkörperhormone) in den Ovarien, der Plazenta und der Nebennierenrinde gebildet. Bei Männern entstehen die Androgene in den Hoden und der Nebennierenrinde. Die Androgene (v. a. Testosteron aus den Hoden) steuern die Reifung der Spermien und sind für die Entwicklung der sekundären Geschlechtsmerkmale und für das psychische Geschlecht des Mannes verantwortlich. Sie haben eine anabole Wirkung.
- **Katecholamine:** Katecholamine oder biogene Amine sind Adrenalin, Noradrenalin und deren Vorstufe Dopamin, die alle im Nebennierenmark gebildet werden. Man bezeichnet sie auch als Stresshormone.

■ **Hormone der Schilddrüse:**
- **Thyroxin, Trijodthyronin:** Thyroxin (T4) und Trijodthyronin (T3) leiten sich von der Aminosäure Tyrosin ab. T4 wird in der Schilddrüse produziert. T3 wird außerhalb der Schilddrüse aus T4 gebildet. Die Biosynthese beider Hormone hängt von einer ausreichenden Jodzufuhr mit der Nahrung ab. Beide Hormone beschleunigen die Stoffwechselprozesse in den meisten Zellen.

■ **Schilddrüsenkrankheiten:**
- **Hypothyreose:** Die Hypothyreose oder Schilddrüsenunterfunktion kann angeboren oder erworben sein. Symptome sind unter anderem Leistungsschwäche, Desinteresse und Gewichtszunahme. Die Hypothyreose entsteht meist durch eine Entzündung der Schilddrüse. Sie kann jedoch auch

auf Jodmangel beruhen. Die Folge kann Kretinismus sein.

- **Kretinismus:** Kretinismus ist eine Entwicklungsstörung des kindlichen Organismus durch einen Mangel an Schilddrüsenhormonen. Er ist gekennzeichnet durch Retardierung, Minderwuchs, Taubheit, Antriebsarmut und Debilität. Der endemische Kretinismus ist besonders in Jodmangelgebieten zu finden. Der sporadische Kretinismus tritt dagegen durch einen genetischen Defekt in der Hormonsynthese vereinzelt auf.
- **Hyperthyreose:** Bei der Hyperthyreose ist die Ausschüttung von Trijodthyronin und Thyroxin gesteigert. Folgen sind unter anderem Vergrößerung der Schilddrüse (Struma), Gewichtsabnahme, Haarausfall, warme und feuchte Haut, Zyklusstörung, Herzklopfen, Unrast und Schwitzen. Ursachen können Adenome (heiße Knoten) sein.
- **Basedow-Krankheit:** Bei der Basedow-Krankheit liegt die Hyperthyreose an einer diffusen Vergrößerung der Schilddrüse durch eine Störung des Immunsystems (Autoimmunerkrankung). Die Krankheit äußert sich durch Hervortreten des Augapfels, vergrößerte Schilddrüse und Herzrasen (Merseburger Trias).

8 Pharmakologische Grundkenntnisse für Psychologische Psychotherapeuten

8.1 Grundlagen der Pharmakotherapie

Die Pharmakologie ist die Wissenschaft von den Wechselwirkungen zwischen Arzneistoffen (Drogen im weiteren Sinn) und dem Organismus. Die Behandlung mit Arzneimitteln nennt man Pharmakotherapie.

8.1.1 Arzneimittelinformation

■ **Information für Patienten:** Die Patienten und gegebenenfalls ihre Angehörigen müssen individuell über die Wirkungen und möglichen Nebenwirkungen der Medikamente aufgeklärt werden. Dabei muss gegebenenfalls auch über Einschränkungen wie einzuhaltende Diät oder Fahrverbot und die Wechselwirkungen der Pharmaka mit anderen Substanzen (z. B. Alkohol) gesprochen werden.

■ **Umgang mit Informationsmaterial:** Informationsmaterial über Erkrankungen und Behandlungsmöglichkeiten wird von der pharmazeutischen Industrie, den Krankenkassen, Apotheken, medizinischen Verlagen sowie von gemeinnützigen und unabhängigen Institutionen vertrieben. Das Material kann die vertikale Wissensvermittlung vom Arzt zum Patienten erleichtern. Es ermöglicht dem Leser, sich schnell und ohne Vorkenntnisse über medizinische Sachverhalte zu informieren. Eine gewisse Gefahr besteht in der Verunsicherung des Patienten, die beispielsweise durch das genaue Studium des Beipackzettels entstehen kann.

■ **Patientenaufklärung:** Die Aufklärung des Patienten muss grundsätzlich durch den behandelnden Therapeuten erfolgen. Bei ihm liegt auch die Beweispflicht (z. B. durch Vermerk in der Krankendokumentation) über die durchgeführte Aufklärung.

■ **Bewertung von Informationsquellen und Beratung:** Das Ärztliche Zentrum für Qualität in der Medizin (ÄZQ) ist eine gemeinsame Einrichtung der Bundesärztekammer und der Kassenärztlichen Bundesvereinigung. Ihr Ziel ist die Qualitätsverbesserung auf dem Gebiet der medizinischen Informationen für Patienten. Die Qualität der Informationen wird nach den DISCERN-Kriterien geprüft (Charnock et al. 1999). Dieses Hilfsmittel wurde seit 1996 einem umfangreichen Entwicklungsprozess unterworfen.

8.1.2 Pharmakokinetik

Die Pharmakokinetik beschreibt die Abläufe bei der Aufnahme (Resorption), der Verteilung, der Metabolisierung und der Ausscheidung von Pharmaka im Körper.

■ **Allgemeine Grundlagen der Pharmakokinetik:**
- **Halbwertszeit:** Die pharmakologische Halbwertszeit gibt an, nach welcher Zeit die Konzentration eines Stoffes auf die Hälfte des anfänglichen Wertes gefallen ist. Sie bestimmt das Dosierungsintervall von Medikamenten.
- **Metabolismus:** Im umfassenden Sinn entspricht Metabolismus dem Stoffwechsel. In Zusammenhang mit Pharmaka umschreibt

der Begriff die Prozesse, über die Medikamente im Körper verarbeitet werden.

- **Bedeutung der Pharmakokinetik z. B. bei der Therapie mit Lithium:** Lithium wird im Darm rasch resorbiert und verteilt sich unregelmäßig im gesamten Körperwasser. Es wird nicht metabolisiert und fast vollständig über die Nieren ausgeschieden. Die Halbwertszeit variiert individuell und liegt üblicherweise bei 24 Stunden. Ein Steady State stellt sich nach drei bis sieben Tagen ein. Ab diesem Zeitpunkt kann die Lithiumkonzentration im Blutplasma zur Kontrolle der Dosierung herangezogen werden. Dabei sollte die Blutabnahme zwölf Stunden nach der letzten Einnahme erfolgen.

- **Besonderheiten der Pharmakokinetik im Kindes- und Jugendalter und im späten Erwachsenenalter:** Ein „Herunterbrechen" der Dosierung für Erwachsene bei der Anwendung von Medikamenten bei Kindern und Jugendlichen ist gefährlich, weil sich die Körperzusammensetzung (z. B. Wasser-, Fett-, Proteinanteil) bis zum Erwachsenenalter enorm verändert. Außerdem unterscheiden sich auch die Azidität des Magens, der renale Blutfluss, der hepatische Metabolismus und die Dauer der Magen-Darm-Passage bei Kindern und Jugendlichen deutlich von den entsprechenden Prozessen bei Erwachsenen. Bestimmte Medikamente müssen bei Kindern und Jugendlichen höher, andere niedriger dosiert werden, als man vom Körpergewicht her vermuten würde. Wegen der Altersabhängigkeit der Pharmakokinetik werden getrennte Studien für Frühgeborene, Neugeborene, Kleinkinder, Kindergarten-/Schulkinder und Jugendliche gefordert, die jedoch aufgrund der hohen Kosten kaum durchführbar sind.
Auch bei älteren Menschen muss die Medikamentierung an körperliche Gegebenheiten (z. B. eingeschränkte Nierenfunktion, Veränderungen im Verdauungstrakt, vermehrter Umbau von Eiweiß in Fett) angepasst werden. Ältere Patienten reagieren z. B. oft wesentlich empfindlicher auf Psychopharmaka, weil sich die Sensibilität der Rezeptoren im Gehirn verändert. Meist re-

duziert sich die Rezeptordichte bei gleichzeitiger Zunahme ihrer Ansprechbarkeit. Der Wirkungseintritt ist bei Medikamenten häufig verzögert. Besondere Probleme ergeben sich aus der Multimorbidität der Betroffenen und der Wechselwirkungen von Medikamenten. Es kann zu paradoxen Reaktionen kommen. Das Absetzen eines Präparates muss langsam erfolgen, weil ältere Patienten ansonsten relativ leicht zu Delirien und Krampfanfällen neigen.

8.1.3 Pharmakodynamik

Die Pharmakodynamik beschreibt die unmittelbare Wirkung von Substanzen am Wirkort.

■ **Wirkung, Wirksamkeit, unerwünschte Wirkungen wichtiger Arzneistoffklassen:** Als Wirkungen bezeichnet man die durch einen Arzneistoff ausgelösten Veränderungen in einem Organismus. Sie hängen von der chemischen Beschaffenheit und der Dosis der verabreichten Substanz ab. Die Wirkungen können positiv (therapeutisch) oder negativ (unerwünschte Arzneimittelwirkung) sein. Nebenwirkungen sind Begleit- oder Folgewirkung einer Therapie und unerwünscht, aber nicht immer schädlich. Bis zu einem gewissen Grad kommt es zwangsläufig zu Nebenwirkungen, weil die verabreichten Substanzen nicht vollkommen spezifisch wirken. Die Wirksamkeit eines Medikamentes umschreibt die therapeutische Nützlichkeit. Sie bewertet den Erfolgsgrad einer Behandlung.

■ **Dosis:** Die Dosis ist die verabreichte Menge eines Wirkstoffes. Die Wirkdosis hängt von der Konzentration der Substanz am Wirkort und der individuellen Empfindlichkeit gegenüber der Substanz ab.

■ **Dosis-Wirkungsbeziehung:** Die Dosis-Wirkungsbeziehung beschreibt den Zusammenhang zwischen der Menge einer verabreichten Substanz und ihren Auswirkungen auf den Organismus. Unter der Annahme eines linearen Zusammenhangs bleibt die Wirkung aus, solange die Dosis unterschwellig ist und nimmt dann mit steigender Menge zu, bis die Dosis schließlich toxisch wirkt. Dieser lineare Zusammenhang gilt aber nicht bei allen Pharmaka. Beispielsweise scheint sich die Wirkung bei trizyklischen Antidepressiva und einigen MAO-Hemmern mit der Erhöhung der Dosis zu verbessern. Es gibt jedoch keine Belege dafür, dass die Erhöhung der Dosis bei SSRI und Neuroleptika bei optimal eingestelltem Plasmaspiegel eine Verbesserung des Effektes bewirkt.

■ **Therapeutische Breite:** Die therapeutische Breite ist die Differenz zwischen der therapeutischen und der letalen Dosis eines Arzneimittels. Je größer die therapeutische Breite ist, umso weniger gefährlich ist die Substanz für den Patienten. Beispielsweise ist die therapeutische Breite von Lithium geringer als die von Carbamazepin, die von Benzodiazepinen ist größer als die von Barbituraten. Die neueren Antidepressiva und Neuroleptika haben eine große therapeutische Breite.

■ **Toleranz:** Mit Toleranz wird das verminderte Ansprechen auf ein Pharmakon beschrieben, was zu einer Dosissteigerung führt. Die Ursachen liegen im veränderten metabolischen Abbau eines Wirkstoffes (metabolische Toleranz), in der veränderten Ansprechbarkeit des Erfolgsorgans auf die Substanz (pharmakologische Toleranz) oder in einer Verhaltenskonditionierung (behaviorale Toleranz), die z. B. erklärt, warum die Wirkung eines Pharmakons stärker ist, wenn es in ungewohnter Umgebung konsumiert wird. Deutliche Toleranzentwicklung spielt beispielsweise eine Rolle bei Barbituraten, Opiaten und Amphetaminen. Weniger leicht entwickelt sich eine Toleranz z. B. bei Benzodiazepinen, Kokain, Nikotin und Cannabis.

■ **Tachyphylaxie:** Taychyphylaxie umschreibt die abgeschwächte Wirkung eines Medikamentes bei wiederholter Gabe in kurzen Zeitabständen. Sie kann z. B. bei der analgetischen Wirkung von Opiaten oder der sedierenden Wirkung von Benzodiazepinen beobachtet werden.

■ **Besonderheiten der Dosierung im Säuglings-/Kleinkindalter und im späten Erwachsenenalter:** Die Dosierung aller Medikamente muss an Kinder angepasst werden, weil sich ihre Organreife, ihr Immunsystem, ihr Stoffwechsel und ihre Pharmakokinetik von der Erwachsener unterscheiden. Eine allgemeine Regel, wie z. B. „Je kleiner das Kind, desto geringer die Dosis", stimmt dabei nicht immer. So gibt es beispielsweise Asthmamedikamente, die bei Neugeborenen höher dosiert werden müssen als bei Schulkindern.

Wenn man bei älteren Menschen Medikamente in der gleichen Dosierung wie bei Erwachsenen mittleren Alters verabreicht, besteht die Gefahr der Überdosierung. Bei Psychopharmaka gibt man daher bei älteren Patienten oft nur die Hälfte oder ein Drittel der Standarddosis, um ein pharmakogenes Delir zu vermeiden. Gegebenenfalls kann im individuellen Fall dann aber auch eine so genannte geriatrische Unterdosierung auftreten.

8.1.4 Pharmakotherapie und Psychotherapie

■ **Medikamentenanamnese:** Sie ist Teil der Erhebung der Patientengeschichte und kann z. B. ungünstige Wechselwirkungen zwischen Medikamenten oder die Wiederholung von nicht erfolgreichen Therapieversuchen verhindern.

■ **Psychotrope Effekte von Arzneimitteln:**
● **Beeinflussung von Vigilanz, Merkfähigkeit, Stimmungslage, Psychomotorik** (vgl. Schmitz 2004): Antidepressiva wirken stimmungsaufhellend, entängstigend, psychomotorisch enthemmend oder dämpfend, schmerzstillend und schlafanstoßend. Mit der Ausnahme von SSRI schränken Antidepressiva die Fahrtüchtigkeit ein.
Neuroleptika sind antipsychotisch, psychomotorisch dämpfend, ermüdend und schlafanstoßend, entängstigend und teilweise stimmungsaufhellend. Kognitive Einbußen können auftreten. Bestimmte Neuroleptika (z. B. Thioridazin®, Haloperidol®)

wirken so stark auf die Vigilanz, dass die Fahrtüchtigkeit eingeschränkt wird.

Tranquilizer haben angstlösende, sedierende und dämpfende Wirkungen. Die Fähigkeit, sich auf den Straßenverkehr oder die Bedienung einer Maschine zu konzentrieren, ist deutlich reduziert.

Bei Phasenprophylaktika wie Lithium oder Valproinsäure kann es zu subjektiv erlebten kognitiven Störungen kommen. Außerdem machen die Medikamente müde und schwach. Die Vigilanz ist deutlich eingeschränkt.

Psychostimulanzien wirken gegen die Müdigkeit. Die Hypothese, dass sie die Merkfähigkeit verbessern, ließ sich nicht bestätigen.

- **Auswirkungen psychotroper Pharmaka auf die Testdiagnostik:** Die Einnahme von Psychopharmaka kann neuropsychologische Tests beeinflussen oder beeinträchtigen, weil sie z. B. die Reaktionszeiten verändern oder die Konzentrationsfähigkeit einschränken.
- **Psychotrope Effekte von Arzneimitteln, die bei somatischen Krankheiten eingesetzt werden:** Beispielsweise reduzieren Analgetika, Hochdruckmittel, Antiallergika und Anästhetika deutlich die Vigilanz. Antiepileptika wirken im Allgemeinen sedierend und stimmungsstabilisierend, können jedoch auch aggressive oder depressive Impulse auslösen. Medikamente zur Malariaprophylaxe können depressive Reaktionen oder Ängste auslösen. Bei der medikamentösen Behandlung von Parkinson können Unruhe- und Verwirrtheitszustände auftreten. Kortison verändert die Stimmungslage und kann zu Schlafstörungen führen.

8.2 Psychopharmaka

Als Psychopharmaka bezeichnet man Substanzen, die vor allem die Aktivität des ZNS beeinflussen und eine Wirkung auf psychische Funktionen haben. Nur wenige Psychopharmaka haben ein Suchtpotenzial.

8.2.1 Neuroleptika

- **■ Einteilungsgesichtspunkte:**
- **Typische/atypische Neuroleptika:** Typische Neuroleptika sind solche der alten Generation, die vorwiegend auf die Positivsymptomatik von Psychosen wirken. Sie haben zum Teil starke Nebenwirkungen vor allem in Form von extrapyramidal-motorischen Störungen. Der antipsychotische Effekt der atypischen Neuroleptika ist weniger stark ausgeprägt, dafür haben sie aber eine breitere Wirksamkeit (z. B. auch bei Negativsymptomatik) und lösen seltener Nebenwirkungen aus. Die Übergänge zwischen den beiden Typen sind fließend.
- **Neuroleptische Potenz:** Die neuroleptische Potenz ist ein relativ unscharfer Begriff. Neuroleptika werden in eine Rangordnung gebracht, in die einfließt, wie stark D_2-artige Dopaminrezeptoren blockiert werden und wie gut die antipsychotische Wirkung ist. Als Bezugspunkt wurde Chlorpromazin (= 1) gewählt. Hoch potente Neuroleptika wirken stark antipsychotisch und eher wenig sedierend. Sie sind häufig mit extrapyramidal-motorischen Begleiterscheinungen verbunden und werden vornehmlich bei Denkstörungen, Halluzinationen und Wahnideen eingesetzt. Niedrig potente Neuroleptika wirken eher sedierend und weniger antipsychotisch. Sie haben oft vegetative Nebenwirkungen. Niedrig potente Neuroleptika sind besonders bei Erregungszuständen und affektiven Spannungen indiziert.
- **Depotpräparate:** Sie bieten eine Möglichkeit zur neuroleptischen Dauermedikation. Der Patient erhält in zwei- bis vierwöchigem Rhythmus intramuskulär Neuroleptika verabreicht, die gleichmäßig freigesetzt werden. Die Vorteile der Depotpräparate liegen in der besseren Compliance und in einem gleichmäßigen Serumspiegel. Nachteilig ist, dass die Medikation nicht fein steuerbar ist und nicht alle Neuroleptika als Depotpräparat vorliegen. Vor allem bei älteren Menschen kann es zu unerwünschten Kumulationseffekten kommen.

- **Antagonismus an Rezeptoren:** Neuroleptika sind Dopaminantagonisten, vor allem durch die Blockade der D_2-artigen Dopaminrezeptoren im limbischen System. Je nach Substanz besteht unterschiedliche Affinität zu den anderen Dopaminrezeptor-Subtypen. Neben den Dopaminrezeptoren beeinflussen Neuroleptika, aber auch Azetylcholin-, Noradrenalin-, Serotonin- und Histaminrezeptoren.
- **Wirkungen:** Akut werden die postsynaptischen Dopaminrezeptoren und die präsynaptischen Autorezeptoren blockiert. Es kann vorübergehend zu einem erhöhten Dopaminangebot an den postsynaptischen Rezeptoren und zu einer Steigerung psychotischer Symptome kommen. Nach einigen Tagen sinkt die Impulsfrequenz der dopaminergen Neurone. Dann tritt die antipsychotische Wirkung ein, die von extrapyramidalen Störungen begleitet werden kann. Im Verlauf von Monaten können die ständig blockierten D_2-Rezeptoren überempfindlich werden. Als Folge kann es zu Spätdyskinesien kommen. Nikotin und Koffein reduzieren die neuroleptische Wirkung. Die Wirkung von Alkohol und anderen psychotropen Substanzen verstärkt sich unter dem Einfluss von Neuroleptika.
- **Zielsymptome und Indikationen:** Neuroleptika werden eingesetzt bei Schizophrenien, schizoaffektiven Störungen, Manien, psychotischer Depression und neurologischen Erkrankungen wie z. B. Chorea Huntington. Als Begleittherapie werden sie benutzt bei der Behandlung von Persönlichkeitsstörungen, Zwängen, Ängsten, Demenzen, organischen Psychosen (z. B. bei Hirnverletzungen, degenerativen Prozessen, Durchblutungsstörungen, Viruserkrankungen, Intoxikationen), nicht psychotischen Depressionen und Schmerzsyndromen. Neuroleptika dämpfen die psychomotorische Erregung und die affektiven Spannungen. Sie beeinflussen Denk- und Wahrnehmungsstörungen, Ich-Störungen, Wahnerlebnisse und katatones Verhalten.
- **Unerwünschte Wirkungen:**
  - Extrapyramidal-motorisch:
    - Frühdyskinese: Unwillkürliche, bizarre Kontraktionen der quergestreiften Muskulatur, v. a. an Hals und Kopf. Diese Folgen treten bei Männern häufiger auf als bei Frauen.
    - Parkinson-Syndrom: Von Rigor, Tremor und Akinese sind v. a. ältere Patienten betroffen.
    - Akathisie: Extreme Unruhe mit Bewegungsdrang, die bei 20–25 % der Patienten auftritt.
    - Spätdyskinesie: Meist unwillkürliche Bewegungen von Zunge, Lippen und Kaumuskulatur, Bewegungen der Finger oder Füße, Schaukelbewegungen, Grimassieren usw. Die Symptome treten nach zwei Jahren Therapiedauer bei etwa 40–70 % der Patienten auf.
  - Vegetativ: Mundtrockenheit, Akkommodationsstörungen, Hypotonie, Temperaturanstieg, Obstipation, vermehrte Speichelbildung, Miktionsstörung, Ejakulationsstörung oder Glaukomanfall. Die Symptome treten vor allem zu Beginn der Behandlung auf.
  - Hormonales System betreffend: Bei Frauen kann es zu Amenorrhö oder Galaktorrhö kommen. Bei Männern sind Gynäkomastie, Minderung der Libido und Störungen der Erektionsfähigkeit möglich.

  Außerdem kann es zu Störungen im hämatopoetischen System (Leukozytosen, Leukopenien oder Agranulozytose) und im kardialen System (EKG-Veränderungen bis zur Entwicklung maligner Arrhythmien) kommen. Allergische Reaktionen auf Neuroleptika zeigen sich z. B. als Fotosensibilisierung. Durch Neuroleptika steigt die Krampfneigung: Bei rund 7 % der Patienten kommt es zu Allgemeinveränderungen im EEG. Krampfanfälle treten bei 0,05 % dieser Fälle auf.
- **Überempfindlichkeitsreaktionen:** Bei allen Neuroleptika kann im Einzelfall eine Überempfindlichkeit gegenüber Wirk- und Inhaltsstoffen bestehen. Im weiteren Sinn kann man auch das maligne neuroleptische

Syndrom zu den Überempfindlichkeitsreaktionen rechnen. Es geht einher mit Muskelsteifigkeit, Fieber, wechselnder Bewusstseinslage, vegetativen Störungen und Stupor. Fast immer finden sich Leukozytose und erhöhte Transaminasenwerte. Das Syndrom entwickelt sich meist nach rund zweiwöchiger Therapie mit Neuroleptika. Die Letalität beträgt 20 %.

- **Therapie mit Neuroleptika unter Berücksichtigung von Zielsymptomen und unerwünschten Wirkungen:** In allen Krankheitsphasen sollte ein Gesamtbehandlungsplan, der sowohl Medikamente als auch andere Therapieformen umfasst, berücksichtigt werden. Der Einsatz von Neuroleptika sollte bei einer schweren psychotischen Episode möglichst frühzeitig erfolgen. Unter Umständen ist eine Langzeitbehandlung zur Rezidivprophylaxe erforderlich. Die Auswahl der Substanz erfolgt nach den bisherigen Erfahrungen des Patienten, dem Nebenwirkungsprofil und der geplanten Applikationsform.
- **Initial- und Langzeittherapie:** In der Initialphase reduzieren die Neuroleptika besonders die Positivsymptomatik. Sie schützen den Patienten vor gefährlichem psychotischem Verhalten. In der Stabilisierungsphase kann die Dosis vorsichtig reduziert werden und ein Langzeitbehandlungsplan erstellt werden. Die Langzeittherapie dient der Rückfallprophylaxe. Dabei spielen neben der medikamentösen Behandlung verstärkt auch andere Therapieformen eine Rolle.
- **Rezidivprophylaxe:** Studien zeigen, dass eine Langzeitbehandlung mit Neuroleptika die Rezidivrate deutlich senkt. Empfohlen wird bei der Ersterkrankung eine mindestens einjährige Rezidivprophylaxe, bei zweiter bis vierter Manifestation oder einem Rückfall innerhalb eines Jahres sollte eine zwei- bis fünfjährige Prophylaxe und bei häufigen Rezidiven eine unbegrenzte Prophylaxe durchgeführt werden. Bei der Rezidivprophylaxe bleibt man meist bei dem Medikament, das sich in der Akutphase bewährt hat.

8.2.2 Antidepressiva

■ **Einteilungsgesichtspunkte:** Einteilung nach dem Wirkstoff:
- Trizyklika, Tetrazyklika
- selektive Serotonin-Wiederaufnahmehemmer (SSRI)
- selektive Noradrenalin-Wiederaufnahmehemmer (SNRI)
- selektive Serotonin-Noradrenalin-Wiederaufnahmehemmer
- Monoaminooxidase-Hemmer (MAO-Hemmer)

Einteilung nach dem Wirkungsschwerpunkt:
- antriebssteigernde Antidepressiva
- beruhigende, entspannende, angstlösende Antidepressiva
- weder merklich dämpfende noch merklich aktivierende Antidepressiva

■ **Vorstellungen zum Wirkungsmechanismus:**
- **Transmitterkonzentration:** Bei der Depression ist der zentralnervöse Stoffwechsel der Transmitter Serotonin, Noradrenalin und – bei einer Untergruppe von Patienten – auch von Dopamin gestört. Die antidepressive Wirkung der eingesetzten Medikamente beruht darauf, dass die Konzentration dieser Transmitter beeinflusst wird, indem entweder die Wiederaufnahme in die präsynaptische Zelle gehemmt oder der enzymatische Abbau des Botenstoffes verhindert wird. Antidepressiva beeinflussen auch das cholinerge und histaminerge Transmittersystem, was ihre Effekte neben der antidepressiven Wirkung mitbestimmt.
- **Rezeptordichte:** Klinisch relevante Veränderungen der depressiven Symptomatik treten bei der Behandlung mit Antidepressiva erst nach ca. zwei Wochen auf. Dies wird darauf zurückgeführt, dass sich durch das größere Transmitterangebot die Zahl oder die Empfindlichkeit der postsynaptischen Rezeptoren allmählich im Sinne einer Down-Regulation ändert.
- **Selektivität:** Antidepressiva unterscheiden sich unter anderem darin, auf welches

Transmittersystem sie Einfluss nehmen. Das Rezeptorensystem jedes Transmitters ist äußerst differenziert. Je nachdem, welcher Rezeptorsubtyp aktiviert wird und welche Komponenten des Neurotransmittersystems beeinflusst werden, resultieren unterschiedliche Auswirkungen.

■ **Wirkungen und unerwünschte Wirkungen:**
● **trizyklische Antidepressiva (TZA):** TZA hemmen die Wiederaufnahme von Noradrenalin und Serotonin. Dadurch steigt das Transmitterangebot. Langfristig kommt es zur Down-Regulation der Rezeptorempfindlichkeit. Die depressive Symptomatik wird meist nach acht bis vierzehn Tagen verringert, die sedierende und angstlösende Wirkung setzt häufig früher ein. Bei den TZA unterscheidet man den Desipramin-Typ mit deutlicher Antriebssteigerung, den Imipramin-Typ mit leicht aktivierendem Effekt und den Amitriptylin-Typ mit dämpfender Wirkung. Bei bipolaren Erkrankungen sollen keine TZA zwischen den Phasen eingesetzt werden, weil sie Manien provozieren können. Nebenwirkungen der TZA sind Mundtrockenheit, Akkomodationsstörung, Senkung der Krampfschwelle, Verdauungsstörungen, Schwindel, sexuelle Funktionsstörung, Gewichtszunahme und kardiale Störungen.
● **tetrazyklische Antidepressiva:** Diese Substanzklasse hemmt die Wiederaufnahme von Noradrenalin und Serotonin, außerdem blockiert sie teilweise präsynaptische Autorezeptoren. Die vegetativen Nebenwirkungen entsprechen weitgehend denen von trizyklischen Antidepressiva, sind jedoch oft schwächer ausgeprägt.
● **selektive Serotonin-Wiederaufnahmehemmer (SSRI):** SSRI hemmen die Wiederaufnahme von Serotonin. Langfristig wird die Rezeptorempfindlichkeit herabgesetzt. SSRI wirken besonders zu Beginn der Behandlung eher agitierend. Sie werden außer in der Therapie von Depressionen auch bei Essstörungen, Zwangs- und Angsterkrankungen eingesetzt. Nebenwirkungen können die Erniedrigung der Krampfschwelle,

sexuelle Funktionsstörungen, Gewichtsveränderungen, Hormonstörungen und zumindest zu Beginn der Behandlung Appetitstörungen und Erbrechen sein. In Einzelfällen kommt es zum zentralen Serotoninsyndrom mit Fieber sowie neuromuskulären, gastrointestinalen und psychopathologischen Auffälligkeiten. Auch SSRI können eine Manie auslösen.
● **selektive Noradrenalin-Wiederaufnahmehemmer (SNRI):** SNRI hemmen die Wiederaufnahme von Noradrenalin im synaptischen Spalt und führen langfristig zu sekundären Adaptationen der Rezeptorempfindlichkeit. Das Nebenwirkungsprofil entspricht dem einer noradrenergen Stimulation mit Schwindel, erhöhtem Herzschlag, Obstipation, verstärktem Schwitzen, Schlaflosigkeit sowie urogenitalen und sexuellen Funktionsstörungen.
● **Monoaminooxidase(MAO)-Hemmer:** Die Medikamente der ersten Generation sind irreversible, nicht selektive MAO-Hemmer. Sie wirken eher antriebssteigernd und werden auch zur Behandlung von Angststörungen eingesetzt. Die Transmitterausschüttung erhöht sich, weil die Monoaminooxidase in ihren Unterformen A und B gehemmt wird und der Transmitter nicht abgebaut werden kann. Der therapeutische Effekt beruht vor allem auf einer Down-Regulation der postsynaptischen Rezeptoren. Werden beide MAO-Unterformen blockiert, sammelt sich Tyramin an. Dadurch besteht die Gefahr von starken hypertensiven Krisen, die durch Diätvorschriften (z. B. kein Käse) verhindert werden sollen. Die MAO-Hemmer der zweiten Generation sind reversible selektive MAO-A-Hemmer. Die Enzymunterform MAO-B (v. a. Abbau von Dopamin und Tyramin) wird nicht blockiert. Ausschließlich die Unterform MAO-A wird selektiv inhibiert (v. a. Abbau von Serotonin, Noradrenalin und Adrenalin). Tyramin kann sich also weniger stark ansammeln. Außerdem ist die Blockade reversibel: Wenn doch zuviel Tyramin im Körper vorhanden ist, verdrängt es den MAO-Hemmer und verstärkt so seinen Ab-

bau. Reversibilität und Selektivität der neuen MAO-Hemmer erhöhen ihre Verträglichkeit erheblich. Diätvorschriften sind kaum noch notwendig.

MAO-Hemmer dürfen nicht mit TZI oder SSRI kombiniert werden, weil es zu plötzlichem Blutdruckabfall oder dem zentralen Serotoninsyndrom kommen kann. Zwischen einem irreversiblen MAO-Hemmer und einem anderen Antidepressivum muss eine mindestens 14-tägige Therapiepause eingehalten werden.

■ **Indikationen:** Antidepressiva machen nicht abhängig. Sie werden eingesetzt bei
● depressiven Störungen (depressive Episode, wahnhafte Depression, Dysthymie, Depression bei Schizophrenie),
● Panikstörung mit und ohne Agoraphobie (v. a. SSRI),
● generalisierter Angststörung,
● Zwangsstörung (v. a. SSRI),
● phobischer Störung ,
● Essstörungen (v. a. bei Bulimie mit SSRI, TZA und MAO-Hemmern),
● somatoformer Störung,
● Schmerzsyndromen,
● prämenstruell dysphorischem Syndrom (v. a. SSRI) und
● Chronic Fatigue Syndrom (v. a. TZA und SSRI).

■ **Auswahlkriterien:** Die Auswahl des Antidepressivums erfolgt nach den Bevorzugungen des Patienten basierend auf seinen Vorerfahrungen, dem Nebenwirkungsprofil und dem Zielsyndrom. Dabei ist ein wichtiges Kriterium, ob eher eine dämpfende oder aktivierende Wirkung angestrebt wird. Die Auswahl richtet sich auch nach den Ergebnissen der regelmäßigen Laboruntersuchungen (Blutbild, Nierenwerte, Leberwerte, EKG etc.).

■ **Suizidalität:** Antidepressiva senken im Allgemeinen das Suizidrisiko. Sie können jedoch auch zur Aktivierung suizidaler Impulse führen. Gefährlich ist vor allem, wenn die antriebssteigernde Wirkung vor der stimmungsaufhellenden Wirkung eintritt. TZI können

zum Tod führen, wenn sie in großen Mengen konsumiert werden. SSRI-Intoxikationen sind in der Regel nicht tödlich. Die Suizidgefahr unter Antidepressiva kann durch Malariamedikamente erhöht werden. Patienten, die entsprechende Fernreisen vorhaben, sollten gewarnt werden.

8.2.3 Lithium

■ **Wirkung:** Lithium erhöht die interzelluläre Kalziumkonzentration und reduziert die Stimulierbarkeit der second messenger (sekundäre Botenstoffe bei der Signalweiterleitung). Es beeinflusst das Dopamin-, Adrenalin-, Noradrenalin-, Serotonin-, Cholin- und GABA-Transmittersystem und verändert die zirkadiane Rhythmik. Lithium wird zur Phasenprophylaxe (s. unten) eingesetzt. Bei 70 % der Patienten (responder) bleiben weitere Phasen aus. Bei bipolar erkrankten Patienten reduziert sich die Suizidgefahr unter Lithium erheblich.

■ **Indikationen:** Bei affektiven Störungen – auch bei schizoaffektiven Psychosen – kann Lithium das Wiederauftreten von Episoden verhindern. Lithium gilt als Mittel der ersten Wahl zur Rezidivprophylaxe bei unipolar depressiven, unipolar manischen und bipolaren Störungen nach Abfangen der primären Symptomatik. Seine Wirksamkeit bei rapid cycling (rascher Wechsel zwischen manischen und depressiven Phasen) und bei affektiven Mischzuständen wird heute in Frage gestellt. Absolute Kontraindikation für Lithium sind schwere Nierenfunktionsstörungen, schwere Herz-Kreislauf-Erkrankungen, Störungen des Natriumhaushaltes, die Addison-Erkrankung und während der Stillzeit. Das teratogene Risiko ist relativ hoch (v. a. für kardiovaskuläre Fehlbildungen beim Kind). Besonders in den ersten drei Schwangerschaftsmonaten sollte auf Lithium verzichtet werden. Relative Kontraindikationen für Lithium gelten bei Erkrankungen, die zu Nierenfunktionsstörungen führen können (z. B. Gicht, Hypertonie), bei zerebraler Krampfbereitschaft, der Parkinson-Krankheit und Hypothyreose. Eingeschränkt ist der Lithiumeinsatz auch bei Abmagerungskuren, kochsalzarmer Diät, Diuretikabehandlung und Magen-Darm-Erkrankungen.

■ **Unerwünschte Wirkungen:**
● **Niere:** Polyurie, Polydipsie, Nierenfunktionsstörungen, Glomerulonephritis, renaler Diabetes insipidus
● **Schilddrüse:** Schilddrüsen-Vergrößerung bei 5–10% der Patienten, TSH-Anstieg, Hypothyreose bei 2–3% der Patienten
● **ZNS:** Konzentrationsmangel, Gedächtnisprobleme, Müdigkeit, feinschlägiger Tremor

■ **Therapeutische Breite:** Bei Lithium besteht eine fast lineare Beziehung zwischen Dosis und Serumkonzentration. Zur Rezidivprophylaxe liegt der Sollwert bei 0,6–0,8 mmol/l. Bei älteren Patienten muss gegebenenfalls niedriger dosiert werden. Toxisch sind Werte ab 1,6 mmol/l. Lebensgefährlich sind Spiegel über 3 mmol/l. Die therapeutische Breite ist damit minimal. Symptome der Lithiumintoxikation sind Übelkeit, Erbrechen, Ataxie, grober Tremor in den Händen, Rigor, Somnolenz, faszikuläre Muskelzuckungen, Schwindel, zerebrale Anfälle und Bewusstseinsstörung.

■ **Teratogenität:** Aufgrund des potenziell teratogenen Risikos sollten Frauen, die Lithium einnehmen, kontrazeptive Maßnahmen durchführen. Bei einer geplanten Schwangerschaft sollten zwischen dem Absetzen des Lithiums und der Konzeption mindestens zwei Wochen liegen und zumindest im ersten Trimenon sollte auf eine Behandlung mit Lithium verzichtet werden. Lithium erreicht im kindlichen Blutkreislauf eine hohe Konzentration und führt besonders am Herzen zu Fehlbildungen. Erscheint die Therapie mit Lithium unumgänglich, müssen Mutter und Kind gut überwacht werden. Schwangere, die Lithium einnehmen, dürfen keine salzarme Diät machen.

■ **Notwendigkeit von Kontrolluntersuchungen:** Die Therapie mit Lithium soll einschleichend am Serumspiegel orientiert erfolgen.

Zur Kontrolle von Nebenwirkungen müssen die Lithiumkonzentrationen im ersten Monat wöchentlich, in den nächsten sechs Monaten monatlich, dann vierteljährlich erfolgen. Parallel zum Lithiumspiegel soll das Kreatinin erfasst werden. Körpergewicht und Halsumfang werden vierteljährlich gemessen. Jährlich müssen die Schilddrüsenparameter (T3, T4 und TSH) sowie die Natrium-, Kalium- und Kalziumkonzentrationen bestimmt werden. Einmal im Jahr soll auch ein EKG durchgeführt werden.

8.2.4 Hypnotika und Tranquilanzien (Benzodiazepine und neuere Hypnotika)

● **Wirkungen:** Die Hypnotika/Tranquilizer werden wegen ihrer sedierend-angstlösenden, muskelrelaxierenden, antiaggressiven und schlafanstoßenden Wirkung verordnet. Benzodiazepine verstärken den hemmenden Effekt GABAerger Neurone. Entweder wird die Transmitterfreisetzung präsynaptisch an exzitatorischen Synapsen verhindert oder die Erregbarkeit des Zielneurons auf exzitatorische Impulse nimmt ab. Neuere Hypnotika sind Non-Benzodiazepin-Hypnotika. Sie unterscheiden sich strukturchemisch von den Benzodiazepinen, haben aber ähnliche Angriffspunkte.
● **Wirkungseintritt und -dauer:** Bei oraler Verabreichung werden die Hypnotika/Tranquilizer leicht resorbiert. Sie wirken sehr schnell und haben eine relativ kurze Halbwertszeit – vor allem bei Substanzen, die als Einschlafhilfe wirken sollen. Gegebenenfalls kann es zu Kumulationseffekten mit hang-over (lang anhaltende Müdigkeit, Kopfschmerzen, Schwindel vor allem bei älteren Patienten) kommen.
● **Indikationen:** Einsatzgebiete sind Angststörungen, Schlafstörungen, psychovegetative Störungen, Status epilepticus, Akutphase der Schizophrenie, Suizidalität und Spasmen. Kontraindikationen liegen vor bei akuter Intoxikation, Myasthenia gravis, Schwangerschaft, Leber- und Niereninsuffi-

zienz, chronischer Ateminsuffizienz, Schlaf-apnoe-Syndrom und zerebraler Schädigung.

■ **Unerwünschte Wirkungen von Benzodiazepinen (Beeinträchtigungen kognitiver Leistungen, Abhängigkeitspotenzial):** Relativ häufige Nebenwirkungen der Benzodiazepine sind Müdigkeit oder paradoxe Erregung, Abnahme der Sehschwäche, Lernschwierigkeiten, Konzentrationsschwäche, Muskelrelaxation, Libidoverlust, Menstruationsstörungen und Vergesslichkeit.

Gegenüber der sedierenden und muskelrelaxierenden (nicht gegenüber der anxiolytischen) Wirkung kommt es schnell zu Toleranzentwicklung. Benzodiazepine sollten nicht länger als zwei Monate verordnet werden und die Dosis muss dabei stufenweise reduziert werden. Bei der Benzodiazepin-Abhängigkeit unterscheidet man

● **primäre Hochdosisabhängigkeit:** extreme Dosissteigerung, Persönlichkeitsveränderung, schwerer Entzug
● **primäre Niedrigdosisabhängigkeit:** tägliche, geringe Dosis mit quälenden Entzugssymptomen
● **sekundäre Abhängigkeit:** Mehrfachkonsum von verschiedenen Drogen.

Leichte Entzugssymptome, wie z. B. vermehrte Angst, Unruhe, Schlafprobleme, Übelkeit, Tachykardie, Schwitzen, Muskelverspannungen, Kopfschmerzen und Dysphorie kommen bei ca. 50 % der Patienten vor. Etwa 20 % der Patienten leiden unter starken Entzugssymptomen, wie Krampfanfällen, Verwirrtheit, verzerrter Wahrnehmung, Muskelzittern, Depersonalisations- oder Derealisationsphänomenen und psychoseartigen Zuständen.

■ **Wirkungsdauer und Abhängigkeitspotenzial unter Berücksichtigung von Patientenmerkmalen:** Besonders gefährdet eine Abhängigkeit zu entwickeln, sind Drogen- und Alkoholabhängige sowie Patienten mit Schmerzsyndrom, Persönlichkeitsstörungen oder chronischen Schlafstörungen. Zu beachten ist, dass die Benzodiazepine bei älteren Personen meist niedriger dosiert werden müssen, weil es bei ihnen schnell zu Kumulations- und Hang-over-Phänomenen kommen kann.

■ **Niedrigdosenabhängigkeit und Probleme beim Absetzen von Benzodiazepinen:** Zur Low-dose-Abhängigkeit kann es auch bei den üblicherweise therapeutisch verordneten Dosen kommen. Toleranz entwickelt sich normalerweise nicht, ebenso muss die Dosis in der Regel nicht gesteigert werden. Beim Absetzen können jedoch über Wochen protrahiert zunehmende Entzugserscheinungen beobachtet werden.

8.2.5 Psychostimulanzien

■ **Wirkung der Psychostimulanzien:**
● **Freisetzung und Wiederaufnahme von Katecholaminen:** Psychostimulanzien hemmen die neuronale Wiederaufnahme von Dopamin und Noradrenalin. Amphetamine setzen zusätzlich Katecholamine aus den synaptischen Vesikeln frei. Es kommt zu einer Empfindlichkeitsverminderung (Down-Regulation) von Katecholaminrezeptoren.
● **Tachyphylaxie:** Bei Psychostimulanzien entwickelt sich schnell eine Toleranz. Dabei spielen das Konsummuster und die Applikationsform (oral, nasal, geraucht) der Substanz eine Rolle.
● **Klinische Wirkungen:** Durch Stimulanzien kommt es zu Euphorie, Antriebssteigerung, Steigerung des Selbstbewusstseins, Leistungssteigerung, Appetitreduzierung und zur subjektiven Überwindung innerer Leere.

■ **Indikationen:** Die Substanzen unterliegen dem Betäubungsmittelverschreibungsgesetz (BtM) und werden gegebenenfalls zur Steigerung des Antriebs, bei Narkolepsie und therapieresistenten Depressionen verwendet. Methylphenidat (Ritalin®) wird auch zur Behandlung von hyperkinetischen Störungen verwendet.

■ **Unerwünschte Wirkungen:** Die Einnahme von Psychostimulanzien kann zu Hypertonie,

Mundtrockenheit, Pupillenerweiterung, Hyperhidrosis, Tremor, Tachykardie und Hyperthermie führen.

■ **Missbrauch, Abhängigkeitspotenzial bei nicht therapeutischer Anwendung:** Viele Psychostimulanzien (z. B. Crack, Kokain, Amphetamine) werden illegal erworben. Sie werden in Tablettenform eingenommen, gespritzt oder geraucht. Es entwickelt sich relativ schnell eine Toleranz und eine starke psychische Abhängigkeit. Beim Entzug kommt es zu depressiven Verstimmungen, Erregungszuständen und Angst. Chronische Abhängigkeit kann zu paranoider Psychose, Angst und Stimmungslabilität (Amphetamin-Psychose) führen.

■ **Besonderheiten der Dosierung bei Kindern mit hyperkinetischen Störungen:** Bei hyperkinetischen Störungen wird ab dem sechsten Lebensjahr gegebenenfalls eine Dauermedikation mit Stimulanzien empfohlen. Die Behandlung mit Ritalin® (Methylphenidat) ist bei 70 % der betroffenen Kinder und bei 50 % der betroffenen Erwachsenen wirksam. Eine Dosierung von 0,5–1 mg pro Kilogramm Körpergewicht und Tag, verteilt auf Einzeldosen, gilt als optimal. Die Tageshöchstdosis liegt bei 60 mg. Ritalin® hat bei starker Überaktivität eine dämpfende, modulierende Wirkung. Die Konzentrationsfähigkeit nimmt zu. Nebenwirkungen können Appetitminderung, Schlafstörungen, Agitiertheit oder Sedierung, Kopfschmerzen, Magen-Darm-Beschwerden, Tachykardie und Muskelkrämpfe sein. Der Einsatz von Ritalin® muss in einen Gesamtbehandlungsplan, z. B. mit Gruppen- und/oder Einzeltherapie des Kindes und Elterntraining, integriert werden.

8.2.6 Kombination von Psychotherapie und Psychopharmakotherapie

■ **Kompatibilität:** Grundsätzlich gelten Psychotherapie und Psychopharmakotherapie als kompatibel. Häufig schafft die pharmakologische Behandlung erst die Voraussetzungen für eine erfolgreiche Psychotherapie. Bei der Verwendung von Psychopharmaka im Verlauf einer Psychotherapie kann es aber zu spezifischen Problemen kommen: Beispielsweise besteht die Gefahr, dass der Patient eine eher passiv-regressive Veränderungserwartung entwickelt oder sich abgeschoben fühlt. Die Medikamente können auch wie ein „Dritter im Bunde" wirken oder das Vermeidungsverhalten fördern.

■ **Therapieziele und Indikationen:** Im Allgemeinen soll der Einsatz der Psychopharmaka zu einer schnellen Symptomreduktion und zur Abnahme des Leidensdruckes führen. Bei eher leichten depressiven Störungen scheint die Kombination von Psychotherapie und Antidepressiva der alleinigen Psychotherapie nicht überlegen zu sein. Bei schwerer Depression ist die alleinige psychotherapeutische Behandlung allerdings meist nicht ausreichend. Auch bei Suizidalität und schweren Zwangsstörungen darf nach heutigem Kenntnisstand nicht auf eine Pharmakobehandlung verzichtet werden. Die Behandlung von Psychosen mit Neuroleptika sollte in der Akutphase durch eine stützende, eher direktive Psychotherapie und später durch Psychoedukation begleitet werden. Vor allem zu Beginn von Psychotherapien und bei Krisen kann nicht immer auf eine Begleitmedikation mit Benzodiazepinen verzichtet werden. Jeder medikamentöse Ansatz zur Behandlung von Schlafstörungen sollte durch Verfahren zur Schlafhygiene, zur Stimuluskontrolle und zur Entspannung kombiniert werden.

■ **Psychodynamischer Kontext:** Nach psychodynamischem Verständnis bekommen die Pharmaka eine Übertragungs- und Gegenübertragungsbedeutung (z. B. als sadistischer Angriff). Diese Bedeutungen dürfen in der Therapie nicht übersehen werden – auch dann nicht, wenn der Therapeut die Medikamentierung an einen Arzt delegiert.

■ **Verhaltenstherapeutischer Kontext:** Gemäß dem verhaltenstherapeutischen Ansatz können Medikamente eine intermittierende Verstärkung bewirken, was die Vermeidung fördert. Besonders kritisch werden dabei so genannte „Notfallmedikamente" gesehen.

9 Methoden wissenschaftlich anerkannter psychotherapeutischer Verfahren

9.1 Methoden der Verhaltenstherapie

9.1.1 Diagnostik

■ **Verhaltens- und Problemanalyse:** Der verhaltensdiagnostische Prozess besteht aus der Problemanalyse (Was ist das Problem?), der Situationsanalyse (Wo tritt das Verhalten auf?), der Verhaltensanalyse (Welche Reaktionen treten auf?), der Bedingungsanalyse (Was geht dem Verhalten voraus bzw. folgt ihm?) und der Funktionsanalyse (Wozu dient das Verhalten?). Zur Erfassung der Zusammenhänge orientiert man sich meist an der Verhaltensgleichung von Kanfer und Saslow (S-O-R-K-C, Kanfer und Saslow 1965a). Deren Bestimmungsstücke lauten:

- S: Stimulus, Reiz
- O: Organismusvariablen
- R: affektive, kognitive, motorische oder vegetative Reaktion
- K: Kontingenzverhältnis, Verstärkerplan
- C: Konsequenzen

Das Verhalten und seine vorausgehenden und folgenden Bedingungen werden nach dem 3-Ebenen-Modell jeweils auf der Alpha- (motorisch-beobachtbar), Beta- (subjektiv-kognitiv, verbal) und Gamma- (somatisch-physiologisch) Ebene beschrieben. So entsteht ein hypothetisches Bedingungsmodell als Grundlage der Therapieplanung.

■ **Unterscheidung von horizontaler und vertikaler Verhaltensanalyse:** Bei der horizontalen Analyse wird der zeitliche Zusammenhang zwischen S-O-R-K-C beschrieben. Bei der vertikalen Analyse werden kognitive Umstrukturierungen durch den Patienten berücksichtigt. Beachtet werden dabei seine früheren Verhaltensweisen, seine Ziele, Regeln, Pläne und Einstellungen sowie seine lebensgeschichtliche Entwicklung.

■ **Zielplanung:** Die Ziele werden vom Patienten und Therapeuten gemeinsam erarbeitet, sie müssen realistisch sein und sollen explizit, d. h. offen und konkret formuliert werden. Man unterscheidet:

- **Situationsziel (S-Ziel):** z. B. Aufbau von Kontakten an einer neuen Arbeitsstelle
- **Personziel (POE-Ziel):** z. B. Abbau von dysfunktionalen Gedanken wie „Ich bin nichts wert."
- **Reaktionsziel (R-Ziel):** z. B. Lösungen durch das Gespräch suchen, statt mit körperlicher Aggression zu reagieren
- **Symptomziel:** z. B. Gewichtszunahme bei Patienten mit Anorexia nervosa
- **Konsequenzziel (C-Ziel):** z. B. Erfahrung, dass sich die Angst reduziert, wenn ich mich der ängstigenden Situation stelle

Die Ziele können nach ihrer Priorität oder zeitlichen Abfolge in eine Reihe gebracht werden. Als Zusammenfassung dient die Formulierung eines Gesamtzieles.

Bei der Zielanalyse wird auch berücksichtigt, welches Verhalten von den Bezugspersonen hoch gewichtet wird und ob es mit anderen Zielen des Patienten zur Kollusion kommen kann.

■ **Therapieplanung:** Zunächst wird der psychische Befund erfasst, ein hypothetisches Bedingungsmodell gebildet und das Ziel bestimmt. Anschließend werden gemeinsam mit dem Patienten die Schritte vom Problem- zum Zielzustand erarbeitet. Die Therapieplanung folgt dabei durch ständige Rückmeldungen dem Prinzip der ergebnisorientierten Optimierung. Man unterscheidet:

- **strategische Planung:** Auf der Basis der vorliegenden Information werden erste, eher grobe Entscheidungen über die einzusetzenden Strategien getroffen (z. B. graduelle statt massierte Exposition).
- **taktische Planung:** Die Strategie wird konkret, am Einzelfall ausformuliert (z. B. persönliche Hierarchisierung der Angstreize).

Bei der Therapieplanung werden auch die Verfahren festgelegt, mit denen man die Veränderungen durch die Behandlung messen kann.

■ **Bedeutung der Verhaltensbeobachtung:** Die Verhaltensbeobachtung als Wahrnehmung und Registrierung von Ereignissen, Vorgängen und Verhaltensweisen ist die Grundlage der verhaltenstherapeutischen Diagnostik. Verhaltensbeobachtungen unterscheiden sich nach der zugrunde liegenden Theorie, dem Ausmaß ihrer Systematik, ihrer Komplexität, ihrer Kodierung und ihrer Auswertung.

9.1.2 Gesprächsführung und Psychoedukation

■ **Merkmale der Akzeptanz, Offenheit und Konkretheit bei der verhaltenstherapeutischen Gesprächsführung:** Die therapeutische Beziehung ist eine wichtige Voraussetzung für die Motivation des Patienten zur Veränderung. Die Akzeptanz oder das Gleichwertigkeitsprinzip sind eine universelle Haltung, die den Respekt gegenüber dem Patienten zum Ausdruck bringt. Der Patient soll sich als Person bedingungslos wertgeschätzt fühlen. Respektvolle Aufrichtigkeit (Offenheit) ist eine weitere Grundvoraussetzung im therapeutischen Kontakt. Das therapeutische Gespräch soll konkret bleiben, also immer einem besseren Problemverständnis dienen. Ähnlichkeiten in den Lebenserfahrungen von Patient und Therapeut können das Modelllernen erleichtern. Eine gewisse Transparenz kann daher nützlich sein. Die therapeutische Beziehung bleibt jedoch komplementär bzw. asymmetrisch.

■ **Verstärkung als wesentliches Element der verhaltenstherapeutischen Gesprächsführung:** Verstärkung basiert – im Gegensatz zur Akzeptanz – auf der Grundlage der Anstrengung. Dabei wird nicht das Ergebnis, sondern das Bemühen beachtet.

Verstärkung wird allerdings nicht nur geplant und offen eingesetzt, sondern z. B. auch durch paraverbale Äußerungen oder Gesten wie das Kopfnicken. Der Therapeut muss sich der Wirkung dieser Verhaltensweisen bewusst sein.

■ **Strukturiertheit und Direktivität:** Der verhaltenstherapeutisch arbeitende Therapeut plant die Sitzungen systematisch und lenkt aktiv das Gespräch. Dabei richtet er sich selbstverständlich nach den jeweiligen Bedürfnissen des Patienten.

■ **Zusammenfassung und Rückmeldung als Gesprächsführungselemente:** Oft wird zu Beginn jeder Sitzung eine Rückmeldung über die letzte Therapiestunde gegeben. In Abständen formuliert der Therapeut kurze, leicht verständliche Zusammenfassungen und fordert sie auch vom Patienten. Gegebenenfalls gibt der Therapeut auf konkrete Art Feedback darüber, wie er den Patienten erlebt. Es können auch Rückmeldungen vom Patienten über die Person des Therapeuten eingeholt werden, die dann konstruktiv bearbeitet werden.

■ **Informationsvermittlung und Psychoedukation:** Ziel der Psychoedukation ist es, den Patienten über Ätiologie, Symptomatik und Verlauf von Störungen sowie über Behandlungsmöglichkeiten zu informieren und ein lerntheoretisches Erklärungsmodell zu vermitteln. Dadurch soll die aktive Bewältigung der Erkrankung gefördert werden.

■ **Sokratischer Dialog und geleitetes Entdecken als verhaltenstherapeutische Gesprächsführung:** Sokratischer Dialog und geleitetes Entdecken sind Methoden der kognitiven Verhaltenstherapie. Über gelenktes Fragen wird eine kognitive Umstrukturierung angestrebt. Der Patient soll in die Lage versetzt werden, selbst zu entdecken, dass seine gewohnte (z. B. depressive) Art zu denken nur eine Möglichkeit unter vielen darstellt und andere Interpretationen realitätsgerechter sind. Ausgangspunkt der sokratischen Gesprächstechnik sind automatische Gedanken (z. B. „Das schaffe ich nicht!") oder Überzeugungen (z. B. „Ich habe immer Pech!") des Patienten. Der Therapeut sucht nicht nach Gegenargumenten, sondern formuliert Fragen und Hypothesen, durch die dem Patienten seine eigene realitätsverzerrende Verarbeitung deutlich wird. Die Interventionen des Therapeuten sollen dabei kurz, konkret und einfach sein.

■ **Kooperatives Arbeitsbündnis:** Bereits beim Erstkontakt sollte klar werden, dass der Patient selbst aktiv werden und Verantwortung übernehmen muss. Im Arbeitsbündnis verständigen sich Patient und Therapeut über konkrete Ziele. Im Verlauf der Therapie dürfen Anzeichen mangelhafter Mitarbeit des Patienten nicht übergangen werden.

9.1.3 Entspannungsverfahren

■ **Grundprinzipien und Anwendungsbereiche der Progressiven Muskelrelaxation:** Die Progressive Muskelrelaxation (PMR) wurde 1929 von Jacobson zum Zwecke der Angstreduktion entwickelt und wird heute oft in einer modifizierten Form eingesetzt (Jacobson 1999). Man unterscheidet fünf Phasen:
- Hinspüren, Konzentration auf eine Muskelgruppe
- Anspannen der Muskelgruppe ohne zu verkrampfen
- Spannung halten für ungefähr 5–7 Sekunden ohne den Atemrhythmus zu verändern
- Loslassen
- Nachspüren für ca. 30 Sekunden

Zu Beginn des Trainings werden nacheinander meist 16 Muskelgruppen angespannt, um sie bewusst zu spüren und dann gezielt zu ent-

spannen. Nach einiger Übung können größere Muskelgruppen zusammengefasst werden. PMR wird vor allem bei motorisch aktiven, eher ungeduldigen Patienten eingesetzt. Der Indikationsbereich umfasst z. B. Angststörungen, Depressionen, Schmerzzustände, Hypertonie, onkologische Erkrankungen und Schlafstörungen. Relative Kontraindikationen sind bei Konzentrationsstörungen, Zwangskrankheiten und neurologischen Erkrankungen gegeben.

■ **Grundprinzip und Anwendungsbereiche des Autogenen Trainings:** Das Autogene Training (AT) wurde 1932 von Schultz als Verfahren zur konzentrativen Selbstentspannung entwickelt (Schultz 1991). Es basiert auf Autosuggestionen, mit deren Hilfe der Patient Einfluss auf körperliche Prozesse nimmt. Die Übungen sollen in passiv-gelassener Konzentration durchgeführt werden („Alles was passiert ist gut."). Angestrebt wird ein Hypnoid – eine leichte Form der Hypnose. Als Grundübung gelten Schwere- und Wärmeübung. Als Organübungen bezeichnet man Herz-, Atmungs-, Sonnengeflechts- und Stirnkühleübung. Darauf folgen die formelhafte Vorsatzbildung und gegebenenfalls die Oberstufenübungen. Zum Abschluss jeder Sitzung wird die Entspannung zurück genommen. AT ist bei einer Vielzahl psychosomatischer Störungen (z. B. Asthma, Magen-Darm-Beschwerden, Kopfschmerz, Hypertonie), bei Schlafstörungen, bei Schmerzsyndromen und bei Angststörungen wirksam. Kontraindikationen bestehen bei Psychose, Demenz, schwerer Depression, Zwang, Hypochondrie und Borderline-Störung. Bei Migränepatienten muss die Stirnkühleübung mit Vorsicht eingesetzt werden.

■ **Grundprinzip und Anwendungsbereiche der angewandten (applied) relaxation:** Die Methode der applied relaxation nach Öst (1987) basiert auf der PMR. Die Entspannung wird bewusst angeregt, allerdings ohne die Muskulatur zuvor anzuspannen. Mit der Entspannung wird meist ein Wort verbunden (konditionierte Entspannung). Ziel ist es, den Zustand der Entspannung in jeder Situation und schnell herstellen zu können. Das Verfahren wird eingesetzt bei Angststörungen (v. a. generalisierte Angststörung, bei der Sorgen im Vordergrund stehen) und eher leichten Depressionen. Bei Persönlichkeitsstörungen, Psychosen oder Substanzabhängigkeit sollte nicht mit applied relaxation gearbeitet werden.

■ **Atemtechniken:** Atemübungen zur Entspannung werden z. B. bei Schmerzzuständen (auch in der Geburtsvorbereitung), bei Angsterkrankungen, bei Schlafstörungen oder bei der Behandlung von Lungenerkrankungen wie Asthma bronchiale, Bronchitis oder Mukoviszidose eingesetzt. Die Atemübungen sollen den Atemvorgang bewusst machen.

■ **Auto- und fremdsuggestive Methoden:** Entspannungsverfahren, die auf der Selbstbeeinflussung basieren sind z. B. Autogenes Training oder Progressive Muskelentspannung. Bei der Hypnose oder dem Katathymen Bilderleben erfolgt die Entspannung vordergründig über Fremdsuggestion. Man geht aber davon aus, dass Fremdsuggestion immer über Selbstsuggestion wirkt.

■ **Apparative Methoden der Entspannungsinduktion** (Biofeedback, s. auch 9.1.9, S. 165): Das Biofeedback vermittelt schnelle und genaue Informationen über autonome Körperfunktionen (z. B. Herzschlagfrequenz, Blutdruck, Gehirnwellen, Hauttemperatur). Der physiologische Prozess wird hör- oder sichtbar gemacht. Das Biofeedback wird eingesetzt bei Schmerzzuständen, Störungen im Verdauungstrakt, Blutdruckstörungen, Durchblutungsstörungen, Herzrhythmusstörungen, Angstzuständen und Schlaflosigkeit. Probleme ergeben sich aus der relativ geringen Korrelation zwischen dem subjektiven Empfinden der Entspannung und den entsprechenden physiologischen Maßen. Das Biofeedback scheint weniger Wirkung zu haben als andere Entspannungsverfahren und ist durch die hohen Anschaffungskosten der notwendigen Geräte relativ teuer.

■ **Imaginative Elemente in Entspannungsverfahren:** Bei imaginativen Techniken wird meist mit bildhaften Vorstellungen im Sinne von Fantasiereisen gearbeitet. Einsatzmöglichkeiten liegen z. B. in der Therapie von Angststörungen, onkologischen Erkrankungen, Schmerzsyndromen oder psychosomatischen Störungen. Die Verfahren sind dann besonders wirkungsvoll, wenn verschiedene Sinnesmodalitäten angesprochen werden.

9.1.4 Expositions- und Bewältigungsverfahren

■ **Grundprinzip und Anwendungsbereiche der systematischen Desensibilisierung:** Die systematische Desensibilisierung (In-sensu-Verfahren) ist zum Abbau von pathologischen Ängsten indiziert. Es werden Bedingungen geschaffen, unter denen der Patient seine massive Angstreaktion und das damit verbundene Vermeidungsverhalten schrittweise überwinden kann. Nach Wolpe (1954) gibt es dafür drei notwendige und hinreichende Maßnahmen:
- **Einübung einer Entspannungstechnik** (meist PMR)
- **Erstellen einer individuellen Angsthierarchie** aus den Daten von Exploration, Fragebogen oder Beobachtungen in Kooperation zwischen Therapeuten und Patienten. Die alltagsnahen, lebhaft vorstellbaren Situationen werden in ungefähr gleichen Abständen auf einer Skala von 0 bis 100 angeordnet. Die Angsthierarchie sollte ungefähr zehn Items umfassen.
- **Vorstellen der Angstreize** gemäß der Hierarchie von „wenig" zu „stark belastend" unter Entspannung. Die einzelnen Szenen werden mehrmals durchgearbeitet bis die Situation angstfrei erlebt wird. Nach drei- oder viermaliger angstfreier Darbietung geht man zur nächsten Szene über. Pro Sitzung können üblicherweise drei bis vier Items der Angstskala bearbeitet werden.

■ **Grundprinzip und Anwendungsbereiche der Exposition in sensu bzw. in vivo:** Bei Expositionsübungen setzt sich der Patient den angstauslösenden Reizen in der Vorstellung (in sensu) oder in der Realität (in vivo) aus. Die affektiven und physiologischen Reaktionen auf Reize, die in sensu verarbeitet werden, sind deutlich geringer als die Reaktionen auf Reize, die in vivo erlebt werden.

Die In-sensu-Exposition wird graduiert z. B. bei der systematischen Desensibilisierung (s. oben) oder massiert bei der Reizüberflutung in sensu eingesetzt. Dabei werden hoch ängstigende Reize in eine möglichst realitätsnahe Geschichte integriert. Die Geschichte wird dann möglichst lange und mehrfach dargeboten, bis die ängstigende Wirkung deutlich nachlässt. Implosion ist eine umstrittene Extremform der massierten Reizüberflutung in sensu, bei der extrem ängstigende Reize in einer übertriebenen Weise fantasiert werden.

Die In-vivo-Exposition wird graduiert bei Habituationstraining (vom hohen zum höchsten Angstreiz) oder massiert bei flodding (Reizüberflutung) verwendet. Dabei wird der Patient in der Realität rasch und längerdauernd mit besonders gefürchteten Reizen konfrontiert, ohne dass er die Möglichkeit zur motorischen oder kognitiven Vermeidung hat. Zunächst erfolgt die Übung im Beisein eines Therapeuten, dann allein. Man unterscheidet die diagnostische Phase, die kognitive Vorbereitung, die Intensivphase und die Selbstkontrollphase. Kontraindikationen bestehen bei Personen mit körperlichen Erkrankungen wie Herz-Kreislauf-Störungen, Personen mit psychotischem oder dissoziativem Erleben, Personen mit unzureichender Motivation, Personen mit hohem sekundärem Krankheitsgewinn oder Personen, bei denen die Angst Folge einer anderen Störung (z. B. Depression) ist.

■ **Gestuftes Vorgehen und Hierarchisierung:** Patient und Therapeut sammeln Situationen, die gegebenenfalls in die Hierarchie eingeordnet werden sollen und beurteilen sie gemeinsam hinsichtlich ihrer angstauslösenden Wirkung. Die Abstufungen in der Hierarchie umfassen den Bereich von 0 (keine Angst) bis 100 (kaum noch erträgliche Angst), wobei die Abstände zwischen den Items nicht zu groß und etwa gleich sein sollen. Die Angstreize sollen möglichst konkret und alltagsnah formuliert werden.

■ **Verteilte bzw. massierte Exposition:** Bei der verteilten Exposition wird jede Situation in abgestufte, immer stärker ängstigende Sequenzen zerlegt. Vermeidungsverhalten wird verhindert. Die Sitzung endet immer erst mit der Bewältigung der gesamten angstauslösenden Situation unabhängig davon, wie lange dies dauert.

Beim massierten Vorgehen ist keine langsame „Annäherung" an den als extrem angstintensiv erlebten Reiz möglich, sondern der Patient wird unmittelbar mit dieser besonders ängstigenden Situation konfrontiert, ohne dass Vermeidungsverhalten möglich ist. Pro Sitzung können unter Umständen mehrere Angstsituationen aufgesucht werden.

■ **Bedeutung der Vorbereitung:** Dem Patienten muss durch ein Informationsgespräch klar sein, wozu die Übungen dienen, weshalb Flucht und Vermeidung nicht zugelassen werden und warum die Übungen ohne heftigen Angstanstieg nicht therapeutisch hilfreich sind. Sämtliche Übungsteile wie Reizauswahl, Ablauf der Konfrontation, Abbruchkriterium und Verhalten des Therapeuten werden genau geplant. Die gute Vorbereitung entscheidet über den Erfolg der Exposition.

■ **Alternativen zu Entspannungsverfahren:** Bei den massierten Konfrontationsmethoden erlernen die Patienten kein Entspannungsverfahren. Nach anfänglicher Angststeigerung kommt es zu einer Habituation und zur Angstreduktion.

■ **Prinzip der Reaktionsverhinderung:** Die Reaktionsverhinderung dient dazu, dem Vermeidungsverhalten vorzubeugen. Sie ermöglicht den Realitätstest und beweist dem Patienten, dass die Angst mit der Zeit nachlässt. Reaktionsverhinderung spielt vor allem bei der Behandlung von Angst und Zwängen eine Rolle. Bei der Exposition soll der Patient seine Aufmerksamkeit ganz auf die unangenehmen Reize lenken und seine Emotionen zulassen. Er soll seine Gefühle und Gedanken während des Vorganges äußern. Ermutigende Selbstgespräche erleichtern das Vorgehen. Der Therapeut sorgt dafür, dass keine Ablenkung auftritt.

■ **Prinzip des Trainings der Angstbewältigung:** Zur Angstbewältigung werden Trainings verwendet, die aus drei Teilen bestehen:

- **Wahrnehmungs- bzw. Diskriminationsübungen:** Die Patienten lernen, zunehmende Spannung frühzeitig zu registrieren und die aufkommende Angst z. B. durch Entspannungsverfahren (meist PMR) möglichst rasch zu kontrollieren.

- **Einüben von Strategien zur Angstbewältigung:** Die bisher bei Angstreizen einsetzenden Kognitionen sollen durch alternative Strategien ersetzt werden. Dazu können Methoden der Selbstverbalisierung verwendet werden. Umattribuierungen bis hin zu ironisierenden Imaginationen können hilfreich sein. Die Provokation von Angst z. B. durch Hyperventilation bei Panikattacken ermöglicht den Abbau der erlebten Hilflosigkeit.

- **Übertragung ins Alltagsleben mit Selbstverstärkung:** Der Einsatz der erlernten Veränderungen in immer schwierigeren Alltagssituationen wird geplant und durchgeführt. Der Patient belohnt sich für Erfolge mit adäquaten Verstärkern.

■ **Prinzip des Trainings der Selbstkontrolle bei der Exposition:** Die Selbstkontrolle ist ein Spezialfall der Selbstregulation, bei der Verhaltensalternativen konflikthaft erlebt werden. Menschen mit ausgeprägter Selbstkontrolle tun entweder zugunsten einer erst langfristig zu erwartenden positiven Konsequenz kurzfristig etwas Unangenehmes oder verzichten kurzfristig auf etwas Angenehmes, um langfristig negative Konsequenzen zu vermeiden. In diesem Sinn sind Expositionsübungen auch Selbstkontrollübungen: Der Patient muss kurzfristig große Angst aushalten, damit es ihm langfristig besser geht und er muss kurzfristig auf Vermeidung verzichten, um längerfristig die Angst los zu werden. Selbstkontrolle ist dann erreicht, wenn sich der Patient gegen frühere Verhaltensgewohnheiten entscheidet und ohne unmittelbare externe Kontrolle ein Verhalten zeigt, das zuvor eine geringe Auftretenswahrscheinlichkeit hatte.

■ **Wirkungsmechanismen und Erklärungsmodelle der Exposition:** Bei der Konfrontation mit den bisher vermiedenen Reizen macht der Patient die Erfahrung, dass die angstauslösende Situation erträglich ist, weil die befürchteten katastrophalen Folgen ausbleiben. Allen Expositionsverfahren ist gemeinsam, dass sich die Betroffenen bis zum Rückgang der Angst in der zuvor angstauslösenden Situation aufhalten. Flucht und Vermeidung werden nicht zugelassen. Wenn Entspannungsverfahren eingesetzt werden, wird eine mit Angst nicht vereinbare Reaktion ausgeübt. Als Wirkprinzipien der Exposition gelten Gegenkonditionierung, reziproke Hemmung, Habituation oder Löschung.

9.1.5 Aktivierung, euthyme Methoden

■ **Grundprinzip und Anwendungsbereiche des Aktivitätsaufbaus bzw. der Alltagsstrukturierung:** Der Aktivitätsaufbau und die Alltagsstrukturierung spielen bei der Depressionsbehandlung eine Rolle, aber auch bei der Arbeit mit Süchtigen und Dementen. Ausgehend von den bestehenden Tagesverläufen der Patienten wird schrittweise versucht, ihre Initiative zu fördern. Dabei müssen realistische Ziele verfolgt werden, der Ablauf muss detailliert geplant sein. Die Betroffenen werden in ihrem Alltag mit konkreten Hilfen unterstützt.

■ **Grundprinzip und Anwendungsbereiche der Tages- und Wochenplanung:** Nach der akuten Phase, in der die Entlastung im Vordergrund steht, werden zunehmend feiner werdende Tages- und Wochenprotokolle erstellt, um den Patienten über bestimmte Verpflichtungen zu aktivieren. Es wird auf die Ausgewogenheit von angenehmen und unangenehmen bzw. neutralen Aktivitäten geachtet. Der Patient erlebt, dass Aktivität die Stimmung steigert und umgekehrt.

■ **Stellenwert von Genusstraining:** Beim Genusstraining (z. B. Gruppenprogramm „Kleine Schule des Genießens", Lutz und Koppenhöfer 1983) werden hedonistische Lebensregeln vermittelt. Der Schwerpunkt liegt in der Vermittlung angenehmer Erlebnisse über Übungen zu Sinneserfahrungen.

■ **Bedeutung der Selbstfürsorge:** Das Ziel euthymer Therapien ist, dass der Patient mit sich im Sinne der Selbstfürsorge umgehen kann. Er soll lernen, sich Wohlbefinden zu verschaffen und das Wohlbefinden zu regulieren. Selbstfürsorge ist eine erlernte Steuerungskompetenz, die regelt wann, wie und wie lange genossen werden kann.

■ **Grundprinzip und Anwendungsbereiche des Sensualitätstrainings:** Das Sensualitätstraining wird in der Sexualtherapie eingesetzt, wenn kein tief greifender Partnerschaftskonflikt besteht und die sexuelle Dysfunktion keine organische Ursache hat. In aufeinander aufbauenden Übungen tauschen die Partner Zärtlichkeiten aus, ohne dass es zum Koitus kommt.

9.1.6 Verhaltensübungen, Rollenspiele

■ **Grundprinzip und Anwendungsbereiche des Selbstsicherheitstrainings:** Sozialphobiker leiden unter einer Störung der narzisstischen Regulation, meist aufgrund einer unsicheren Bindung in der Kindheit. Selbstsicherheitstrainings (assertive trainings) helfen ihnen, Hemmungen und Ängste im sozialen Umgang mit anderen zu überwinden. Um dieses Ziel zu erreichen, werden Übungen zur Reattribuierung, zu sozialen Fähigkeiten und zur Grenzsteuerung gemacht. Wenn der Patient das Gefühl hat, angenommen worden zu sein, kann er seine früheren Erfahrungen korrigieren. Beispiele für Trainings:
● **Expressives Training nach Salter:** Salter (1983) unterscheidet den spontanen (Überwiegen von Aktivierungsprozessen) und den gehemmten (Überwiegen von Hem-

mungsprozessen) Persönlichkeitstyp. Das Selbstbehauptungstraining besteht im Wesentlichen aus Übungen zum expliziten Äußern von Gefühlen, zur adäquaten Mimik, zur Formulierung von Widerspruch, zum Gebrauch des Wortes Ich, zur Zustimmung zu Lob und zur Improvisation.
● **Assertiveness-Training-Programm (ATP) nach Ullrich de Muynck (1990):** Die Ziele des vollstandardisierten Programms liegen darin, berechtigte Forderungen zu stellen, unbillige Forderungen abzulehnen, sich Fehler zu erlauben und Kontakte herzustellen. Dazu werden Rollenspiele, Modelllernen, Entspannungsübungen, Video-Feedback und Hausaufgaben eingesetzt. Die insgesamt 110 Übungen der Grund- und Fortgeschrittenenstufe bauen aufeinander auf.
● **Verhaltenstrainingsprogramm (VTP) nach Feldhege und Krauthan (1997):** Ziele sind die Verbesserung bestehender Beziehungen, der Aufbau neuer Kontakte, das Durchsetzen von Forderungen und die Bewältigung von Belastungssituationen. Das Training besteht aus Übungen zum Lernen am Modell, zum Rollenspiel und zur Übertragung in die Realsituation.

■ **Grundprinzip und Anwendungsbereiche des partnerschaftlichen, familiären und sozialen Kommunikationstrainings:** Beispiele für Trainings:
● **Partnerschaftliches Kommunikationstraining:** Eingesetzt werden z. B. EPL (Ein Partnerschaftliches Lernprogramm) für junge Paare, die ihre Beziehung vertiefen möchten (Thurmaier 1997), und KEK (Konstruktive Ehe und Kommunikation) für Paare, die schon mehrere Jahre zusammen sind (Engl et al. 1999). Meist bestehen die Kurse aus vier Paaren mit zwei Trainern. Im ersten Trainingsteil werden grundlegende Gesprächsregeln eingeübt, später werden spezielle Themenkreise bearbeitet.
● **Familiäres Kommunikationstraining:** Beim Gordon-Kommunikationstraining wird z. B. vermittelt, wie man mit dem Kind eine klare Kommunikation aufbaut, wie man Konflik-

te mit dem Kind klärt und wie man vermittelt, wenn Kinder streiten (Gordon 1999). Ziel ist die Verbesserung der Beziehung und die gewaltfreie Konfliktlösung ohne Verlierer (niederlagenlose Lösung).

- **Soziales Kommunikationstraining:** Die soziale Kommunikation kann z. B. durch die Bearbeitung von Planspielen oder durch Rollenspiele in Gruppen geübt werden. Entsprechende Trainings können z. B. in Schulen bei auffälligen Jugendlichen eingesetzt werden.

■ **Beispiele des Trainings der sozialen Kompetenz:** Übungsprogramme zur sozialen Kompetenz werden beispielsweise durchgeführt bei Patienten mit Depressionen, Essstörungen, Substanzmissbrauch oder psychosomatischen Störungen. Beispiele sind:

- **Gruppentraining sozialer Kompetenzen (GSK) von Hinsch und Pfingsten (1998):** Es werden verschiedene Problemfelder (Typ R: Recht durchsetzen, Typ B: Beziehungen, Typ S: um Sympathie werben) unterschieden. Je nach Situation müssen andere Fertigkeiten eingesetzt werden. Die Patienten lernen zwischen unsicher, selbstsicher und aggressiv zu unterscheiden. Die konkreten Übungen werden aus individuellen Belastungssituationen zusammengestellt. Beim Training werden kognitive (z. B. Vermittlung von Theorie), emotionale (z. B. PMR) und motorische (z. B. Rollenspiel, In-vivo-Übungen) Elemente eingesetzt.
- **Personal Effectiveness Training (PET) von Liberman et al. (1975):** Im Planungsteil werden die Informationen aus dem Gespräch über individuelle Problemsituationen verdichtet. Im Übungsteil wird die verdichtete Situation dann im Rollenspiel (dry run) dargestellt. Die nicht direkt betroffenen Teilnehmer achten dabei besonders auf nicht sprachliche Verhaltensweisen. Dann werden maximal zwei Verbesserungsvorschläge formuliert, die sich der Patient durch Modelllernen (Modelllauf) aneignen kann. Im Trainingslauf übt der Patient dann selbst die Situation noch mal im Rollenspiel und es werden Hausaufgaben gestellt.

■ **Bedeutung und Durchführung von Rollenspielen und Probehandlungen:** Das Rollenspiel dient als Modell einer realen Problemsituation und kann zu neuen Erfahrungen führen, ohne dass irreversible Konsequenzen entstehen (Probehandlung). Es kommt damit zum sozialen Lernen in einem geschützten Rahmen. Außerdem werden die Erinnerung an konkrete Situationen erleichtert, die affektive Beteiligung in der Therapie erhöht, die Realitätstestung kognitiver Annahmen ermöglicht und flexible Verhaltensmuster eingeübt. Zunächst wird das Problem beschrieben, anschließend eine spielbare Handlung ausgewählt. Nach dem Spiel wird das Erleben rückgemeldet. Gegebenenfalls wird eine weitere Version gespielt. Zum Abschluss wird der Transfer auf die Alltagssituation vorbereitet.

Rollenspiele haben eine große Bedeutung im Psychodrama. Das Psychodrama wurde von Moreno (1988) als Gegenkonzept zur Psychoanalyse entwickelt. Die Freisetzung von kreativem Potenzial im spielerischen Darstellen von wichtigen Lebensereignissen soll bei der Auflösung von Rollenfixierungen helfen. Da die Behandlung erlebnisaktivierend ist, sollte die Methode nicht bei Patienten mit Psychosen eingesetzt werden.

■ **Rollenspieltechniken:** Im Rollenspiel häufig eingesetzte Techniken sind z. B.:

- **Rollentausch:** Nach einem ersten Rollenspiel tauschen Patient und Therapeut die Rollen.
- **Beiseitereden:** Während einer Handlung geben die Rollenspielpartner an, was sie gerade fühlen.
- **Doppeln:** Der Therapeut sagt dem Patienten, was dieser vermutlich gerade empfindet.
- **Autodrama:** Der Patient stellt alle Personen der Situation dar.

■ **Kognitive und imaginative Vorbereitung:** In der Initialphase (warm-up) soll eine Atmosphäre des Vertrauens geschaffen werden, in der Ängste abgebaut werden können. Die einzelnen Teilnehmer bringen dabei Vorschläge ein. Der Rest der Gruppe versetzt sich in die Situationen und äußert alle auftretenden Gefühle und Gedanken. Der Vorschlag, der am meisten betroffen gemacht hat, wird dann für die Aktionsphase ausgewählt.

■ **Training von Problemlöseverhalten:** Das Problemlöseverhalten-Training wird bei Patienten, die bei Problemen nicht oder impulsiv reagieren, eingesetzt. Nach dem Konzept von D'Zurilla und Goldfried (1971) werden die generelle Orientierung, die Definition des Problems, das Erarbeiten von Alternativen, die Entscheidung zwischen Alternativen und die Überprüfung des Ergebnisses eingeübt. Zwischen den Stufen bestehen Rückkopplungen.

■ **Bedeutung von Gruppentherapie bei Verhaltensübungen:** In der Gruppentherapie dienen sich die Patienten gegenseitig als Modell und können sich miteinander vergleichen. In Gruppensituationen entsteht oft ein Gefühl der Zusammengehörigkeit, das Sicherheit vermittelt. Für Rollenspiele besteht in Gruppen eine Auswahl möglicher Protagonisten und es gibt die Möglichkeit von vielfältigen Rückmeldungen.

9.1.7 Kognitive Methoden

■ **Verfahren der Selbstregulation:** Nach dem 3-Phasen-Modell von Kanfer (1987) besteht die Selbstregulation aus den Komponenten Selbstbeobachtung, Selbstbewertung anhand eigener Standards und Selbstreaktion im Sinne von Selbstverstärkung oder Selbstbestrafung. Die Selbstregulation erfolgt, indem das Verhalten modifiziert wird oder die Verhaltensbedingungen beeinflusst werden. Sie wird durch Psychotherapie verbessert, wenn diese die Entwicklung von Selbsthilfefähigkeiten unterstützt. Dies gelingt z. B. durch:

- Anregung der Eigenaktivitäten des Patienten, indem nicht mehr Hilfe gegeben wird als nötig
- Gesprächstechniken wie sokratischer Dialog oder „Columbo-Technik" (gespielte Naivität)

- Abbau der Aktivität des Therapeuten im Verlauf der Therapie
- Förderung der Selbstattribution des Patienten

■ **Grundprinzip des Selbstmanagement-Ansatzes** (s. 2.2.3, S. 24): Nach Kanfer steht Selbstmanagement für planvolles, zielgerichtetes Handeln und aktives Problemlösen (vgl. Kanfer et al. 1996). Durch das Erlernen des Selbstmanagements wird der Patient in sieben Schritten sozusagen zu seinem eigenen Therapeuten gemacht:

- Schaffung günstiger Arbeitsbedingungen
- Aufbau von Änderungsmotivation
- Verhaltensanalyse
- Vereinbaren von Zielen
- Planung und Durchführung von Methoden
- Evaluation
- Erfolgsoptimierung

■ **Grundprinzip und Anwendungsbereich von verdeckten Verfahren:** Bei den verdeckten Verfahren stellt sich der Patient Reize, Reaktionen und Konsequenzen möglichst konkret vor. Beispiele sind:

- **verdeckte Sensibilisierung:** Der Patient stellt sich während einer Entspannungsübung eine Problemsituation (z. B. Essanfall) oder den aversiv erlebten Reiz vor. Dann imaginiert er möglichst genau seine gewohnte Reaktion (z. B. Erbrechen) darauf mit allen negativen Konsequenzen (z. B. Scham) bis die Vorstellung unerträglich wird. Daraufhin stellt sich der Patient ein alternatives Verhalten (z. B. Gespräch suchen) vor und belohnt sich durch imaginierte positive Konsequenzen (z. B. Erleichterung).
- **verdeckte Löschung:** Das Verfahren entspricht weitgehend dem der verdeckten Sensibilisierung, allerdings ohne den Aufbau eines imaginierten alternativen Verhaltens und einer darauf folgenden imaginierten positiven Konsequenz.
- **Methode der Coverant (covert + operants) Control:** Ein verhaltensauslösender Reiz wird mit einer negativen Kognition gekoppelt. Beispielsweise wird der Griff nach einer

Zigarette mit der Kognition „Rauchen macht krank" als verdeckte Bestrafung verbunden. Dann wird eine positive kognitive Umdeutung als positive Verstärkung erarbeitet wie z. B. „Wenn ich nicht rauche, bleibe ich gesund". Anschließend wird ein Alternativverhalten gezeigt (z. B. Pause machen, Bad nehmen etc.).

- **verdecktes Modelllernen:** Der Patient stellt sich z. B. vor, wie sich ein Freund, der ihm sehr ähnlich ist, selbstbewusst verhält.

Die verdeckten Verfahren werden z. B. bei Patienten mit Essstörungen, Selbstwertproblemen oder stoffgebundenen Abhängigkeiten eingesetzt.

■ **Bedeutung des mentalen Übens:** Beim mentalen Üben wird neues Verhalten zunächst in der Vorstellung geprobt. Das mentale Üben motorischer Verhaltensweisen wird unter anderem von Sportlern oder Musikern eingesetzt. In der Verhaltenstherapie spielt es z. B. als Teil der rational-emotiven Therapie (RET) von Ellis (1977) für depressive Patienten eine Rolle.

■ **Gedankenstopp:** Durch den Gedankenstopp sollen unerwünschte Grübeleien, Katastrophenvorstellungen oder belastende Fantasien unterbrochen und letztlich ganz abgebaut werden. Im ersten Schritt soll der Patient das unerwünschte Verhalten hervorrufen und dies dem Therapeuten signalisieren. Daraufhin unterbricht der Therapeut dieses Verhalten z. B. durch lauten Zuruf oder indem er auf den Tisch schlägt. Der Patient soll danach eine positiv erlebte Verhaltensalternative zeigen. Im Verlauf der Therapie wird der Patient zunehmend selbst fähig, das unerwünschte Verhalten zu unterbrechen und zu ersetzen.

■ **Paradoxe Intervention:** Durch die paradoxe Intervention soll die festgefahrene Sichtweise erschüttert werden, um so eine Problemlösung möglich zu machen. Methoden sind z. B. Symptomverschreibung, Reframing (positive Umdeutung des Symptoms), Rückfallvorhersage oder die Utilisation eines Syndroms.

■ **Symptomverschreibungen (negative Übung):** Die Symptomverschreibung ist eine Form der paradoxen Intervention. Der Therapeut unterstützt scheinbar das symptomatische Verhalten und bringt es damit unter die Kontrolle des Patienten. So kann man z. B. bei einer Person mit Schlafstörungen verlangen, dass sie wach bleiben soll. Das eigentliche Problem (nämlich der Gedanke, jetzt endlich schlafen zu müssen) löst sich dadurch auf.

■ **Habit reversal:** Habit reversal oder Reaktionsumkehr ist eine verhaltenstherapeutische Technik, mit deren Hilfe der Patient statt einem bestimmten automatisierten Verhalten (z. B. Ticverhalten, das Ausreißen von Haaren bei Trichotillomanie, Nägelkauen, Kratzen bei Neurodermitis) eine andere Bewegung durchführt. Man geht in folgenden Schritten vor:

- Selbstwahrnehmungstraining mit dem Erlernen einer Entspannungstechnik
- Auswahl einer mit dem bisherigen Verhalten inkompatiblen Reaktion wie einer unauffälligen isometrischen Muskelkontraktion, z. B. Hände ballen
- Verknüpfung der inkompatiblen Reaktion mit der Initiierung des unerwünschten Verhaltens
- Generalisierungstraining mit Selbstinstruktionen

■ **Methoden der kognitiven Umstrukturierung:** Die Techniken der kognitiven Umstrukturierung sollen Wahrnehmungs- und Denkprozesse beeinflussen, um so Gefühle und Verhalten zu modifizieren. Dieser Ansatz ist z. B. in der rational-emotiven Therapie von Ellis (1977), der kognitiven Therapie von Beck et al. (1994), den Selbstverbalisierungsverfahren von Meichenbaum (1975) und dem Selbstregulationsansatz von Kanfer (1987) verwirklicht. Zur kognitiven Umstrukturierung kommt es beispielsweise durch Wiederholung, Psychoedukation, Spaltentechnik, geleitetes Entdecken, Konfrontation, sokratischen Dialog, Realitätstest, Selbstkontrolltechniken und Umstrukturierung der negativen Selbstreferenz.

■ **Realitätsüberprüfung und -testen:** Bei der Realitätsüberprüfung bemüht sich der Patient, die Gegebenheiten adäquater zu beschreiben. Dies geschieht durch Vergrößerung der Datenbasis mit Hilfe von Handlungen (Realitätstests), z. B. bei Rollenspielen und Expositionsübungen.

■ **Veränderung automatischer Gedanken:** Anhand von Schilderungen kürzlich zurückliegender Ereignisse, durch Rollenspiele oder durch Vorstellungsübungen werden automatische Gedanken identifiziert. Diese Gedanken laufen schnell ab und erscheinen subjektiv plausibel (z. B. „Ich bin nicht gut genug"). Typische logische Fehler in automatischen Gedanken sind willkürliches Schlussfolgern, selektives Verallgemeinern, Übergeneralisierung, Maximieren und Minimieren oder dichotisches Denken. Die kognitive Modifikation lässt sich über die Spaltentechnik (s. unten) initiieren. Daraufhin können mit dem Patienten, z. B. durch Methoden der Realitätsüberprüfung oder durch den sokratischen Dialog, die kognitiven Fehler erarbeitet und schließlich durch funktionale Kognitionen ersetzt werden.

■ **Selbstverbalisierungen und Selbstinstruktionen:** Selbstverbalisierungen können unter anderem genutzt werden, um sich Instruktionen zur besseren Problembewältigung zu geben. Beim Selbstinstruktionstraining von Meichenbaum (1975) unterscheidet man folgende Phasen:
- Der Therapeut spricht als Modell laut eine Selbstinstruktion, während er eine Aufgabe erledigt.
- Der Patient übernimmt die Selbstinstruktion und wird dabei gegebenenfalls vom Therapeuten unterstützt.
- Die Selbstinstruktion wird automatisiert.
- Die Selbstinstruktion wird nur noch leise gesprochen und schließlich nur noch gedacht.
- Die Selbstinstruktion wird in Alltagssituationen transferiert.

■ **Gedankenprotokolle:** Bei den Gedankenprotokollen (Spaltentechnik von Beck et al.

1994) als Grundlage der kognitiven Umstrukturierung werden in verschiedenen Spalten folgende Angaben gemacht:
- Beschreibung der Situation und der Auslöser der Kognition
- Beschreibung des begleitenden Gefühls mit einer Eingruppierung zwischen 0 und 100 %
- Beschreibung des automatischen Gedankens, der dem Gefühl vorausging
- Beschreibung eines rationaleren Gedankens
- Beschreibung des neuen Gefühls nach dem rationaleren Gedanken

■ **Methode nach Beck:** Im ersten Therapieschritt werden dem Patienten die Zusammenhänge von Denken, Fühlen und Handeln erklärt. In der zweiten Phase werden die verzerrten Wahrnehmungen, fehlerhaften Denkweisen und die dysfunktionalen Einstellungen herausgearbeitet. Dabei werden unter anderem Spaltentechnik und Hausaufgaben eingesetzt. Über die sokratische Gesprächsführung werden dann alternative Kognitionen erarbeitet (Beck et al. 1994). Beck setzte die Therapie später auch zur Behandlung von Ängsten und anderen Störungen ein.

■ **Ansatz von Ellis:** Ellis entwickelte die rational-emotive Therapie (RET), nach der emotionale Probleme und Verhaltensstörungen das Resultat der verzerrten, irrationalen subjektiven Sichtweise des Patienten sind. Irrationalität ist dann gegeben, wenn der Mensch daran gehindert wird, langfristig Ziele mit Nutzen zu erreichen (Ellis 1977). Ellis stellte zwölf irrationale Glaubenssätze zusammen wie z. B.
- „Jeder muss mich lieben.",
- „Es ist besser Schwierigkeiten auszuweichen, als sich ihnen zu stellen." oder
- „Für jedes menschliche Problem gibt es eine perfekte Lösung.".

Den Glaubenssätzen liegen die drei Ideologien zugrunde:
- „Ich muss meine Sache gut machen und für meine Leistung anerkannt werden, sonst gelte ich nichts."
- „Andere müssen mich rücksichtsvoll behandeln."

● „Meine Lebensbedingungen müssen so geschaffen sein, dass ich praktisch alles, was ich will, bequem, schnell und ohne Mühe erreichen kann."

Der Patient wird mit dem Zusammenhang zwischen A = Auslöser (activating event), B = Bewertungen (belief systems) und C = affektive Konsequenzen (consequence) vertraut gemacht. Ziel ist es, gemeinsam mit dem Patienten ein neues Bewertungssystem zu erarbeiten. Patient und Therapeut arbeiten dafür kooperativ die individuellen Überzeugungen heraus. In direktiver Art und Weise versucht der Therapeut, dem Patienten die Irrationalität seiner Überzeugungen aufzuzeigen. Dazu wird der sokratische Dialog eingesetzt oder die Äußerungen des Patienten werden z. B. durch humorvolle Aussagen oder Gedichte und Lieder überspitzt und verallgemeinert. Ergänzt werden diese Interventionen z. B. durch Hausaufgaben und Risikoübungen.

■ **Stressimpfungsprogramm nach Meichenbaum (1991):** Die Stressimpfung soll zur Bewältigung von belastenden Ereignissen, z. B. beim Umgang mit Ärger, Angst und Schmerzen, helfen. Das Stressimpfungstraining besteht aus:

● **Edukationsphase** in der das Problem strukturiert und analysiert wird, bevor Bewältigungsmöglichkeiten aufgezeigt werden und der Patient für Hinweisreize von Stresssituationen sensibilisiert wird.
● **Übungsphase** mit konkreter Erprobung unter abgeschwächten Stressbedingungen durch:
  – Vorbereitung auf das Ereignis: „Was ist zu tun?"
  – Konfrontation mit dem Ereignis: „Es ist zu schaffen!"
  – Auseinandersetzung mit dem Gefühl, überwältigt zu werden: „Nicht panisch werden!"
  – Selbstverstärkung zur Stabilisierung des Verhaltens: „Gut gemacht!"
● In der **Anwendungsphase** werden dann die gelernten kognitiven Fertigkeiten im Alltag eingesetzt.

■ **Problemlösetechniken:** In Problemlösetrainings wird zunächst vermittelt, dass Probleme normal sind. Daraufhin wird die Wahrnehmung von Hinweisreizen, wie z. B. Angst, Anspannung oder Vermeidung, geübt. Nach der Auswahl des Problems werden dann der Ist- und Soll-Zustand definiert und Lösungsmöglichkeiten generiert. Um Lösungsmöglichkeiten zu erarbeiten, können z. B. folgende Techniken eingesetzt werden:

● **brainstorming, brainwriting:** Sammeln aller Lösungsmöglichkeiten ohne Selektion
● **mind mapping, concept maps:** Erstellen visueller „Landkarten" der Gedanken
● **focusing:** Verdeutlichung wesentlicher Aspekte des Problems durch körperliches Spüren
● **Synektik (Zusammenfügen):** Kreativitätsmethode zur Anregung unbewusst ablaufender Denkprozesse

Nach der Auswahl der in Frage kommenden Lösungsmöglichkeiten werden die möglichen Konsequenzen und ihre Wahrscheinlichkeit bewertet, bevor eine Entscheidung getroffen wird.

■ **Selbstanweisungstraining bei kognitiven und sozialen Defiziten:** Das Selbstanweisungs- oder Stressimpfungstraining ist bei schweren Psychosen und Intelligenzminderung kontraindiziert. Bei Beachtung dieser Einschränkungen kann es auch zum Aufbau kognitiver oder sozialer Fertigkeiten eingesetzt werden.

■ **Altersabhängigkeit und kognitive Voraussetzungen:** Methoden der kognitiven Verhaltenstherapie setzen ein gewisses Maß an kognitiven Fähigkeiten voraus und sind erst bei älteren Kindern einsetzbar. Bei kleinen Kindern oder Menschen mit starken kognitiven Einschränkungen werden operante Verfahren bevorzugt.

9.1.8 Operante Verfahren

Methoden zum Verhaltensaufbau und -abbau:

■ **Methoden zum Erwerb einer Fertigkeit:**
- **shaping:** Ausgehend vom ersten Lernschritt wird über aufeinander folgende Stadien das Verhalten bis zum Zielverhalten aufgebaut. Zunächst wird jeder kleine Schritt in Richtung auf das erwünschte Zielverhalten, später wird nur noch das Endverhalten verstärkt.
- **chaining:** Der Ablauf entspricht dem shaping, wobei allerdings zunächst das Zielverhalten, dann die jeweils vorherigen Schritte verstärkt werden.
- **prompting:** Durch Hilfestellung des Therapeuten wird die Aufmerksamkeit des Patienten auf das erwünschte Verhalten gelenkt.
- **fading out:** Die Hilfestellungen werden nach und nach ausgeblendet.

■ **Methoden zur Erhöhung der Auftretenswahrscheinlichkeit eines Verhaltens:**
- **Stimuluskontrolle:** Für erwünschtes Verhalten werden Schlüsselreize aus der Umwelt eingesetzt und für unerwünschtes Verhalten entfernt.
- **negative Verstärkung:** Verhalten wird wahrscheinlicher, wenn es einen negativen Ausgangszustand beendet.
- **positive Verstärkung:** Verhaltensweisen, die belohnt werden, werden häufiger gezeigt.

■ **Methoden zum Verhaltensabbau:**
- **direkte Bestrafung:** Unerwünschtes Verhalten führt zu aversiven Konsequenzen.
- **indirekte Bestrafung:** Das Verhalten wird gelöscht, indem Verstärker entzogen werden. Beim so genannten response cost werden vorher erworbene generalisierte Verstärker wie Geld oder Tokens entfernt. Beim Time-out werden alle potenziellen Verstärker unerreichbar gemacht.

■ **Bedeutung der Verhaltenskonsequenz für den Aufbau, den Abbau und die Stabilisierung von Verhalten:** Die Auftrittswahrscheinlichkeit vorhergehenden Verhaltens wird durch seine Konsequenzen bestimmt. Die Konsequenzen können unterschieden werden in:
- **Verstärkung zum Aufbau und zur Stabilisierung von Verhalten:**
  - positive Verstärkung: angenehme Konsequenz
  - negative Verstärkung: Ende einer unangenehmen Konsequenz
- **Bestrafung zum Abbau von Verhalten:**
  - direkte Bestrafung: unangenehme Konsequenz
  - indirekte Bestrafung: Ende einer angenehmen Konsequenz

Wie die jeweiligen Konsequenzen beim Patienten wirken, muss individuell erfasst werden.

■ **Definition und Verständnis von Verstärkung:** Man unterscheidet:
- **primäre und sekundäre Verstärker:** Primäre Verstärker sind diejenigen, die die Grundbedürfnisse des Menschen nach Essen, Trinken, Zärtlichkeit usw. befriedigen. Sekundäre Verstärker (z. B. Geld oder Tokens) übernehmen die Eigenschaft primärer Verstärker durch zeitliche oder räumliche Kopplung mit ihnen.
- **positive und negative Verstärker:** Positive Verstärker erhöhen die Reaktionsbereitschaft durch positive Konsequenzen. Negative Verstärker erhöhen die Reaktionsbereitschaft durch Wegfall von negativen Konsequenzen.
  Die Wirksamkeit eines Verstärkers lässt sich im Einzelfall nur empirisch bestimmen. Verstärkung sollte kontingent und zeitnah erfolgen.

■ **Definition und Verständnis von Bestrafung:** Bei direkter Bestrafung werden negative Konsequenzen eingesetzt. Die indirekte Bestrafung entspricht dem Wegfall von positiven Konsequenzen und ist gleichbedeutend mit Löschung. Bei beiden Formen der Bestrafung nimmt die Reaktionshäufigkeit ab. Beim Einsatz von Bestrafungen in der Therapie müssen ethische Gesichtspunkte berücksichtigt werden.

■ **Definition und Verständnis von Löschung:** Löschung als Entfernung der positiven Verstärker, die ein Verhalten aufrechterhalten, reduziert langfristig die Auftretenswahrscheinlichkeit der Reaktion. Dem zu löschenden Verhalten sollen nur neutrale Konsequenzen folgen. Zumeist steigt zunächst die Häufigkeit des Verhaltens an. Die Löschungskurve ist eine Funktion der vorangegangenen Verstärkungsgeschichte.

■ **Kontingenzmanagement:** Das Kontingenzmanagement beschreibt die systematische Manipulation des Verhältnisses zwischen Reaktion und Konsequenzen. Das Kontingenzverhältnis kann kontinuierlich oder intermittierend nach Quoten- oder Intervallplan sein. Die Quote oder das Intervall können fixiert oder variabel sein. Kontinuierliche Verstärkung scheint in der Lernphase von Verhalten besonders wichtig zu sein. Sie macht jedoch anfällig gegenüber der Extinktion. Verstärkung mit variabler Quote ist dagegen resistenter gegenüber Löschungen. Für die langfristige Beibehaltung von Verhalten sind intermittierende Verstärkerpläne mit variablem Intervallplan am besten geeignet.

■ **Premack-Prinzip:** Gemäß dem Premack-Prinzip werden Verhaltensweisen mit hoher Auftrittswahrscheinlichkeit als Verstärker für Verhaltensweisen mit niedriger Auftrittswahrscheinlichkeit verwendet (z. B. „Du hast die Hausaufgaben ordentlich gemacht [selten], jetzt darfst Du spielen [häufig]").

■ **Verstärkung inkompatibler Verhaltensweisen:** Zur Verhinderung unerwünschten Verhaltens kann damit unvereinbares Verhalten gezielt verstärkt werden. So werden beispielsweise zur Angstregulation Entspannungsübungen trainiert oder bei Ticstörungen Bewegungsabläufe geübt, die nicht gleichzeitig mit der Ticreaktion durchführbar sind (habit reversal).

■ **Münzverstärkung:** Bei der Münzverstärkung (token economy) werden generalisierte konditionierte Verstärker eingesetzt. Im ersten Schritt wird das Zielverhalten präzisiert. Dann werden Art und Anzahl der Tokens für die verschiedenen Ausprägungen des Zielverhaltens ausgewählt. Das gewünschte Zielverhalten wird registriert und es werden Regeln für den Eintausch der Tokens gegen primäre Verstärker festgelegt. Gegebenenfalls kann eine zeitliche Verzögerung eingebaut werden. Der Vorteil liegt darin, dass die Tokens kontingent einsetzbar sind und nicht zur Sättigung führen. Die Wirkung der Verstärker ist relativ unabhängig von der aktuellen Motivation.

■ **Verstärkerentzug:** Verstärkerentzug entspricht der indirekten Bestrafung. Entsprechende Techniken sind Time-out und response cost (s. oben).

■ **Verhaltensverträge:** In Verhaltensverträgen werden die relevanten Bedingungen der Intervention klar festgelegt. Der Vertrag enthält die Problemverhaltensweisen, die Aufgaben des Therapeuten und des Patienten. Es wird festgelegt, was, wie und wann verstärkt wird.

■ **Verhaltensformung:** Verhaltensformung ist gleichbedeutend mit shaping (s. oben).

■ **Verhaltensverkettung:** Verhaltensverkettung ist gleichbedeutend mit chaining (s. oben)

■ **Aus- und Einblenden von Verstärkern und Hilfestellungen:**
● **Verstärker:** Zunächst wird jedes Verhalten in Richtung auf das Zielverhalten verstärkt. Nach und nach werden die Verstärkungen abgebaut.
● **Hilfestellung:** Beim prompting gibt man verbale oder verhaltensbezogene Hilfestellungen, die beim fading out im Verlauf der Therapie abgebaut werden können.

■ **Beispiele des Mediatorentrainings:** Beim Mediatorentraining werden Personen aus dem natürlichen Umfeld des Patienten zu Co-Therapeuten ausgebildet. Sie haben oft eine größere Verstärkerwirkung als die Therapeuten und sind häufiger verfügbar. Beispielsweise können bei verhaltensauffälligen Jugendlichen die Eltern oder Lehrer zu Mediatoren gemacht werden.

■ **Realitätsorientierung in der Geriatrie:** Das Realitätsorientierungstraining (ROT) soll alten, verwirrten Menschen Sicherheit geben (Langer und Haag 1987). Bei jedem Kontakt mit dem Patienten werden Information über Zeit, Ort und Person vermittelt. Im Stationsalltag werden z. B. überdimensionale Uhren und Kalender, Dekorationen passend zur Jahreszeit, Fotos mit Namen der Anwesenden, Orientierungstafeln und Namensschilder eingesetzt. Aktuelle Ereignisse werden ständig kommentiert und falsche Äußerungen des Patienten korrigiert. Die Ziele des Trainings liegen in der Verbesserung der zeitlichen, räumlichen und persönlichen Orientierung, der Gedächtnisleistung und der zwischenmenschlichen Beziehungen. Das Verfahren wird heute eher kritisch betrachtet. Vor allem bei alten Menschen mit stark ausgeprägter Demenz wird eher die Validationstherapie eingesetzt (vgl. Morton 2002).

■ **Strategien zur Stabilisierung von Verhalten:** Als Methoden zur Aufrechterhaltung eines Verhaltens gelten Verfahren wie fading out, Selbstkontrolle, Stimuluskontrolle und der Einsatz geeigneter Verstärkerpläne.

9.1.9 Apparative Verfahren

■ **Technische Voraussetzungen und Vorgehen bei Biofeedback:** Die Biofeedback-Methode basiert auf der Erfassung physiologischer Prozesse, die durch technische Apparate gemessen, verstärkt, umgewandelt und kontingent rückgemeldet (visuell, akustisch oder taktil) werden. Die Umwandlung und Rückmeldung des physiologischen Signals kann in analoger, binärer oder digitaler Form erfolgen. Das Feedback kann kontinuierlich sein oder nur beim Über- bzw. Unterschreiten definierter Werte auftreten. Grundsätzlich lassen sich

muskuläre, zentralnervöse und autonome Prozesse durch Biofeedback beeinflussen.

■ **Ablauf einer typischen Behandlung mit Biofeedback:** Im Verlauf einer Einführung in das Verfahren werden Ablauf und Ziele erläutert und eine Erfolgserwartung aufgebaut. Der Patient soll eine Attribution im Sinne der Selbstkontrolle entwickeln. Im Anschluss werden die Messfühler angelegt und eine Messung unter Ruhebedingungen durchgeführt. Daraufhin werden Verstärkung und Rückmeldung des Biofeedback-Gerätes kalibriert. Der Patient erhält dann die Instruktion zur Veränderung des Messwertes und eventuell entsprechende Hilfen. Er übt, das Körpersignal anhand der Rückmeldungen zu beeinflussen. Eine Sitzung dauert meist 20–40 Minuten. Es können 10–100 Sitzungen notwendig sein. Das Training ist dann erfolgreich, wenn die Häufigkeit, Intensität oder Dauer der Symptome bezogen auf eine Baseline positiv beeinflusst wird.

■ **Indikations- und Anwendungsbereiche von Biofeedback:** Gute Erfolge wurden nachgewiesen bei:
Spannungskopfschmerz (EMG), Verspannungsschmerzen (EMG), Tachykardie (EKG), Raynaud-Krankheit (Hauttemperatur), neuromuskulären Störungen (EMG), Migräne (Plethysmogramm), Obstipation (EMG), Epilepsie (EEG), Inkontinenz (Sphinktertonus), Skoliose (EMG), Hypertonie (Blutdruck), Asthma (Atemwiderstand), Insomnia (EEG), Torticollis (EEG), Tinnitus (EMG), Phantomschmerz (EMG), Dysmenorrhö (EMG) und Bruxismus (EMG).

■ **Apparative Enuresistherapie:** Das Verfahren wird bei der Enuresis nocturna eingesetzt. Durch die Feuchtigkeit beim Einnässen geben Klingelmatratze oder -hose ein akustisches Signal, das das Kind weckt. Das Kind lernt entweder trocken durchzuschlafen oder wach zu werden und auf die Toilette zu gehen. Das Gerät wird bei Kindern ab dem siebten Lebensjahr für einige Wochen eingesetzt. Bei korrekter Durchführung liegt die Erfolgsquote bei ungefähr 70 %.

9.1.10 Gruppentherapie, Trainingsprogramme

■ **Instrumentelle Gruppenbedingungen:** Als instrumentelle Bedingungen in Gruppen als Voraussetzung für individuelle Lernprozesse gelten:
- **Kohäsion:** Die Gruppe hält zusammen.
- **Vertrauen:** Die Teilnehmer wissen, dass mit dem, was sie sagen und tun, verantwortungsvoll umgegangen wird.
- **kooperative Arbeitshaltung:** Die Gruppe hat gemeinsame Ziele.

■ **Gestaltung von Gruppentherapie in der Verhaltenstherapie:** Kennzeichnend für die verhaltenstherapeutische Gruppentherapie ist, dass der Therapeut vergleichsweise aktiv ist und die Bewältigungsfähigkeiten der Patienten gezielt verbessert werden sollen. Die Gruppentherapie bietet gegenüber der Einzeltherapie folgende Vorteile: stärkere Anregungs- und Feedbackfunktion, Verpflichtungscharakter durch Öffentlichkeit sowie Modellfunktion der anderen Mitglieder und des Therapeuten. Angewendet wird diese Methode z. B. bei der Behandlung von Ängsten, Depressionen, sozialer Unsicherheit oder körperlichen Symptomen.

■ **Störungsspezifische Gruppen:** In störungsspezifischen Gruppen werden Patienten mit ähnlicher Diagnose (z. B. Essstörungen, Psychosen, Alkohol, Schmerzen) zusammengefasst. Meist werden in den Gruppensitzungen Informationen über die Erkrankung und ihre Behandlungsmöglichkeiten vermittelt. Es können spezifische Übungen zum Symptommanagement und zur Selbststeuerung durchgeführt werden.

■ **Methodenspezifische Gruppen:** In methodenspezifischen Gruppen wird im Gegensatz zu multimodalen Gruppenkonzepten (wie z. B. beim Selbstbehauptungstraining) vornehmlich mit einer Therapiemethode (z. B. Psychodramagruppe, Entspannungsgruppe) gearbeitet.

■ **Interaktionelle Gruppen:** Interaktionelle Gruppen werden vor allem bei Patienten mit komplexen Störungen des Beziehungsverhaltens eingesetzt. Die Gruppe steht stellvertretend für die natürliche zwischenmenschliche Umwelt. Das Interaktionsverhalten in der Gruppe wird zur Erfassung problematischer und förderlicher Einstellungen und Verhaltensweisen genutzt.

■ **Problemlösegruppen:** Die Teilnehmer werden angeleitet, ihre Probleme zu diskutieren, ihr Problemverhalten zu analysieren und alternative Lösungsschritte zu entwickeln. Am Modell des jeweils im Mittelpunkt stehenden Patienten können auch die anderen Teilnehmer neues Verhalten erlernen.

■ **Zieloffene Gruppen:** Bei zieloffenen Gruppen ist es Teil der Behandlung gemeinsam das Therapieziel zu definieren und zusammen geeignete Therapiemethoden zu suchen. In den meisten Gruppen dieser Art werden Einzeltherapien in der Gruppe durchgeführt. Die einzelnen Teilnehmer scheiden aus der Gruppe aus, wenn sie die Überzeugung gewonnen haben, dass sie von einer Fortführung der Behandlung nicht mehr profitieren.

■ **Psychoedukation:** Im Rahmen der Psychoedukation werden Informationen über Störungen und Therapien vermittelt. Den Patienten und gegebenenfalls auch den Angehörigen wird dabei auch aufgezeigt, inwieweit Einflussmöglichkeiten auf den Krankheitsverlauf bestehen, um so das Selbsthilfepotenzial zu stärken.

■ **Trainingsprogramme zum Auf- oder Abbau komplexer Verhaltensmuster (z. B. bei hyperkinetischer Störung):** Zur Therapie von hyperkinetischen Störungen werden neben der Einzel- auch Gruppentherapien (z. B. THOP – Therapieprogramm für Kinder mit hyperkinetischem und oppositionellem Problemverhalten, GSK – Gruppentraining sozialer Kompetenzen) angeboten. Das auffällige Verhalten zeigt sich dabei oft deutlicher, weil sich die Betroffenen nur schwer in Gruppen integrieren.

Die Therapie in Gruppen hat zum Ziel, die Selbststeuerungsfähigkeit, die soziale Wahrnehmung und die Selbstsicherheit der Betroffenen zu fördern.

9.1.11 Wirkfaktoren

■ **Wirkfaktoren der Verhaltenstherapie:** Neben den unspezifischen Wirkfaktoren (vgl. 1.1.2, S. 6 f.) gelten Selbstexploration, Selbstneueinschätzung, Selbstbefreiung, Gegenkonditionierung, Stimuluskontrolle, Verstärkungsprozeduren, helfende Beziehung, Gefühlserleichterung, Umgebungsneueinschätzung und soziale Befreiung als wirksame Mechanismen in der Verhaltenstherapie.

9.2 Methoden der Psychoanalyse (analytischen Psychotherapie)

9.2.1 Konstituierung und weitere Entwicklung der Psychoanalyse, Strömungen und Richtungen

■ **Bedeutung von Hypnose:** Die medizinische Hypnose wurde um 1800 von Mesmer eingeführt. 1878 hielt Charcot Vorlesungen über die hypnotische Methode. Freud war Schüler Charcots und arbeitete zunächst sehr intensiv mit dem Verfahren. Später distanzierte er sich, weil er nicht glaubte, dass die Effekte so stark und haltbar sein könnten, dass eine Heilung möglich ist.
Die Hypnose ist ein durch Suggestion herbeigeführter Trancezustand. Sie ist eine besondere Form der Wachheit und gekennzeichnet durch engen Rapport zum Hypnotiseur, Einengung des Bewusstseins, Reduzierung des Realitätsbezugs, starke Beeinflussbarkeit der psychischen Prozesse, große Emotionalität und veränderte Zeitwahrnehmung. Der hypnotische Vorgang zeichnet sich durch eine Fokussierung der

Wahrnehmung aus. Suggestive Formeln werden durch die Fixationsmethode oder die Farbkontrastmethode unterstützt. Beendet wird die Hypnose durch eine Desuggestion. Hypnosen sollen nicht länger als 30 Minuten dauern. Gut anwendbar ist diese Methode bei Angst, Schmerz, psychosomatischen Erkrankungen, Schlafstörungen, Raucherentwöhnung und Adipositas. Kontraindikation besteht bei Psychosen oder bei starken Traumata.

■ **Bedeutung von Suggestion:** Die Suggestion ist wohl die älteste Form der Psychotherapie. Unter Umgehung der Kritikfähigkeit kann das Denken, Fühlen, Wollen und Handeln einer Person beeinflusst werden. Der untergeschobene Bewusstseinsinhalt wird durch die Suggestion als Ich-synton erlebt. Die Suggestibilität ist individuell verschieden. Kinder sind in der Regel stärker beeinflussbar als Erwachsene. Man unterscheidet die Auto- (z. B. beim autogenen Training) und die Heterosuggestion (z. B. bei Hypnose).

■ **Bedeutung von Katharsis:** Die Katharsis ist das Wiedererleben einer früheren Emotion und die Lösung der emotionalen Spannung, die bei einem früheren Ereignis entstanden ist. Die möglichst plastische Erinnerung an traumatische Erlebnisse und das Wiedererleben des begleitenden Gefühls soll zur „Abreaktion des eingeklemmten Affektes" (Freud 1895/1999) und damit zur Symptomverbesserung führen.

■ **Entwicklung der klassischen Psychoanalyse (Freud):** Das Unbewusste wurde schon vor Freud verschiedentlich beschrieben. Er formulierte jedoch erstmals Gesetzmäßigkeiten über die unbewusste Seelentätigkeit. In der Entwicklung der Psychoanalyse unterscheidet man drei Phasen:
● **Traumatheorie etwa bis 1900:** Hysterie ist die Folge frühkindlich erlittener sexueller Traumatisierungen. Die Thesen zur kindlichen Sexualentwicklung werden aufgestellt. Die Bedeutung von Widerstand und Übertragung wird erkannt. Um die Symptome zu reduzieren setzt Freud freies Assoziieren und Abreaktion durch Katharsis ein.

- **Energiekonzept ungefähr bis 1920:** Die Energiequelle liegt in der Libido. Die Beziehung zwischen Unbewusstem, Vorbewusstem und Bewusstem wird im topografischen Modell dargestellt.
- **Strukturkonzept nach 1920:** Das Energiekonzept wird neu formuliert, das Strukturmodell aus Es, Ich und Überich wird entwickelt.

■ **Entwicklung der Ich-Psychologie:** Die Ich-Psychologie (s. 2.3.1, S. 25) ist eine theoretische Erweiterung der klassischen Psychoanalyse, die besonders in den USA verbreitet ist (Blanck und Blanck 1980). Ihre Vertreter wie A. Freud, Erikson oder Hartmann betonen, dass das Ich eine unabhängige und starke Kraft darstellt. Das Ich strebt unabhängig vom Es nach Macht und Kompetenz und hat zusätzlich zu den Es-bezogenen Aufgaben autonome, konfliktfreie Funktionen.

■ **Entwicklung der Selbstpsychologie:** Kohuts Selbstpsychologie (s. 2.3.1, S. 25) basiert auf der klassischen Psychoanalyse von Freud (Siegel 2000). Die Selbstpsychologie betont jedoch die Bedeutung der Beziehung zu anderen Menschen für die Entwicklung stärker. Die psychische Entwicklung wird durch die Unterstützung von den ersten Selbstobjekten geprägt.

■ **Entwicklung der Objektbeziehungstheorien:** In den Objektbeziehungstheorien (s. 2.3.1, S. 25) wird die Ursache von psychischen Störungen, weniger als in der klassischen Psychoanalyse in Triebkonflikten, sondern eher in der gestörten Beziehung des Kindes zu den zentralen Bezugspersonen gesehen. Als treibende Kraft des menschlichen Verhaltens gilt der Wunsch nach Verbundenheit. Symptome werden als Selbstschutzmaßnahmen gesehen, um potenziell verletzende Beziehungserfahrungen zu vermeiden.

■ **Entwicklung der Bindungstheorien:** Die Entwicklung der Bindungstheorie (s. 2.3.2, S. 28, 4.1.1, S. 64 f. und 4.1.3, S. 71) wurde von der Psychoanalyse und der Ethologie beeinflusst. Von der Hospitalismusforschung (Spitz 1945) ausgehend untersuchte Bowlby wie es zur Bindung kommt, welche Funktion sie hat und wie sie sich auf die weitere Entwicklung auswirkt (Bowlby 1969a, 1975). Zur Diagnose der Bindungsqualität (Bindungstypen) entwickelten Ainsworth et al. (1978) den Fremde-Situations-Test (s. 4.1.1, S. 65). Der experimentelle Charakter der Bindungsforschung unterschied sich deutlich vom psychoanalytischen Ansatz, von dem sie inhaltlich jedoch stark geprägt wurde.

■ **Unterschiede zwischen psychoanalytisch begründeten und tiefenpsychologischen Konzepten** (s. auch 2.3, S. 24 f., 5.3.2, S. 96 f., 9.3.1, S. 177 und 9.3.2, S. 177 f.): Psychoanalytisch begründete und tiefenpsychologische Konzepte haben in der von Freud entwickelten Theorie einen gemeinsamen Hintergrund. Ihr Störungsverständnis ist ätiologisch begründet. Das Behandlungskonzept dieser Konzepte basiert auf der Annahme, dass zur Besserung der Symptomatik unbewusste Prozesse bearbeitet werden müssen. Dazu werden z. B. Übertragung, Gegenübertragung und Widerstand genutzt. Die Analyse erfolgt durch Konfrontieren, Klären, Deuten und Durcharbeiten. Psychoanalytische und tiefenpsychologische Ansätze unterscheiden sich in Form, Dauer und Ziel der Behandlung: Die Psychoanalyse dauert meist mehrere Jahre und hat die Umstrukturierung der Persönlichkeit zum Ziel. Durch die abstinente Haltung des Therapeuten, die liegende Position des Patienten und die hohe Sitzungsfrequenz werden regressive Prozesse gefördert. Tiefenpsychologische Therapie ist dagegen in der Regel kürzer, meist findet nur eine Sitzung im Gegenübersitzen pro Woche statt. Regressive Prozesse werden eingeschränkt, das Ziel der Behandlung liegt in der Bearbeitung umschriebener aktueller Konflikte. Supportive Techniken können eingesetzt werden, der Therapeut ist aktiver als in der Psychoanalyse.

9.2.2 Psychoanalytische und psychodynamische Diagnostik

■ **Psychoanalytisches und psychodynamisches Erstinterview:** Beim psychoanalytischen Erstinterview und der psychodynamischen Anamneseerhebung werden drei Informationsquellen genutzt:
- **objektive Information** (z. B. biografische Fakten)
- **subjektive Information** (z. B. subjektive Krankheitstheorie des Patienten)
- **szenische oder situative Information** (z. B. Gefühlsregungen in der Gegenübertragung beim Umgang mit dem Patienten)

Besonderen Wert wird auf die subjektive und die situative Bedeutung der Informationen gelegt. Registriert werden die verbalen Antworten, aber auch die Motorik, die Emotion und das soziale Verhalten des Patienten.

Im Erstgespräch sollen unter anderem die aktuelle Symptomatik, die Persönlichkeitsentwicklung, die Familienanamnese und die Suchtanamnese erfasst werden. Das psychoanalytische Erstinterview ist dabei weitgehend unstrukturiert, die Aktivität liegt fast völlig beim Patienten. Die pychodynamische Anamneseerhebung wird vom Therapeuten stärker strukturiert, um gezielt eine Selbstdarstellung des Patienten zu provozieren.

■ **Psychodynamik des Erstkontaktes:** Im Erstkontakt wird die Struktur der Beziehungsinteraktion erkennbar. Die Art und Weise der Kontaktaufnahme kann Hinweise über die Art der Störung, über Besonderheiten künftig zu erwartender Interaktionen und über die Prognose geben. Die Fremd- oder Eigenmotivation zum Erstkontakt muss beachtet werden.

■ **Biografische Anamnese:** Neben der genauen Erfassung früherer und jetziger Beschwerden (Vorgeschichte, Symptome, Verlauf, Medikamentengebrauch usw.) soll die biografische Anamnese dazu dienen, ein Bild von der gesamten Persönlichkeit zu erstellen und eine vertrauensvolle Beziehung aufzubauen. Nach der Begrüßung und der Herstellung einer angenehmen Gesprächssituation wird zunächst eine offene Eingangsfrage formuliert („Wie fühlen Sie sich?", „Was führt Sie zu mir?"). Dann kann die Herkunftsfamilie und die Situation bei der Geburt des Patienten, die Entwicklung bis zu Einschulung (z. B. Erziehungsstil, Krankheiten, Trennungen, Triebbereiche), die Entwicklung bis zur Pubertät (z. B. Peers, Arbeitsfähigkeit, Aufklärung, erste sexuelle Kontakte, Geschlechtsidentität), die Entwicklung in der Adoleszenz (z. B. Fantasien, Machtbewusstsein, Berufsfindung) und die Entwicklung bis zur Gegenwart (z. B. Erklärungsversuche für die Symptome) erfasst werden.

■ **Psychoanalytische und psychodynamische Grundhaltung, Techniken der Gesprächsführung:** Die psychoanalytisch-psychodynamische Grundhaltung ist durch die Reflexion und die Bearbeitung der Übertragungs-Gegenübertragungsprozesse, der unbewussten Konflikte mit Abwehr und Widerstand und der strukturellen Bedingungen gekennzeichnet. Die Gestaltung der Gesprächsführung basiert auf der Grundregel, dass der Patient möglichst alles, was ihm einfällt, ohne jede Hemmung äußern soll. Im Vergleich zu Vertretern der klassischen Psychoanalyse gehen psychodynamisch arbeitende Therapeuten in der Gesprächsführung direktiver vor. Techniken der Gesprächsführung können unter anderem sein:
- **Spiegeln:** Der Therapeut zeigt, was der Patient vorgibt. Spiegeln ist eine Form der Rückübersetzung.
- **Klarifizieren:** Der Therapeut unterstützt den Patienten bei der Vertiefung, z. B. durch Dekodieren von Affekten.
- **Konfrontieren:** Der Therapeut weist auf Eigenschaften oder Verhaltesweisen des Patienten, die zum Thema der Bearbeitung gemacht werden sollen.
- **Deuten:** Der Therapeut stellt eine Hypothese zu unbewussten Determinanten des Patienten auf.
- **Durcharbeiten:** Der Therapeut und der Patient wiederholen die Prozesse der Klärung, Konfrontation und Deutung.

Der Therapeut muss zur therapeutischen Ich-Spaltung in der Lage sein, in dem er in sich einen beobachtenden und einen erlebenden Teil trennt.

■ **Projektive Verfahren** (s. auch 3.2.4, S. 39): Bei projektiven Verfahren beeinflussen eigene Interessen, Gewohnheiten, Zustände usw. die Wahrnehmung und Interpretation von mehrdeutigem Material. Projektive Diagnoseverfahren werden unterteilt in:

- Formdeuteverfahren (z. B. Rorschach-Test)
- verbal-thematische Verfahren (z. B. TAT, PFT)
- zeichnerische und Gestaltungsverfahren (z. B. Familie in Tieren, Baum-Test)

■ **Psychoanalytische/psychodynamische Schlussbildung:** Die Schlussbildung erfolgt nach der Erfassung der Beschwerden, der Persönlichkeitsentwicklung, der affektiven und kognitiven Kompetenz, der Motivation, der psychosozialen Umweltvariablen, des Schweregrads der Störung und der Objektbeziehungen. Außerdem werden das Verhalten des Patienten, sein Umgang mit Trieben und Affekten und seine Abwehr beachtet. Bei der Schlussbildung wird auf generalisierte therapeutische Kategorien zurückgegriffen, auf die die subjektive Problemlage des Patienten bezogen wird. Projektionen des Therapeuten sollten dabei eine möglichst geringe Rolle spielen. Dazu muss er sich seiner Gegenübertragungen bewusst sein.

■ **Psychodynamische Diagnose:** Die psychodynamische Diagnose besteht aus den Teilen Symptom, Herkunft und Abwehr, z. B. „schwere depressive Episode auf Basis einer Grundstörung mit schizoidem Rückzug und Verleugnung".

■ **Operationalisierte Psychodynamische Diagnostik:** Die operationalisierte psychodynamische Diagnostik (OPD, Arbeitskreis OPD 2004) wird seit 1992 erarbeitet. Die Informationen zur Beurteilung der einzelnen Achsenmerkmale werden in klinischen Interviews gewonnen, deren Durchführung Training erfordert. Die OPD basiert auf fünf Achsen:

- **Achse I: Krankheitserleben und Behandlungsvoraussetzungen.**
  Klinische Beurteilung der Dimensionen auf jeweils einer vierstufigen Skala:
  - Schweregrad des somatischen und psychischen Befundes
  - Leidensdruck
  - Beeinträchtigung des Selbsterlebens
  - Ausmaß der körperlichen Behinderung
  - sekundärer Krankheitsgewinn
  - Einsichtsfähigkeit für psychosomatische und somatopsychische Zusammenhänge
  - Selbsteinschätzung der geeigneten psychotherapeutischen und körperlichen Behandlungsform
  - Motivation zur Psychotherapie und zur körperlichen Behandlung
  - Compliance
  - psychische und somatische Symptomdarbietung
  - psychosoziale Integration, persönliche Ressourcen, soziale Unterstützung
  - Angemessenheit der subjektiven Beeinträchtigung
- **Achse II: Beziehung:** Erfasst werden habituelle Beziehungserfahrungen, die die Grundlage des Übertragungs- und Gegenübertragungsgeschehens sind. Die Skala ist differenziert in die Perspektive A („Der Patient erlebt sich immer wieder so.", „Der Patient erlebt andere immer wieder so.") und in die Perspektive B („Andere erleben den Patienten immer wieder so.", „Andere erleben sich gegenüber dem Patienten immer wieder so.").
- **Achse III: Konflikt:** Konflikte entstehen aus dem Widerstreit von Motiven, Werten, Wünschen und Vorstellungen innerhalb einer Person oder zwischen Menschen. Die Achse erfasst unbewusste, zeitlich stabile Konflikte. Die OPD unterscheidet dabei folgende Grundkonflikte:
  - Abhängigkeit versus Autonomie
  - Unterwerfung versus Kontrolle
  - Versorgung versus Autarkie
  - Selbstwertkonflikte
  - Überich und Schuldkonflikte
  - ödipal-sexuelle Konflikte
  - Identitätskonflikte

Die Bewertung erfolgt von „nicht vorhanden" über „vorhanden, aber wenig bedeutsam" und „vorhanden und bedeutsam" bis „vorhanden und sehr bedeutsam". Für jeden Patienten werden zwei Hauptkonfliktbereiche angegeben.

- **Achse IV: Struktur:** Die Struktur meint die Gesamtheit der Persönlichkeitsmerkmale, die während der lebensgeschichtlichen Entwicklung zu fest gefügten psychischen Dispositionen geworden sind. Strukturelle Defizite entstehen vor allem aus Traumatisierungen und schweren Beziehungsbeeinträchtigungen. Die Einschätzung der strukturellen Fähigkeiten erfolgt anhand der Kriterien:
  - Selbsterleben (Selbstreflexion, Aufrechterhalten einer Identität, Wahrnehmung und Ausdruck primärer Affekte)
  - Selbststeuerung (Affekttoleranz, Selbstwertregulation, Impulssteuerung und Antizipation)
  - Abwehr (Stabilität und Verfügbarkeit, Reifheitsgrad und Flexibilität der Abwehr)
  - Objekterleben (Subjekt-Objekt-Differenzierung, Empathie, ganzheitliche Objektwahrnehmung, objektbezogene Affekte)
  - Kommunikation (Kontakt, Verstehen fremder Affekte, Mitteilen eigener Affekte, Reziprozität)
  - Bindung (Internalisierung, Loslösung, Variabilität)

Die Einschätzung führt zur Beurteilung von „hohem Integrationsniveau" über „mittleres Integrationsniveau" und „geringes Integrationsniveau" bis hin zu „desintegriertem Niveau" der Struktur.

- **Achse V: ICD-10-Syndrome:** Abbildung der syndromal-deskriptiven Diagnosen nach der ICD-10.

9.2.3 Formen und Rahmen analytischer Psychotherapie

■ **Analytische Einzel-, Paar-, Familien- und Gruppentherapie** (s. auch 5.3.2, S. 96 ff. und 9.3.2, S. 178 f.):

- **Traumarbeit:** Bei der Traumarbeit wird der ursprüngliche Triebwunsch (latenter Trauminhalt) durch Verschiebung und Verdichtung in den manifesten Traum verwandelt, der beim Erwachen noch im Bewusstsein ist. Die Zensur vom Ich wird durch die Traumarbeit weitgehend umgangen. Der Traum ist die verkleidete Erfüllung eines unterdrückten Wunsches. Außerdem enthält er noch Tagesreste und die Verarbeitung körperlicher Reize. Die Traumdeutung kehrt die Traumarbeit um und führt durch Assoziationsbildung und Symboldeutungen vom manifesten zum latenten Trauminhalt.
- **Tanz- und Bewegungstherapie:** Bei diesen Therapieformen wird die Bewegung frei von technischen Vorschriften zum Selbstausdruck und zur Kommunikation genutzt, um emotionale, physische und kognitive Anteile des Menschen zu spiegeln. Die Grundannahme dabei ist, dass Bewegung das innere Erleben intensiviert, Stimmungen verändert und Assoziationen fördert. Die analytische Körperpsychotherapie arbeitet auch mit der Bedeutung des Körpers in der Übertragung: Frühe Affekte werden deutlicher wieder belebt, wenn die therapeutische Beziehung körperlich erfahrbar wird.
- **Spieltherapie:** In der Spieltherapie wird die innere Auseinandersetzung des Kindes mit seinen emotionalen Beziehungen durch behutsame Konfrontation unmerklich gefördert. Während der Behandlung kann im Spiel eine anschauliche Inszenierung unbewältigter Konflikte auftreten. Meist ist die Darstellung jedoch verschlüsselt und der Sinn muss gedeutet werden. Das Spiel erlaubt Distanzierung und damit Verarbeitung. Das Kind soll „sich frei spielen".
- **Paar- und Familientherapie:** Die analytische Paar- und Familientherapie geht davon

aus, dass Störungen auftreten, wenn sich die Betroffenen durch unverarbeitete Beziehungskonflikte nicht mit den zeit- und lebensgeschichtlich notwendigen Veränderungen auseinandersetzen können. Unbewusste Konflikte bei Paaren oder in Familien werden in der Therapie durch die Analyse von Übertragung, Gegenübertragung und Widerstand aufgedeckt und bearbeitet. Klärung, Konfrontation und Deutung bewusster und unbewusster Beziehungsinhalte, aber auch die Inszenierung von Ritualen oder die szenische Darstellung von Konflikten können eingesetzt werden. Mit diesen Methoden kann z. B. erarbeitet werden, wie die frühen realen und fantasierten familiären Erlebnisse in die innere Welt von Personen integriert wurden und sich so auf das alltägliche Leben mit signifikanten Bezugspersonen auswirken.

- **Gruppentherapie:** Das Setting der Gruppe bietet ein Übertragungsfeld für die Gestaltung sozialer Beziehungen. Im Kontext der Gruppeninteraktionen kann die individuell charakteristische Beziehungsgestaltung beobachtet und auf dem Hintergrund der lebensgeschichtlichen Entwicklung bearbeitet werden. Die Gruppe kann den Rahmen für psychoanalytische Einzelarbeit bilden. Meistens bilden jedoch die Gruppenprozesse selbst den Schwerpunkt der analytischen Arbeit.

Nach dem Göttinger Modell von Heigl-Evers und Heigl (1994) unterscheidet man drei analytische Gruppenverfahren:

- analytische Gruppenpsychotherapie: Sie bearbeitet Übertragungs- und Gegenübertragungsprozesse durch Förderung der Regression, damit sich die infantilen Beziehungsanteile manifestieren. Diese Methode wird vor allem zur Behandlung von Neurosen eingesetzt.

- psychoanalytisch orientierte oder tiefenpsychologisch fundierte Gruppenpsychotherapie: Die Herstellung einer mittleren Regressionstiefe dient der Bearbeitung von spezifischen Konfliktmustern bei Patienten mit psychosomatischen Störungen und Angsterkrankungen.

- psychoanalytisch-interaktionelle Gruppenpsychotherapie: Diese Therapie wird bei strukturellen Störungen wie bei Borderline- oder narzisstischer Persönlichkeitsstörung, Suchterkrankungen oder delinquentem Verhalten angewendet. Die Psychopathologie wird zwar psychoanalytisch verstanden, die therapeutischen Interventionen orientieren sich aber am Prinzip des emotional authentischen Antwortens und geben relativ viel Struktur.

■ **Besonderheiten des Settings:** Beim klassischen dyadischen psychoanalytischen Setting liegt der Patient auf einer Couch und der Analytiker sitzt in einem Sessel dahinter. Durch diese Anordnung soll die Innenzuwendung, die Assoziationsfähigkeit und die Regression im Sinne des Ichs gefördert werden. Peinliche Inhalte können leichter besprochen werden und das motorische Agieren wird verhindert. Gemäß der Grundregel soll der Patient alles äußern, was ihm einfällt. Der Therapeut strebt gleichschwebende Aufmerksamkeit und Abstinenz an. Die Behandlung erfolgt hochfrequent und längerfristig.

9.2.4 Indikationen der Psychoanalyse

■ **Krankheitsbilder:** Früher war die Indikation auf die auf ödipalem Niveau strukturierten Neurosen wie Hysterie (Konversion), Phobie und Zwangsneurose begrenzt. Heute ist das Spektrum breiter: Neben Ängsten und Depressionen werden auch Störungen der Beziehungs- und Arbeitsfähigkeit, im Selbsterleben sowie im Realitätsbezug mit der analytischen Therapie behandelt. Bei endogenen Psychosen, Zwängen oder somatoformen Störungen wird die Psychoanalyse kaum eingesetzt. Auch bei Sucht, chronischer Suizidgefährdung, Perversion und Delinquenz ist die Methode eher nicht indiziert.

■ **Psychische Voraussetzungen des Patienten:** Das Setting erfordert die Fähigkeit zur Regression (Primärprozess), aber der Patient muss auch zur kognitiv-emotionalen Verarbeitung in der Lage sein (Sekundärprozess). Voraussetzung für die Therapie ist also die Fähigkeit zur Ich-Spaltung. Weitere günstige innere Bedingungen sind hohe Motivation, ausreichende Ich-Stärke, Aufgeschlossenheit, Introspektionsfähigkeit und die Fähigkeit auf die Deutungen des Therapeuten emotional zu reagieren. Äußere günstige Faktoren sind eine stabile Lebenssituation, finanzielle Sicherheit und die geografische Nähe zur Praxis des Therapeuten. Die Erfolgsaussichten gelten als gut, wenn die Patienten eher jung sind, die symptomauslösende Situation nicht chronifiziert ist und als schwerwiegend erlebt wird.

9.2.5 Aufgaben und Prozesse auf Seiten des Patienten

■ **Arbeitsbündnis:** Der Patient bringt seinen Wunsch zur Genesung, seine gesunden Persönlichkeitsanteile und seine Kooperationsbereitschaft ein. Der Therapeut trägt seine analytische Verstehensfunktion bei und sorgt für die Aufrechterhaltung einer adäquaten Grundhaltung. Aus dem Arbeitsbündnis kann sich die hilfreiche therapeutische Beziehung entwickeln.

■ **Psychoanalytische Grundregel (freie Assoziation):** Es gilt die Abmachung, dass alles was ins Bewusstsein steigt, geäußert wird, auch wenn es bedeutungslos erscheint oder peinlich ist. So sollen unbewusste Inhalte nutzbar gemacht werden.

■ **Übertragung als ubiquitäres Phänomen:** Freud ging davon aus, dass es nur in der therapeutischen Situation zu Übertragungen kommt. Übertragung findet sich jedoch sobald Menschen miteinander kommunizieren in jeder Situation. Die Erfahrungen mit wichtigen Menschen aus früheren Lebenssituationen wirken sich immer auf die aktuelle Beziehungsgestaltung aus. Das analytische Setting erleichtert allerdings die Entstehung von intensiven Übertragungen.

■ **Übertragung als Widerstand versus als analytisches Agens:** Freud ging bei der Übertragung von einer falschen Verknüpfung aus. Er betonte zunächst den Aspekt der Realitätsverzerrung bei der Reinszenierung der ursprünglichen Konflikte, die zu einer Beziehungsstörung in der Analyse führen würde (Widerstand). Die Übertragung infantiler Sehnsüchte auf den Therapeuten (Übertragungsneurose) hemmt jedoch das therapeutische Geschehen nicht, sondern bietet eine Chance zur Entwicklung. Die Bearbeitung der Übertragungsneurose führt nämlich zu einer emotionalen Verunsicherung des Patienten, die einen therapeutischen Wandel einleiten kann. Die Deutung der Übertragung fügt dem Bewusstsein des Patienten etwas Neues hinzu, das allmählich integriert wird. Die Notwendigkeit an alten Übertragungen festzuhalten, reduziert sich, so dass sich allmählich sowohl die Übertragungsneurose wie auch die infantile Neurose auflösen können.

■ **Übertragungsauslöser:** Was zum Auslöser für Übertragungsprozesse wird, ist von der individuellen Lebensgeschichte des Patienten abhängig. Das Zustandekommen einer Übertragung wird in der analytischen Therapie dadurch gefördert, dass der Therapeut als neutrale Projektionsfigur erscheint. Dies erleichtert die Reinszenierung infantiler Konflikte.

■ **Formen der Übertragung:** Man unterscheidet zwischen der positiven (Zuneigung gegenüber dem Therapeuten bis zur sexualisierten Übertragung) und der negativen (Ablehnung gegenüber dem Therapeuten bis zum Hass) Übertragung. Die Inhalte der Übertragung lassen sich nach Trieb und Abwehr, nach den Instanzen, nach den Stufen der Libidoentwicklung und nach den Selbst- und Objektrepräsentanzen beschreiben.

■ **Übertragung versus habituelle Reaktion:** Die Übertragung ist in dem Sinne eine habituelle Reaktion als Patienten Situationen prinzipiell so umdeuten, dass sie ihre infantilen Beziehungsmuster bestätigen. Je ausgeprägter die Störung ist, umso weniger gelingt es dem Patienten, die innere Realität an der aktuellen Realität der Beziehung zu überprüfen und umso eingeschränkter bzw. unflexibler bleibt seine Beziehungsgestaltung.

■ **Motive für Übertragung:** Die ungelösten infantilen Beziehungskonflikte drängen immer wieder auf Lösung und motivieren damit zur Übertragung.

■ **Übertragung als dyadischer Prozess:** Übertragungen sind dyadische Prozesse, weil die Interaktionspartner immer entweder komplementär (Erwartungen werden erfüllt) oder reziprok (Erwartungen werden enttäuscht) auf die Übertragungsangebote reagieren.

■ **Formen der Regression (bezüglich Libidostufen, Objektbeziehungen, Ich-Funktionen, Überich):** Bei der Regression (z. B. im Spiel, in der Kunst oder durch Humor) greift das Ich vorübergehend auf frühere Entwicklungsstufen zurück und erleichtert so die Problembewältigung. Auch Regression als psychopathologischer Prozess soll entlastend im Dienste des Ichs stehen, kann aber nicht so leicht wieder aufgehoben werden und zieht das Ich selbst in Mitleidenschaft.
● **Regression im Hinblick auf die Libidosteuerung:** Bei der Regression der Libidosteuerung kehrt die Libido auf frühere Entwicklungsstadien (z. B. auf die orale Stufe) zurück und entsprechende frühkindliche Verhaltensweisen mit Fixierung auf einen bestimmten Befriedigungsmodus (z. B. sich einverleiben) treten wieder auf.
● **Regression bezüglich der Objektbeziehungen:** Durch regressive Prozesse kann es zur Rückentwicklung der Objektbeziehungen z. B. auf eine frühe Stufe passiver Abhängigkeit kommen.
● **Regression hinsichtlich der Ich-Funktionen:** Die Ich-Funktion kann z. B. auf die symbiotische Stufe oder die impulsive Stufe regredieren.
● **Regression bezüglich des Überichs:** Bei der Regression des Überichs kann es z. B. zu einer Rückentwicklung bis auf eine archaischstrafende Ebene kommen.

■ **Widerstand als Hemmung des psychoanalytischen Prozesses:** Widerstand ist all das, was dem Einsichts- und Genesungsprozess entgegensteht. Der Patient weigert sich, sich mit bestimmten psychischen Inhalten zu beschäftigen, weil sonst sein labiles Gleichgewicht bedroht scheint.

■ **Schutzfunktion des Widerstandes:** Der Widerstand ist beziehungsregulierend und gibt die Toleranzgrenze des Patienten an. Er ist ein Indikator für falsches Timing oder falsche Dosierung von Interventionen. Die Widerstandsanalyse soll entlang der Linie der Abwehr erfolgen und so konfrontativ sein, dass das Angstniveau weder zu gering noch zu hoch ist.

■ **Formen und Motive des Widerstands:** Nach Freud unterscheidet man:
● **Verdrängungswiderstand** gegen schmerzliche Gefühle und Gedanken
● **Übertragungswiderstand** gegen unbewusste Übertragungsvorstellungen
● **Widerstand aus dem sekundären Krankheitsgewinn** gegen den Verzicht auf die Vorteile einer Erkrankung
● **Es-Widerstand** gegen Veränderungen von Triebregungen
● **Überich-Widerstand** aus dem Strafbedürfnis des Patienten

Widerstandsphänomene werden in bewusst (z. B. Informationen vorenthalten, lügen) und unbewusst (vermeiden, sich unklar ausdrücken, abschweifen, schweigen, endlos sprechen, sich verspäten, agieren usw.) eingeteilt.

■ **Agieren als Folge der Behandlung oder als habituelles Verhalten:** Agieren ist das Ausleben verdrängter infantiler Bedürfnisse durch Tätigwerden und die Vermeidung der Bewusstwerdung der damit verbundenen Konflikte. Es ist ubiquitär und stellt keine Störung dar, sondern ist eher Ausdruck einer innovativen und kreativen Problemlösung. In der Therapie kann das Agieren z. B. darauf hinweisen, dass sich der Patient überfordert fühlt.

■ **Agieren als Widerstand:** Das Agieren verhindert, dass ängstigende psychische Inhalte bewusst werden. Deshalb ist Agieren eine Form des Widerstandes.

■ **Agieren als präverbales Erinnern und Mitteilen:** Die Deutung des Agierens gibt Hinweise auf lebensgeschichtliche Erfahrungen, die vorerst nur als Handlung inszeniert werden können und noch nicht verbal repräsentiert sind.

9.2.6 Aktivitäten und Prozesse auf Seiten des Analytikers

■ **Neutralität und Abstinenz:** Nach Freud soll die „Kur in der Entbehrung" durchgeführt werden. Nach der Abstinenzregel darf der Therapeut außer der rein therapeutischen Beziehung keinen freundschaftlichen, geschäftlichen, familiären, erotischen oder andersartigen direkten Kontakt mit dem Patienten halten, selbst wenn dieser das anbietet oder verlangt.

Die technische Neutralität besagt, dass der Therapeut anonym, unberührbar, unparteilich, objektiv und verschlossen sein soll. Er gibt keine Ratschläge und hält sich mit persönlichen Äußerungen weitgehend zurück. Dem Patienten muss klar sein, dass die Neutralität keine Ablehnung bedeutet, sondern Respekt vor der Integrität seiner Person ausdrückt.

■ **Gleichschwebende Aufmerksamkeit:** Der Therapeut soll alle Äußerungen möglichst selektionsfrei, unvoreingenommen, nicht beurteilend, gelassen, geduldig und offen wahrnehmen. Die Aufmerksamkeit soll nicht auf etwas Bestimmtes gerichtet sein.

■ **Gegenübertragung als Widerstand versus als Hilfsmittel zum Verständnis:** Die Gegenübertragung ist die meist unbewusste Reaktion des Therapeuten auf den Patienten. Man unterscheidet die konkordante (ähnliche Gefühle wie Patient) und die komplementäre (Gefühle wie Bezugsperson) Gegenübertragung. Beim Gegenübertragungswiderstand behindert der

Therapeut den Therapieverlauf, weil er nicht versteht, wie eigene unbewusste Tendenzen auf den therapeutischen Prozess wirken. Der unerkannte Gegenübertragungswiderstand kann dann zur Über- oder Unterforderung des Patienten führen. Seit den 50er Jahren des 20. Jahrhunderts wird die Gegenübertragung nicht mehr ausschließlich als Störfaktor beim Spiegelideal gesehen. Die Bewusstmachung der Gegenübertragung kann sogar wesentliche Informationen für den Therapieverlauf bereitstellen.

9.2.7 Interventionstechniken

Analysieren besteht aus Konfrontieren, Klären, Deuten und Durcharbeiten.

● **Konfrontieren:** Beim Konfrontieren spricht der Therapeut einen Sachverhalt an, um die Aufmerksamkeit des Patienten darauf zu lenken. Dadurch bemerkt der Patient Einzelheiten, die bisher außerhalb seines Bewusstseins lagen.

● **Klären:** Durch die Klarifizierung wird ein Sachverhalt vertieft. Der Therapeut wählt einen Aspekt der verbalen oder nonverbalen Äußerungen des Patienten aus und fordert ihn auf, seine Gefühle, Fantasien und Gedanken dazu genau zu schildern. Dies erleichtert die Erfassung der subjektiven Realität.

● **Deuten:** Deuten ist die aufdeckende Bewusstmachung unbewusster Phänomene und die Herstellung eines Sinnzusammenhangs. Man unterscheidet:
  – Inhaltsdeutung
  – Widerstandsdeutung
  – Übertragungsdeutung
  – genetische Deutung

● **Durcharbeiten:** Beim Durcharbeiten werden die Übertragungen, Gegenübertragungen und Widerstände in der Therapie immer wieder bearbeitet und die Veränderung der Beziehungserfahrung in der Alltagsrealität begleitet.

■ **Übertragungsanalyse:** Die unbewusste Verschiebung von Affekten, Wahrnehmungen, Einstellungen und Fantasien in die therapeutische Beziehung wird aufgedeckt und bearbeitet.

■ **Widerstandsanalyse:** Bei der Widerstandsanalyse wird dem Patienten aufgezeigt, wie seine unbewussten Persönlichkeitsanteile den Erfolg der Behandlung sabotieren.

■ **Therapeutisches Spiel:** Im therapeutischen Spiel drückt das Kind oder der Erwachsene mit dem angebotenem Spielmaterial (z. B. Puppen) symbolisch psychische Belastungen und Konflikte aus.

9.2.8 Wirkfaktoren

■ **Wirkfaktoren psychoanalytischer Therapie nach Luborsky** (s. auch 1.1.2, S. 6 f.): Luborsky stellte acht kurative Wirkfaktoren psychoanalytischer Therapien zusammen (Luborsky et al. 1985):
- Der Patient erfährt eine hilfreiche Beziehung.
- Der Therapeut ist fähig, zu verstehen und zu antworten.
- Die Einsicht des Patienten wird gefördert.
- Die die Beziehung zu anderen Menschen beherrschenden Konflikte nehmen ab.
- Der Patient wird fähig, seine Behandlungsgewinne zu internalisieren.
- Der Patient erwirbt eine größere Toleranz für Gefühle und Gedanken.
- Der Patient ist motiviert, sich zu verändern.
- Der Therapeut ist fähig, eine klar strukturierte und vermutlich wirksame Therapie anzubieten.

9.2.9 Gruppenpsychotherapie

■ **Indikation (psychische Voraussetzung, Störungsbilder):** Der Indikationsbereich für die psychoanalytische Gruppentherapie hat sich erweitert: Von Neurosen auf psychosomatische Störungen, Persönlichkeitsstörungen und (eingeschränkt) auch auf Psychosen. Bei der Entscheidung über eine Gruppentherapie muss berücksichtigt werden, dass die Frustra-

tions- und Unlusttoleranz des Patienten mehr geforderd wird als bei der Einzeltherapie. Bedeutsam für die Gruppenfähigkeit eines Patienten sind außerdem die Differenziertheit seiner Ich-Funktionen, der Modus seiner Affektbeziehungen und die psychosexuelle Färbung seiner Kontakte in relativ unstrukturierten Situationen. Als entscheidend für das Gelingen oder Scheitern von Gruppenprozessen gelten auch die Beziehungen zum Gruppenleiter und die Art der Gruppe. Nach dem Göttinger Modell (s. 9.2.3, S. 172) unterscheidet man abhängig vom Strukturniveau der Patienten drei Gruppentypen (analytisch, tiefenpsychologisch fundiert, interaktionell).

■ **Regel der freien Interaktion:** Nach der Regel der freien Interaktion sollen sich die Gruppenteilnehmer so freimütig wie möglich äußern. Sie sollen ihr Erleben in der Gruppe aber nicht in Handlungen umsetzen. Die Spannungsabfuhr ist auf das Verbalisieren der emotionalen Inhalte beschränkt und erfolgt nicht über Berührungen oder andere Formen des Agierens.

■ **Prinzip der Minimalstrukturierung:** Das analytische Setting in der Gruppenpsychotherapie ist so wenig wie möglich strukturiert, damit die Gruppe zu einem umfassenden Erlebnisfeld werden kann. Die diffuse Situation wird lediglich durch Angaben über Ort und Zeit der Treffen, Mitteilung der Grundregel und eher seltene Interpretationen durch den Therapeuten beeinflusst. Dadurch wird die Regression in der Gruppe gefördert und interpersonelle Konflikte und die Wiederbelebung emotionaler Beziehungserfahrungen aus der frühen Kindheit der einzelnen Gruppenmitglieder treten leichter auf.

■ **Gleichschwebende Aufmerksamkeit in der analytischen Gruppentherapie:** Auch der psychoanalytische Gruppentherapeut soll dem Prinzip der gleichschwebenden Aufmerksamkeit folgen. Maximale Informationsgewinnung wird dann erreicht, wenn der Therapeut sich von nichts besonders beeindrucken lässt.

9.3 Methoden tiefenpsychologisch fundierter (psychodynamischer) Psychotherapie

9.3.1 Begriffsbestimmungen

■ **Psychoanalytisch begründet:** Nach den Psychotherapie-Richtlinien gehören zu den psychoanalytisch begründeten Verfahren die analytische Psychotherapie sowie die tiefenpsychologisch fundierte Psychotherapie mit deren Sonderformen Kurztherapie, Fokaltherapie, dynamische Psychotherapie und niederfrequente Therapie. Alle diese Verfahren sind ätiologisch orientierte Methoden, bei denen die unbewusste Psychodynamik der Störungen mit psychischen oder somatischen Symptomen zum Behandlungsgegenstand gemacht wird. Es wird Bezug genommen auf die psychoanalytische Persönlichkeitslehre (Existenz unbewusster Strukturen, Motivationen und Fantasien), die psychoanalytische Krankheitslehre (Krankheit als Reaktualisierung von unbewussten Konflikten, Krankheit als Folge von Entwicklungsdefiziten) und die psychoanalytische Behandlungstheorie (Berücksichtigung von Regression, Widerstand, Übertragung, Gegenübertragung etc.)(Rüger et al. 2003).

■ **Psychodynamische Therapie:** Mit „psychodynamisch" beschreibt man im Allgemeinen alle Theorien, nach denen das Verhalten durch psychische Kräfte bestimmt wird. Meist wird psychodynamisch mit tiefenpsychologisch fundiert gleichgesetzt.

■ **Tiefenpsychologisch fundiert versus orientiert:** „Tiefe" bezieht sich nach Bleuler (1910) auf den Rückbezug zur Kindheit und auf den Bezug zum Unbewussten. „Tiefenpsychologisch orientiert" umschreibt Verfahren, die dem psychodynamischen Ansatz folgen, aber nicht direkt aus der Psychoanalyse hervorgegangen sind (z. B. Katathymes Bilderleben, Psychodrama). Mit tiefenpsychologisch fun-

dierter Psychotherapie ist ein bestimmter psychodynamischer Behandlungsansatz gemeint: Aktuell wirksame neurotische Konflikte werden unter Beachtung von Übertragung, Gegenübertragung und Widerstand behandelt. Die Reaktualisierungen eines Grundkonfliktes oder die Folgekonflikte aus Entwicklungsdefiziten werden jedoch unter der Begrenzung von Regression und Übertragung bearbeitet. Der Ansatz ist ätiologisch orientiert. Der therapeutische Rahmen ist gekennzeichnet durch eher niederfrequente Sitzungen, Gegenübersitzen und eine aktive Haltung des Therapeuten, ohne dass er direktiv wird. Das Behandlungsziel ist begrenzt und die Therapiedauer daher auf ein bis zwei Jahre angelegt. Weitgehende Veränderungen der Person oder des Umfeldes sind nicht impliziert.

9.3.2 Formen tiefenpsychologisch fundierter Psychotherapie

■ **Psychodynamische Kurz- bzw. Fokalpsychotherapie:** Bei den psychodynamischen Kurztherapieverfahren formulieren Therapeut und Patient zu Beginn der Behandlung einen zentralen Konflikt, der auch als Fokus bezeichnet wird. Im Fokus wird das Symptom benannt und eine Hypothese über seine unbewussten Hintergründe formuliert. Der Behandlungsablauf orientiert sich stark an dem Fokus und ist durch aktives, konfrontativ-deutendes Vorgehen im Gegenübersitzen gekennzeichnet. Die Therapiedauer liegt bei 25–50 Sitzungen. Das Verfahren setzt voraus, dass kein ausgeprägtes Defizit der Ich-Funktionen vorliegt, die Therapiemotivation des Patienten hoch ist und ein tragfähiges Arbeitsbündnis zustande gekommen ist.

■ **Tiefenpsychologisch fundierte Langzeitpsychotherapie:** Die tiefenpsychologisch fundierte Langzeitpsychotherapie dauert 50–100 Stunden. Sie ist indiziert, wenn ein störungsrelevanter psychodynamischer Konflikt erfasst werden kann, die Konzentration auf unbewusste psychodynamische Zusammenhänge möglich ist und eine Begrenzung der Regression sinnvoll erscheint.

■ **Tiefenpsychologisch fundierte niederfrequente Psychotherapie:** Die tiefenpsychologisch fundierte niederfrequente Therapie wird eingesetzt, wenn supportive, stabilisierende Maßnahmen im Vordergrund stehen. Dies ist v. a. bei Ich-strukturell gestörten Patienten der Fall. Die Höchstgrenze für eine Bewilligung durch die Krankenkasse liegt bei 100 Einzelsitzungen à 50 Minuten oder 200 Einzelsitzungen à 25 Minuten innerhalb von bis zu fünf Jahren.

■ **Tiefenpsychologisch orientierte Verfahren (z. B. Katathymes Bilderleben):** Das Katathyme Bilderleben basiert auf der Annahme, dass sich in den Bildern aus Tagträumen unbewusste Konflikte widerspiegeln können. Während der Sitzung ist der Patient in einem Zustand der kontrollierten Regression. Der Therapeut sitzt neben dem Kopf des Patienten. Beide blicken auf den imaginierten Projektionsschirm. Nach einer Entspannungsphase gibt der Therapeut zu Beginn der imaginativen Phase ein Motiv vor und der Patient füllt das Bild nach seinen Vorstellungen. In der Grundstufe werden die Motive Wiese, Bach, Berg, Haus und Waldrand bearbeitet. Die Mittelstufe besteht aus dem freien Tagtraum z. B. über die Themen Partner, Sexualität, Aggressivität oder Ich-Ideal. In der Oberstufe werden konfliktbeladene Motive wie die Höhle oder das Sumpfloch behandelt. Die imaginative Phase dauert 15–30 Minuten. Der Patient beschreibt seine Imaginationen während er sie hat. In der Sitzung entwickeln sich Übertragung, Gegenübertragung und Widerstand. Der Bedeutungsgehalt des Symbols wird vom Patienten erarbeitet. Das Katathyme Bilderleben kann auch in Gruppen (6–8 Teilnehmer liegen sternförmig mit den Köpfen zusammen), bei Paaren, Familien oder Kindern eingesetzt werden. Das Verfahren ist bei allen Formen von Neurosen, der Depression und psychogenen Organstörungen indiziert. Voraussetzung ist eine relativ stabile Ich-Funktion. Kontraindikationen sind Intelligenzminderung, Psychosen, soziale Anpassungsstörung, Enthemmung und fehlende Motivation.

■ **Psychodynamische Gruppen- und Familienpsychotherapie** (s. auch 5.3.2, S. 96 f. und 5.4.3, S. 100 f.):

● **Psychodynamische Gruppen- und Familientherapie:** In der psychodynamischen Gruppen- und Familientherapie wird das Beziehungserleben und -verhalten bearbeitet, indem die gewohnten Muster auf ihre Realitätstauglichkeit geprüft werden. Dazu werden unter Umständen auch erlebnisaktivierende Methoden eingesetzt. Im Vergleich zu analytischen Gruppen bestehen Unterschiede im Regressionsniveau, in der Art der Deutungen und im Einsatz von Übertragung und Gegenübertragung.

● **Interaktionelle Gruppentherapie:** Bei dieser Therapieform von Heigl-Evers und Ott (1995) sind die Interventionen auf die Störungen des Funktionsniveaus des Patienten zugeschnitten. Eingesetzt wird die Methode bei Patienten mit frühen Störungen (präödipale oder strukturelle Ich-Störungen), die sich aus kumulativen mikrotraumatischen Erlebnissen, makrotraumatischen Erfahrungen oder ödipalen Traumen entwickelt haben. Der Indikationsbereich umfasst beispielsweise delinquentes Verhalten, Sucht sowie präpsychotische, Borderline- und narzisstische Persönlichkeitsstörungen. Das Ziel der Therapie liegt in der Veränderung der Objektbeziehungen in Richtung auf triadische Ganzobjektbeziehungen im Sinne einer Nachreifung: Teilobjekte sollen abgelöst, Konflikte nicht mehr auf der äußeren sondern der inneren Bühne ausgetragen werden. Affekte sollen differenziert werden, die Frustrationstoleranz soll erhöht werden usw. Dazu ist es wichtig, ein stabiles Arbeitsbündnis zu schaffen. Der Therapeut bemüht sich aktiv um den Patienten. Seine Interventionen basieren auf den Prinzipien
  – der authentischen Antwort,
  – der Übernahme von Hilfs-Ich-Funktionen und
  – dem differenzierenden, identifizierenden und klarifizierenden Umgang mit den Affekten des Patienten.

Der Therapeut ist als Realperson für die Patienten erfahrbar und hält sich mit Deutungen zurück. Die Arbeit erfolgt im Hier und Jetzt. Das therapeutische Setting ist klar strukturiert.

- **Dynamisch intendierte Gruppentherapie:** Die dynamisch intendierte Gruppentherapie wurde von Höck entwickelt und vor allem in der ehemaligen DDR eingesetzt (Höck et al. 1981). Sie ist unter anderem indiziert bei Depressionen, psychosomatischen Störungen, Anpassungsstörungen, Ängsten, Zwang, Ess- und Persönlichkeitsstörungen. Der Schwerpunkt des Verfahrens liegt in der Verknüpfung von individuellen Lebensgeschichten mit mikrosozialen Prozessen.

9.3.3 Indikationen, Prozessmerkmale und Wirkfaktoren

(s. auch 1.1.2, S. 6 f.)

■ **Krankheitsbilder:** Tiefenpsychologisch fundierte Verfahren werden eingesetzt, wenn eine Besserung der Symptome bzw. der interpersonellen Beziehungen unter den Bedingungen der zeitlichen Begrenzung mit den Mitteln der Einsichtsförderung, der positiven Beziehungserfahrung und der Ressourcenaktivierung erreicht werden kann. Der Einsatz dieser Methoden ist dann sinnvoll, wenn die Problematik umschrieben und die allgemeine Lebensbewältigung nicht nennenswert beeinträchtigt ist. Tiefenpsychologische Verfahren werden z. B. ausgewählt, wenn

- die Psychoanalyse zur malignen Regression führen würde.
- eine Realitätsanpassung angestrebt werden soll.
- eine Persönlichkeitsveränderung zur Dekompensation führen würde.
- äußere Gründe (Zeit- oder Geldmangel, Situation am Arbeitsplatz usw.) gegen die Psychoanalyse sprechen.
- sich der Patient nicht zu einer Psychoanalyse entschließen kann.

Indikationen bestehen für vielfältige Krankheitsbilder wie Angst, funktionelle Beschwerden, Depression, Störungen in Folge von kör-

perlichen Erkrankungen oder (eingeschränkt) auch Persönlichkeitsstörungen (s. unten).

■ **Spezielle Indikation bei Persönlichkeitsstörungen:** Der Einsatz tiefenpsychologisch fundierter Verfahren ist bei der Behandlung von Persönlichkeitsstörungen möglich, wenn eine Beschränkung des Therapiezieles sinnvoll ist oder die Patienten nicht zu einer längeren Behandlung motiviert sind.

■ **Regelhafte Therapiephasen:** Bezogen auf den gesamten Ablauf einer tiefenpsychologisch fundierten Therapie unterscheidet man:

- Initiale Phase: Arbeitsbündnis; Problemaktivierung; Affekte annehmen und klarifizieren; Analyse maladaptiver Interaktionsmuster; Konfrontation; Arbeit an negativen Introjekten usw.
- Mittlere Phase: Klärung und Deutung; beziehungsorientiertes Arbeiten; Lockerung der Abwehr; Analyse von Widerstand, Übertragung und Gegenübertragung; Durcharbeiten usw.
- Endphase: Zusammenfassung; Evaluation; Verabschiedung usw.

Im engeren Sinn wiederholen sich immer wieder die Phasen Konfrontation – Klärung – Deutung – Durcharbeiten (s. auch 9.2.7, S. 175).

■ **Konzept der veränderten Beziehungserfahrung:** Ausgangspunkt des Konzepts der veränderten Beziehungserfahrung ist die Annahme, dass sich durch die Abhängigkeit von den elterlichen Objekten eine spezifische Introjektstruktur ausbildet. Als Folge der Introjektion wird aus der realen Objektbeziehungserfahrung eine verinnerlichte Objektbeziehung. Vor allem bei frühgestörten Patienten sind diese Objektrepräsentanzen defizitär. Die positive Beziehungserfahrung mit dem Therapeuten kann eine Nachreifung bewirken und ist damit ein wesentlicher Wirkfaktor in der tiefenpsychologisch fundierten Therapie. Die heilende Wirkung liegt darin, dass das empathische Verstehen des Therapeuten und seine affektive Präsenz internalisiert werden. Damit kommt der Patient in die Lage, eine internalisierte Repräsentanz eines wohlwollenden und verstehenden Menschen zu bilden.

■ **Nutzung der Übertragung:** Entscheidend ist, dass die Übertragungsdeutungen passend sind und adäquat eingesetzt werden. Übertragungen werden meist nicht analysiert, wenn die Therapie gut läuft oder sie mild ausgeprägt ist. Nur bei negativer, erotisierender oder verzerrend idealisierender Übertragung sollte gedeutet werden. Die Analyse dieser Prozesse dient der Klärung von Widerständen, Bedürfnissen, Ängsten, Wünschen und Erwartungen in der therapeutischen Situation.

■ **Verständnis des Widerstandes (in seiner beziehungsregulatorischen Funktion):** Als Widerstand bezeichnet man alle Phänomene, die sich gegen das Wirksamwerden einer Intervention in der Therapie richten. Sie haben eine beziehungsregulierende Funktion, weil sie auf individuelle Grenzen hinweisen. Der Patient zeigt Widerstände, wenn der therapeutische Prozess unangenehm, ängstigend, unbequem oder beschämend wird, weil er die therapeutische Situation mit dem Alltag verwechselt. Solange sich der Patient in der Therapie auf Bedeutsames zubewegt, soll der Therapeut nicht eingreifen, wenn aber Widerstände auftreten, die für die Behandlung relevant sind, müssen sie konfrontiert, geklärt, gedeutet und durchgearbeitet werden. Jede Widerstandsanalyse erzeugt Angst, doch therapeutische Veränderungen kommen nur bei einem optimalen Angstniveau zustande. Der Stil der Widerstandsanalyse folgt deshalb der Abwehrstruktur. Sie kann um so konfrontativer sein, je mehr Motivation, Introspektionsfähigkeit, positive Objektbeziehungen, Ich-Stärke, Affektivität und Einsicht in Konflikte der Patient hat.

■ **Begrenzung der Regression:** In der tiefenpsychologisch fundierten Therapie wird keine regressive Übertragungsneurose angestrebt. Der Regressionsneigung wird durch eine aktive Haltung, eine gewisse Direktivität sowie durch den Einsatz von kognitiven, edukativen, störungsspezifischen und suggestiven Interventionen entgegen gearbeitet. Regressionsmindernd wirken auch die relativ niedrige Sitzungsfrequenz und die Therapie im Gegenübersitzen.

9.3.4 Beziehungsdiagnostik

■ **Instrumente zur Fokusidentifizierung und Operationalisierung des Übertragungsbegriffes:** Der psychodynamisch formulierte Fokus kann als sich wiederholendes Muster im Sinne von Übertragungen frühkindlicher Interaktionserfahrungen begriffen werden. Um diese Übertragungsmuster zu erfassen, wurden z. B. folgende Kategoriensysteme entwickelt:

● **Zentrales Beziehungskonfliktthema (ZBKT):** Nach Luborsky und Kächele (1988) ergibt sich das ZBKT bei der Analyse von Interaktionserlebnissen der Patienten aus

– dem häufigsten Wunsch des Patienten gegenüber einer anderen Person und den damit verbundenen Erwartungen.

– der häufigsten Reaktion der anderen Person.

– der häufigsten Reaktion des Patienten darauf.

● **Zyklisch maladaptives Beziehungsmuster, cyclic maladaptive pattern (CMP):** Strupp und Binder (1991) bestimmen den dynamischen Fokus durch

– die gewünschte Reaktion einer anderen Person,

– die erwartete negative Reaktion der anderen Person,

– dem Verhalten des Patienten anderen gegenüber,

– dem Verhalten anderer gegenüber dem Patienten,

– dem Verhalten des Patienten gegenüber sich selbst (Introjekt).

Das CMP wurde von Tress et al. (1996) durch die Berücksichtigung von Introjektion, Internalisierung und Identifikation weiterentwickelt. Damit werden zusätzlich die verschiedenen Modi der Verinnerlichung früher Beziehungserfahrungen umschrieben.

■ **Strukturelle Analyse sozialen Verhaltens, structural analysis of social behavior (SASB), Zirkumplexmodell:** Benjamin (1974) unterscheidet die Fokusperspektiven aktiv (transitiv), reaktiv (intransitiv) und Introjekt. Sie werden auf der horizontalen Dimension Affiliation/Zuneigung und auf der vertikalen Dimension Status/Interdependenz beurteilt. Außerdem werden eine Prozess- und eine Inhaltsebene erfasst. So wird durch die Beurteilung einzelner Interaktionseinheiten die Beschreibung typischer Beziehungssequenzen auf individueller, dyadischer und Gruppenebene möglich. Das Verfahren setzt viel Training voraus.

9.3.5 Tiefenpsychologisch fundierte Behandlungstechniken

■ **Konfliktorientierte aufdeckende Interventionsstrategien:** Bei der tiefenpsychologisch fundierten Psychotherapie gelten drei therapeutische Prinzipien:
- Krisenintervention
- Ich-stützende Interventionen
- einsichtszentrierte Psychotherapie

Die einsichtszentrierte Psychotherapie ist die tiefenpsychologisch fundierte Psychotherapie im engeren Sinn. Sie ist konfliktorientiert und aufdeckend konzipiert. Ihr Schwerpunkt liegt in der Bearbeitung des Konfliktes in der aktuellen Situation, in der Vergangenheit und in der Übertragung. Die therapeutische Arbeit erfolgt unter anderem durch Analyse (Konfrontieren, Klären, Deuten, Durcharbeiten) der Abwehr, des Widerstandes, der Übertragung, der Gegenübertragung, der Bindung und der Regression. Die aufdeckende Arbeit ist bei Ich-Störungen nur eingeschränkt möglich.

■ **Konzepte der Fokusformulierung und -bearbeitung:** Im Fokus werden die Hauptproblematik und eine zentrale Hypothese über ihre unbewussten Hintergründe formuliert. Der Fokalsatz besteht aus zwei Teilen, die mit einem „weil" verbunden sind. Der erste Teil ist der explizite Teil mit dem aktuellen Hauptproblem. Der psychodynamische zweite Teil gibt die Handlungsorientierung für die Interventionen an. Der erste Teil kann, der zweite sollte nicht mit dem Patienten besprochen werden.

■ **Fokussierte Übertragungs- und Widerstandsanalyse:** Die fokussierte Übertragungs- und Widerstandsanalyse bezieht sich auf das Hier und Jetzt in der Therapie. Sie ermöglicht dem Patienten das Erkennen eines Grundmusters der Beziehungsgestaltung, das sich ausgehend von frühen Erfahrungen durch das Leben zieht.

■ **Arbeit mit Übertragung:** Bei der Arbeit mit Übertragungen muss sich der Therapeut einerseits auf ein gemeinsames Übertragungs-/Gegenübertragungsszenario einlassen und andererseits eine distanzierende Position einnehmen. In der Therapie kommen Übertragungen zustande, weil eine Merkmalsähnlichkeit zwischen der therapeutischen Beziehung und den Beziehungen zu wichtigen, frühen Bezugspersonen besteht. Dies führt dazu, dass der Patient die therapeutische Beziehung verzerrt konstruiert. Milde Übertragungen sind für den Fortgang der Therapie förderlich. Störend sind grob verzerrende, erotisierende, idealisierende und negative Übertragungen. Sie sollen durch Klärung, Konfrontation und Deutung aufgelöst werden, was zu einer wichtigen positiven Beziehungserfahrung führen kann.

■ **Strukturgebende Interventionsstrategien:** Strukturgebende Interventionen sind bei Patienten mit defizitär ausgebildeten Ich-Funktionen und eingeschränkter Fähigkeit zur Realitätsprüfung, zur Affekttoleranz, zur Selbst-Objekt-Differenzierung und zur Impulskontrolle notwendig. Entsprechende Interventionen sind z. B.:
- **Beruhigen** durch Ernstnehmen des Affekts, Verdeutlichung der eigenen Einschätzung, Hervorhebung des „Normalen", gezielte Ablenkung von den Emotionen, kognitives Arbeiten, Erklärungen geben, Einsatz sedierender Medikamente
- **Begrenzung des regressiven Verhaltens** durch Verständnis, rationale Erklärung und Entschiedenheit

- **Verstärkung der Wahlmöglichkeiten** zur Förderung der Handlungs- und Entscheidungsfähigkeit
- **Vermittlung von Techniken zum Aushalten negativer Gefühle,** z. B. aktiv sein, auf Körperempfindungen konzentrieren, alle Sinne nutzen, dem Problem Sinn geben, auf den Augenblick konzentrieren, Pro und Kontra bedenken, Imagination
- **Vermittlung von Entspannungstechniken**

■ **Interaktionsbezogende Interventionen zur Differenzierung der Selbststrukturen:** Patienten mit einem niedrigen Strukturniveau müssen durch eine aktive therapeutische Haltung, ein strukturiertes Setting und strukturbezogene Interventionen unterstützt werden. Strukturbezogene Interventionen zur Differenzierung der Selbststrukturen sind Interventionen zur Aktivierung

- **des Ich-Erlebens** (z. B. durch Förderung der Affektwahrnehmung),
- **des interaktionellen Erlebens** (z. B. durch Förderung der Äußerung von Bedürfnissen an andere),
- **des inneren Dialogs** (z. B. durch Förderung der Wahrnehmung unterschiedlicher Ich-Anteile),
- **der Selbstregulation** (z. B. durch Wertschätzung des Patienten).

■ **Strukturierter Umgang mit Regression:** Anders als in der Psychoanalyse wird in der tiefenpsychologisch fundierten Psychotherapie keine regressive Übertragungsneurose angestrebt. Die Regression soll lediglich partiell sein und gut kontrollierbar bleiben. Dies gelingt unter anderem durch das Setting (Gegenübersitzen, niederfrequente Sitzungen), die Fokussierung auf die psychosoziale Realität und die relativ aktive Haltung des Therapeuten. Langzeitregression wird verhindert, weil sich der partiellen, gezielten Regression eine therapeutisch induzierte, lösungsorientierte Progression anschließt.

■ **Supportive, ressourcenmobilisierende und handlungsaktivierende Interventionen:** Supportive, ressourcenorientierte und hand-

lungsaktivierende Maßnahmen stützen das Ich. Sie sind indiziert, wenn Patienten eine unsichere Therapiemotivation haben, wenn sie wenig introspektionsfähig sind, wenn sie einen sekundären Krankheitsgewinn erleben, wenn akute Krisen vorliegen oder wenn die Patienten in ihrer Ich-Struktur gestört sind. Entsprechende Interventionen bestehen aus Ratschlägen, Umgebungsveränderungen, Verordnung von Pharmaka, vorsichtigen Aufwärtsdeutungen, Ressourcenaktivierung, Vermeidung von Regression und der Betonung aktueller Beziehungen. Diese Maßnahmen können zur Verbesserung der Symptome, der Realitätsprüfung und des Selbstwertgefühls führen.

9.3.6 Stationäre Psychotherapie

■ **Entwicklung und Besonderheiten stationärer Psychotherapie in Deutschland:** Die Entwicklung der stationären Psychotherapie begann im Ersten Weltkrieg mit der Behandlung der traumatisierten Soldaten (so genannte Kriegszitterer) in Lazaretten. Die ersten Kliniken entstanden um 1920. Während des Dritten Reiches wurde die Entwicklung einer adäquaten psychotherapeutischen Versorgung unterbrochen. Das „Gesetz zur Verhütung erbkranken Nachwuchses" von 1934 führte zu Zwangssterilisationen und bis 1945 wurden mehr als 150000 psychisch Kranke ermordet. Nach dem Zweiten Weltkrieg wurden psychische Störungen und ihre Behandlung zunächst kaum beachtet. Die Entwicklung der Psychotherapie wurde erst wieder durch die Diskussionen infolge der Psychiatrie-Enquête um 1970 angestoßen. Ab 1980 entstanden erste Kliniken mit verhaltenstherapeutischem Konzept. Im weltweiten Vergleich hat Deutschland die größte Differenzierung stationärer psychotherapeutischer Angebote. Dabei gibt es die Ansicht, dass in Deutschland zurzeit bevorzugt zu spät und dann stationär behandelt wird. Stationäre psychotherapeutische Behandlung wird erwogen, wenn

- schnelle Hilfe notwendig ist,

- eine erhebliche somatische Beeinträchtigung durch die psychische Störung (mehrdimensionale Krankheitsbilder) vorliegt,
- eine im psychischen Beschwerdebild begründete Indikation, z. B. durch den Schweregrad, gegeben ist,
- die psychische Symptomatik bei ambulanter Betreuung chronifizieren würde,
- eine bedrohliche Situation als Folge körperlicher oder psychischer Instabilität (z. B. Essstörung, Suizid, Selbstverletzung) besteht,
- eine Komorbidität mit körperlicher Erkrankung (z. B. Angst nach Herzinfarkt) vorliegt,
- das Krankheitsbild unklar ist,
- eine somatoforme Störung mit mangelnder Krankheitseinsicht einhergeht,
- besondere soziale Defizite vorliegen,
- für eine ambulante Therapie zu wenig Motivation besteht,
- eine intensivere Konfliktverarbeitung notwendig ist,
- die Familie im Umgang mit dem Patienten oder der Patient durch die Familie überfordert ist,
- die stationäre Behandlung für die ambulante Behandlung motivieren soll,
- in der Region keine ambulante Versorgung gesichert werden kann.

■ **Konzepte stationärer Psychotherapie:** Die stationäre psychotherapeutische Versorgung kann nach unterschiedlichen Modellen erfolgen:
- **Dienstleistungsmodell:** Psychotherapeutische Abteilungen übernehmen konsiliarische Funktion für somatische Abteilungen.
- **Satellitenmodell:** Psychotherapeutische Abteilungen arbeiten als Außenstelle einer psychiatrischen Mutterklinik.
- **Durchdringungsmodell:** Die Behandlung erfolgt in einer eigenständigen Klinik bzw. Abteilung für Psychotherapie oder Psychosomatik.

Die stationäre Psychotherapie kann organisiert sein als

- **Einzelpsychotherapie in der Klinik:** Die Psychotherapie erfolgt getrennt von übrigen Behandlungsmaßnahmen.
- **bipolares Konzept:** Es wird zwischen einem therapeutischen und einem Realraum getrennt. Im therapeutischen Raum (z. B. Kunsttherapie, Gruppentherapie) werden die Übertragungsprozesse bearbeitet. Im Realraum verhalten sich die Mitarbeiter realitätsorientiert, um Spaltungen und Regressionen zu begrenzen.
- **integratives Konzept:** Das gesamte Leben auf der Station wird als therapeutischer Raum definiert. Die multilateralen Übertragungen gegenüber dem gesamten Team sollen genutzt werden. Es können allerdings nie alle Übertragungsprozesse erfasst werden.
- **Konzept der therapeutischen Gemeinschaft:** Patient und Therapeut begegnen sich partnerschaftlich. Die Patienten erhalten soviel Autonomie wie möglich. Das Verhalten auf der Station wird therapeutisch reflektiert.

■ **Indikation zur stationären und teilstationären Psychotherapie:** Es werden immer mehr tagesklinische psychotherapeutische Betreuungsangebote als Schnittstelle zwischen ambulanter und stationärer Versorgung geschaffen. Im Vergleich zur stationären Behandlung sind teilstationäre Einrichtungen kostengünstiger, der Alltagsbezug bleibt für die Patienten erhalten und die Angehörigenarbeit wird erleichtert. Die teilstationäre psychotherapeutische Betreuung setzt allerdings eine relativ hohe Stabilität der Patienten voraus. Sie müssen an den Wochentagen ab 16 Uhr ebenso wie an den Wochenenden ohne therapeutische Hilfe auskommen. Es muss abgewogen werden, ob es günstig ist, dass die Patienten unter Umständen jeden Tag in ihr Alltagskonfliktfeld zurückgehen. Außerdem muss sicher gestellt sein, dass die teilstationäre Einrichtung gut erreichbar ist. Oft wird in der Tagesklinik weniger Therapiezeit zur Verfügung gestellt, es gibt möglicherweise weniger Übertragungsmöglichkeiten und häufig ist das Therapieangebot weniger vielfältig als in der Klinik. Bei bestimmten

Störungen wie Anorexie und Suchterkrankungen, bei Suizidgefahr oder bei ungeeignetem Alltagsumfeld ist die teilstationäre Betreuung nicht geeignet. Bei den meisten anderen Erkrankungen scheinen die stationäre und teilstationäre Behandlung zu äquivalenten Erfolgen zu führen.

9.4 Weitere theoretisch begründete Verfahren

9.4.1 Gesprächspsychotherapie

■ **Aspekte der therapeutischen Beziehung:** Die Therapeutenvariablen Empathie, Wertschätzung und Echtheit sind nach Rogers notwendige und hinreichende Bedingungen für einen erfolgreichen Therapieverlauf (Rogers 1957, Rogers und Schmid 1991). Diese Ausschließlichkeit wird heute angezweifelt.

● **Empathie oder Einfühlung:** Empathie meint das Nachvollziehen des fremden Erlebens und die Verbalisierung emotionaler Erlebnisinhalte. Der Therapeut erhält so Informationen über den inneren Bezugsrahmen des Patienten. Die Erfahrungen des Patienten werden vom Therapeuten verstanden. Sie werden aber nicht zur Erfahrung des Therapeuten („Als-ob-Zustand"), ansonsten kommt es zu Identifizierung oder Gefühlsansteckung. Die Verbalisierung der emotionalen Erlebnisinhalte des Patienten durch den Therapeuten soll die Selbstexploration des Patienten fördern.

● **Wertschätzung oder bedingungsfreie Anerkennung:** Der Therapeut betritt die Erlebniswelt des Patienten ohne Vorurteile. Die Wertschätzung ist bedingungslos, nicht selektiv. Der Patient wird so angenommen, wie er ist.

● **Kongruenz oder Echtheit:** Der Therapeut ist ganz er selbst, ohne Fassade. Er ist sich seiner Empfindungen bewusst und kann sie dem Patienten unmittelbar zugänglich machen.

Die drei Variablen stehen in Wechselwirkung zueinander.

■ **Prinzipien des therapeutischen Handelns:** Rogers Menschenbild ist an der Existenzphilosophie (humanistischer Ansatz) orientiert. Im Fokus der Therapie steht das Erleben des Patienten, nicht das Symptom oder der Konflikt. Die Therapie soll das Bedürfnis nach positive regard beim Patienten stillen. Die Behandlung basiert auf Nicht-Direktivität, empathischem Zuhören, Zentrierung der Aufmerksamkeit auf die Selbstexploration des Patienten und Verbalisierung seiner Empfindungen. Die Therapie hat die Förderung der Selbstaktualisierungstendenz durch Abbau von Inkongruenzen zum Ziel.

■ **Beiträge des Patienten:** Als Klientenvariablen gelten:

● Der Patient ist inkongruent und nimmt dies zumindest ansatzweise wahr. Inkongruentes Erleben entsteht, wenn bestimmte Erfahrungen eine Bedrohung für das Selbstkonzept darstellen. Sie ist durch Uneinigkeit mit sich selbst, Spannungszustand oder geringe Selbstakzeptanz gekennzeichnet.

● Der Patient ist kontaktfähig. Der Therapeut bewirkt eine Veränderung im Erfahrungsfeld des Patienten. Der Patient ist für das Beziehungsangebot ansprechbar.

● Der Patient nimmt das empathische Verstehen und die bedingungslose Wertschätzung des Therapeuten zumindest in Ansätzen wahr.

■ **Bedeutung von Gesprächspsychotherapie für die psychotherapeutische Praxis anderer Richtungen und die Psychotherapieforschung:** Rogers war der Pionier der empirischen Psychotherapieforschung und stellte seine Arbeit der wissenschaftlichen Überprüfung zu Verfügung. Er initiierte z. B. Untersuchungen zum Zusammenhang zwischen den Therapeutenvariablen und dem Ausmaß der Selbstexploration auf Seiten des Patienten (Rogers 1959). Damit begann die Forschung zu den Wirkvariablen der Psychotherapie.

Die in der Gesprächspsychotherapie formulierten Therapeuten- und Klientenvariablen spielen mehr oder weniger auch in allen anderen Therapieformen eine wichtige Rolle.

Rogers Persönlichkeitstheorie hat viele Gemeinsamkeiten mit der Psychoanalyse. Beide Verfahren sind nicht-direktiv und der Patient entscheidet über das Thema. Die Begrifflichkeiten beider Therapierichtungen haben Ähnlichkeiten. Die Unterschiede liegen darin, dass die Gesprächspsychotherapie im Sitzen stattfindet, weniger zeitaufwendig ist, die frühe Kindheit weniger beachtet und die emotionale Wärme zwischen Patient und Therapeut mehr betont.

Zwischen Gesprächspsychotherapie und Verhaltenstherapie bestehen nur wenige Bezüge. Die Verhaltenstherapie orientiert sich viel stärker am Symptom, sie beachtet weniger die therapeutische Beziehung und der Therapeut tritt direktiver auf.

9.4.2 Neuropsychologie

■ **Grundlagenwissen (Zusammenhang zwischen Hirnstrukturen, kognitiven und affektiven Funktionen)** (s. auch 1.2.1, S. 14 ff.): Die Neuropsychologie befasst sich mit der Beziehung von Hirnstruktur und Funktion. Kognition, Emotion und Verhalten werden im Kontext der neuroanatomischen Organisation erklärt. So erkannte man z. B., dass die Sprachproduktion über den linken Gyrus temporalis und den linken Gyrus frontalis interior, die Furcht über den Amygdala-Hippocampus-Komplex, das Denken über das frontotemporale Netzwerk und das Gedächtnis über den medialen Temporallappen und den dorsolateralen präfrontalen Kortex gesteuert wird. Die Grundlage komplexer kognitiver und affektiver Prozesse scheint weniger in der Aktivierung einzelner Zentren sondern in der gleichzeitigen Aktivierung mehrerer Hirnareale zu liegen.

■ **Diagnostik zur Erfassung und Objektivierung kognitiver und affektiver Funktionsstörungen nach Hirnläsionen:** Ziele der neuropsychologischen Diagnostik bei Hirnläsionen liegen in
- der Beurteilung, ob und wo ein Hirnschaden oder eine Hirnfehlfunktion vorliegt,

- der Optimierung von Pflege und Rehabilitation des Patienten,
- dem Abschätzen der Rehabilitationschancen,
- dem Nachweis leichter Störungen z. B. bei Schädel-Hirn-Traumen oder bei ersten Anzeichen degenerativer Erkrankungen,
- der Feststellung der Lokalisation z. B. bei geplanten Hirnoperationen zur Vermeidung der Verletzung des Sprachzentrums.

Für die neuropsychologische Diagnostik stehen mittlerweile eine Reihe von Testverfahren zur Verfügung (s. auch 3.3.2, S. 44 f. und 7.3.10, S. 119).

■ **Neuropsychologische Trainingsverfahren und Behandlungstechniken:** Die neuropsychologische Therapie wird eingesetzt bei Patienten mit Aufmerksamkeits-, Sprach-, Gedächtnis-, Psychomotorik- und Wahrnehmungsdefiziten. Typische Störungen sind z. B. Neglect (Therapie mit ELEX-Gerät), Agnosie, Amnesie, Broca-Aphasie (motorische Aphasie), Wernicke-Aphasie (sensorische Aphasie) oder Apraxie. Man unterscheidet Therapieformen zur
- **Funktionswiederherstellung bzw. -verbesserung (Restitution):** Spezifische und unspezifische Stimulation, Beeinflussung inhibitorischer Prozesse, Veränderung der Aufmerksamkeit
- **Kompensation:** Einsatz von Hilfsmitteln, Anpassung von Erwartungen und Zielen, erhöhte Anstrengung, Substitution durch latente Fähigkeiten

Neuropsychologische Trainingsverfahren setzten eine gewisse Belastbarkeit, Kooperationsbereitschaft und Krankheitseinsicht beim Patienten voraus. Die Übungsinhalte und das Therapiematerial sollen möglichst abwechslungsreich gestaltet sein. Bei den einzelnen Aufgaben werden wenn möglich verschiedene Sinnesmodalitäten des Patienten angesprochen. Die Übungen können auch computerunterstützt, z. B. Rigling-Programme (Rigling und Rigling 1988/89), Cogpack® (Marker 1996), dargeboten werden.

9.5 Spezielle Problemstellungen

9.5.1 Notfall- und Krisensituationen

■ **Auslösende individuelle und psychosoziale Faktoren:** Man ordnet die Auslöser von Notfällen oder Krisen nach
- **bestimmten Lebensänderungen** z. B. Krisen in der Pubertät, nach dem Verlassen des Elternhauses, nach der Geburt eines Kindes, in den Wechseljahren, bei Trennungen oder im Alter,
- **traumatischen Erlebnissen** z. B. Krisen bei körperlicher, sexueller oder psychischer Gewalterfahrung, bei Todesfällen,
- **sozial oder gesellschaftlich bedingten Ereignissen** z. B. Krisen bei Berentung, Arbeitslosigkeit, Umzug, Migration, Krieg oder Katastrophen,
- **in Zusammenhang mit Erkrankungen** z. B. bei Suchterkrankungen, psychischen Störungen, nach der Diagnose einer schweren Krankheit.

Als besonders krisenanfällig gelten Patienten mit Psychosen, Suchterkrankungen, Dissozialität oder Depression. In Krisen wird das Ich überfordert: Es kommt zu regressiven Prozessen, die Realitätswahrnehmung ändert sich, die Impulssteuerung wird beeinträchtigt und der Reizschutz verringert sich.

■ **Mögliche Syndrome:**
- **Suizidalität:** Mögliche Suizidgedanken oder -planungen sollten direkt erfragt und offen angesprochen werden. Suizidhandlungen sind häufig bei Patienten mit Depression, Wahn, Halluzination oder Alkoholerkrankung. Bei Suizidalität ist immer eine Klinikeinweisung erforderlich.
- **Erregungszustand:** Erregungszustände sind gekennzeichnet durch psychomotorische Unruhe und Agitiertheit, die mit Fremd- und Selbstaggression einhergehen können. Die Ursachen sind oft akute Schizophrenien, Manien, Substanzmissbrauch oder organische Störungen (v. a. bei älteren Patienten). Neben der medikamentösen Therapie sind sicheres Auftreten des Therapeuten, Beruhigung durch Gespräche und ständige Überwachung notwendig.
- **Verwirrtheitszustand:** Die Ursache der Verwirrtheit ist meist eine organische Grunderkrankung wie z. B. Diabetes mellitus, Epilepsie, Alkoholismus, Hirninsult oder Demenz. Auch Traumata oder Intoxikationen können Verwirrtheit auslösen.
- **Bewusstseinsstörungen:** Bei der quantitativen Bewusstseinsstörung ist die Vigilanz beeinträchtigt (z. B. Somnolenz, Sopor, Koma). Die qualitative Bewusstseinsstörung ist gekoppelt mit einer Orientierungsstörung zum Ort, zur Zeit, zur Situation und/oder zur Person.
- **Intoxikationen:** Der akute Rausch ist eine akute, reversible organische Störung. Beim einfachen Rausch besteht keine vitale Bedrohung. Der komplizierte Rausch kann mit Erregungszuständen, Delir, Suizidalität und paranoid-halluzinatorischem Syndrom einhergehen. Pychotrope Substanzen können bei Intoxikation Agitiertheit und Überaktivität, aber auch Depression und Rückzug hervorrufen.
- **Entzugsdelir:** Typische Symptome des Entzugsdelirs sind Unruhe, Schwitzen, Tachykardie, Erbrechen, Tremor, Desorientiertheit, optische Halluzinationen und Angst.
- **Stupor:** Stupor mit Reglosigkeit, Sperrung der Motorik und Fehlen der Spontansprache kann unter anderem auch auf ein malignes neuroleptisches Syndrom hinweisen.
- **Wahn/Halluzination/Illusion:** Der Wahn ist eine objektiv falsche Überzeugung, die ohne entsprechende Anregung von außen entsteht und nicht beeinflussbar ist. Halluzinationen sind Wahrnehmungserlebnisse ohne reale Reizquelle. Bei Illusionen werden real existierende Objekte verkannt.

■ **Merkmale psychotherapeutischer Krisenintervention:** Eine Krisenintervention ist das unverzügliche Handeln in einer Notsituation. Ziel der psychotherapeutischen Krisenintervention ist es, stützende Angebote zu machen und Hilfe zur Selbsthilfe zu leisten. Die krisenbedingten Leidenszustände sollen gelindert und soziale, psychologische sowie medizinische Folgen der Krisen sollen gemildert werden. Die Intervention beschränkt sich auf das Hier und Jetzt. Als Maßnahmen kommen unter anderem in Betracht: Beruhigung, Ermutigung zum Zulassen von Gefühlen, Aktivierung der Ressourcen und Psychoedukation z. B. durch Hinweis auf mögliche Reaktionen nach Schockzustand oder weitere Hilfen. Die Art der Intervention orientiert sich an der Phase, in der sich der Patient befindet. Man unterscheidet die Schock-, die Reaktions-, die Bearbeitungs- und die Neuorientierungsphase. Bei Nichtbewältigung der Krise drohen Fixierung und Neurotisierung.

■ **Weiterführende Maßnahmen:** Das Critical Incident Stress Management (CISM) ist in Deutschland als Stressbearbeitung nach belastenden Einsätzen (SbE) bekannt (vgl. Igl und Müller-Lange 1998). Neben vorbeugenden Maßnahmen, individueller Krisenintervention und strukturierten Gesprächen (defusing und debriefing) werden Gruppeninformationen über mögliche Reaktionen auf das Erlebnis und Hilfen für die Familien der Betroffenen sowie Follow-up-Kontakte angeboten. Beim Fortbestehen von Symptomen wird eine Therapie zur posttraumatischen Belastungsstörung eventuell unter Einsatz der EMDR-Technik (Eye Movement Desensitization and Reprocessing, Shapiro 1998) empfohlen.

9.5.2 Besonderheiten und Probleme in der Behandlung von alten Menschen

■ **Alterstypische Akzentuierung spezifischer Symptome:** Psychogene Störungen Älterer unterscheiden sich weder ätiologisch noch psychopathologisch von den Störungen jüngerer Menschen. Sie weisen aber eine alterstypische Akzentuierung bestimmter Symptome auf. Typische Reaktionen älterer Menschen auf Konfliktsituationen sind psychosomatische Reakti-

onen, Depressionen und angstneurotische Symptome. Sie nehmen neben den demenziellen Syndromen (s. unten) mit etwa 17 % den größten Anteil psychischer Erkrankungen im Alter ein. Substanzmissbrauch (v. a. Medikamente, Alkohol) ist bei Älteren relativ weit verbreitet. Schlafstörungen (geringerer Anteil an Tiefschlaf, Einschlafdauer steigt, mehr Schlafunterbrechungen, frühzeitiges Erwachen, mehr Schlaf am Tag, größere Störanfälligkeit usw.) nehmen im Alter zu. Die Suizidrate verdoppelt sich bei alten Menschen im Vergleich zu jungen Erwachsenen.

■ **Kompetenzdefizite:** Für viele Menschen ist das Altern eine Kränkung, weil sie durch Verluste, Vereinsamung und körperliche Erkrankungen einen Kompetenzverlust erleben. Die Lebensbilanz ist oft depressiv getönt. Die Therapeuten können sich dann schnell hilflos fühlen, weil durch die Einschränkungen der Patienten nur noch wenige Handlungsalternativen bestehen. Ein Ziel der Therapie kann die Versöhnung mit den unvollkommenen Aspekten des Lebens (Lebensrückblickperspektive) sein.

■ **Auseinandersetzung mit dem näher rückenden Lebensende** (s. auch 1.1.8, S. 13 f.): Nach dem Ansatz der Gerotranszendenz als Neuformulierung der Disengagement-Theorie ist das Altern mit verstärkter Selektion sozialer Aktivitäten, einer größeren Affinität mit früheren Generationen und einem größeren Bedürfnis nach spirituellen und kosmischen Werten verbunden (Tornstam 1989, 1996). Die Auseinandersetzung mit der spirituellen Dimension kann zu einem gelasseneren Verhältnis zu Leben und Tod führen.

■ **Häufige Störungen im Alter (z. B. Depressionen und Demenzen):**
● **Depressionen:** Depressionen sind bei älteren Menschen oft hinter scheinbar körper- und altersbedingten Veränderungen (z. B. zerebrovaskuläre und kardiovaskuläre Symptome, chronische Schmerzen, Immobilität) verborgen. Die Beschwerden manifestieren sich eher schleichend. Leitsymptome können Misstrauen, Hypochondrie, Rück-

zug oder Somatisierung sein. Die Beschwerdeschilderung ist oft sehr appellativ. Der Verlauf ist selten durch klar abgegrenzte Krankheitsphasen gekennzeichnet, sondern eher chronifiziert. Das Ausmaß der Depression kann mit der geriatrischen Depressionsskala (GDS, Gauggel und Bikner 1999) erfasst werden.

- **Demenz:** Man unterscheidet heute etwa 55 Unterformen der Demenz. Grob unterteilt man in (s. 7.3.10, S. 118 f.):
  - Alzheimer Demenz
  - Zerebrovaskuläre Demenz
  - Sonderformen der Demenz wie Lewy-Body-Demenz, Pick-Krankheit usw.
- **Differenzialdiagnose:** Zur Differenzialdiagnose zwischen Depression und Demenz kann man folgende Aspekte nutzen:
  - Verlauf: Bei der Depression ist der Verlauf fluktuierend, bei der Demenz ist er allmählich progredient.
  - Krankheitsverhalten: Der depressive Patient klagt über kognitive Beeinträchtigung, der Demenzpatient bagatellisiert die Symptome.
  - Testverhalten: In Tests zeigt der depressive Patient wenig Anstrengung und gibt „Weiß-nicht-Antworten", der demenzielle Patient strengt sich bei Tests sehr an.
  - Krankengeschichte: Bei depressiven Patienten traten oft in der Vergangenheit bereits psychische Störungen auf, bei Demenzpatienten ist das weniger häufig der Fall.
  - Orientierungsvermögen: Beim Vorliegen einer Depression besteht eine deutliche Diskrepanz zwischen schlechtem Gedächtnis und guter Orientierung, die Ausfälle bei der Demenz sind homogener.

- Alltagsverhalten: Depressive finden sich im Alltag normalerweise gut zurecht, Demenzpatienten wirken hilfloser.

■ **Möglichkeiten und Grenzen der Psychotherapie:** Es wird geschätzt, dass ungefähr 25 % der über 65-Jährigen unter psychischen Störungen leiden. Gegen die Indikation von Psychotherapie bei Älteren werden folgende Argumente vorgebracht: Fehlende Plastizität, fehlende Perspektiven, Fähigkeitseinschränkungen, reduzierte Zeitperspektive, Multimorbidität, zu langer Abstand zur Kindheit usw. Eindeutige Kontraindikationen scheinen jedoch nur bei hirnorganischen Störungen und persistierenden regressiven Zuständen mit sekundärem Krankheitsgewinn vorzuliegen. Prinzipiell geht man heute davon aus, dass Menschen bis ins hohe Alter zu Veränderungen in der Lage sind. Ziele der Psychotherapie bei Älteren können unter anderem die Bewältigung körperlicher Belastungen, Symptomreduktion, Trauerarbeit, Sinnfindung oder Aktivierung sein. Eingesetzt werden können sowohl analytische, psychodynamische, Verhaltens- wie auch Gesprächspsychotherapie. Die psychotherapeutischen Verfahren müssen jedoch für das ältere Klientel modifiziert werden: Bewährt hat sich das Fokussieren auf bedeutsame Punkte, die Verkürzung der Sitzungen, ein langsameres Vorgehen, der Einsatz von Gedächtnishilfen, die klare Strukturierung der Sitzungen und der Einbezug des sozialen Umfeldes. Es kommt zu spezifischen Übertragungs- und Gegenübertragungseffekten aufgrund des möglicherweise großen Altersunterschiedes zwischen Patient und Therapeut. Der Therapeut muss sich daher auch mit seinen eigenen Vorstellungen von Alter, Tod und Sterben auseinandersetzen.

10 Dokumentation und Evaluation psychotherapeutischer Behandlungsverläufe

10.1 Gesetzliche und allgemeine Grundlagen, Basisdokumentation

10.1.1 Gesetzliche Grundlagen

■ **Dokumentation:**

● **Dokumentationsumfang:** Anamnese und Diagnose müssen ausführlich schriftlich dokumentiert werden. Zum Behandlungsverlauf, über besondere Ereignisse oder Therapiepausen genügen kurze Notizen.

● **Dokumentationspflicht und dokumentationspflichtige Daten:** Für klinische Tätigkeiten besteht eine Dokumentationspflicht. Dokumentationspflichtige Daten sind:
  – soziografische Daten, Rahmenbedingungen (z. B. Überweisungskontext)
  – Diagnose
  – Befunde, auch wenn sie von Dritten stammen
  – therapeutische Interventionen in den einzelnen Sitzungen
  – Änderungen der Diagnose und der Behandlung
  – Störungen
  – informed consent (Einwilligung zur Therapie nach erfolgter Aufklärung)
  – formale Bilanzierung am Ende der Therapie (z. B. Anzahl der Sitzungen, Dauer der Therapie, Angabe zur Evaluation)

● **Richtlinien der Bundesärztekammer:** In der Charta der Patientenrechte von 1999 wird auch das Recht auf Dokumentation formuliert (Franke und Hart 1999): Jeder Patient hat danach das Recht, dass der Diagnose- und Behandlungsablauf, uner-

wünschte Wirkungen von Eingriffen oder Verfahren sowie alle sonstigen wichtigen Informationen dokumentiert werden. Die Information des Patienten – auch der Verzicht der Information durch den Patienten – muss dokumentiert und die Dokumentation muss im Rahmen der gesetzlichen Bestimmungen aufbewahrt werden.

■ **Gesetzliche Vorschriften bei Eingriffen in das informationelle Selbstbestimmungsrecht – datenschutzrechtliche Bestimmungen:**

● **Pflichten des Psychotherapeuten beim Umgang mit Patientendaten:** Im Rahmen der klinischen Tätigkeit besteht eine Dokumentationspflicht (s. oben). Die Patientenunterlagen müssen „in gehörige Obhut" genommen werden, dürfen also nicht frei zugänglich sein, und müssen für mindestens zehn Jahre aufbewahrt werden. Es müssen Vorkehrungen zur Sicherung der Daten für den Fall von Unfall, Krankheit oder Tod getroffen werden. Bei der Praxisaufgabe ist die Archivierung der Unterlagen sicher zu stellen. Alle Informationen gelten gemäß dem Datenschutzgesetz als vertraulich geschützt.

● **Persönlichkeitsschutz:** Patientendaten dürfen nur für praxisinterne Zwecke verwendet werden. Bei der Verwendung von Dokumentationsunterlagen in Ausbildung oder Supervision müssen die Namen der Patienten anonymisiert werden.

● **Auskünfte an Dritte:** Grundsätzlich ist der Therapeut zur Verschwiegenheit verpflichtet. Inhalte der Therapie dürfen im Allgemeinen ohne die Erlaubnis des Patienten nicht weitergeleitet werden. Es gibt allerdings auch Übermittlungspflichten (z. B. notwendige Informationen an den Leistungserbringer), die dem Patienten nicht mitgeteilt werden müssen. Bei Kenntnis von Schwerverbrechen oder der Ausbreitung von gefährlichen Erkrankungen besteht grundsätzlich Offenbarungspflicht. Bei Selbst- oder Fremdgefährdung muss der Therapeut in Abwägung zwischen Schweige- und Fürsorgepflicht die erforderlichen Vorkehrungen zur Gefahrenabwehr treffen.

- **Datentransfer mit Leistungsträgern:** Entweder mit Zustimmung des Patienten oder aufgrund gesetzlicher Vorschriften können Daten in einem vereinbarten Ausmaß gegebenenfalls weitergegeben werden an:
  - Krankenkasse und medizinischen Dienst
  - gesetzliche Unfall- und Rentenversicherung
  - Versorgungsämter
  - privatärztliche Verrechnungsstellen
  - private Versicherungen
  - kassenärztliche Vereinigung

  Das Einsichtsrecht therapiefinanzierender Stellen umfasst nicht die Gesamtdokumentation, sondern lediglich die für die Erfüllung der Aufgaben dieser Dienste notwendigen Angaben.

- **Aufbewahrungsfristen:** Die Dokumentation muss in der psychotherapeutischen Praxis mindestens zehn Jahre aufbewahrt werden. Bei Krankenhäusern beträgt die Aufbewahrungsfrist für Krankengeschichten mindestens 30 Jahre.

- **Aufklärung und Einwilligung bei der Weitergabe von geschützten Daten:** Die Weitergabe von Daten ist möglich bei:
  - Schweigepflichtentbindung nach ausreichender Information (informed consent) und unter Berücksichtigung des Gebots der Zweckbindung
  - Gesetzlicher Offenbarungsbefugnis nach Güter- und Interessenabwägung (z. B. bei Kenntnis von Misshandlungen oder Missbrauch von Kindern, ansteckenden Krankheiten, konkreten Plänen der Selbst- oder Fremdgefährdung)

■ **Einsichtsnahmerecht des Patienten:** Patienten haben das Recht, die über sie geführte Krankenakte einzusehen. Das Recht bezieht sich auf objektive Daten (Anamnese, Diagnose, Methoden), aber nicht auf die subjektiven Aufzeichnungen des Therapeuten. Der Therapeut hat das Recht, dem Patienten die Einsicht zu verwehren, wenn durch die Einsichtnahme mit einer Verschlechterung des Gesundheitszustandes oder mit Missbrauch der Daten zu rechnen ist. Dies gilt z. B. wenn die Einsichtnahme psychisch so belastend wäre, dass sich das Suizidrisiko erhöhen würde.

10.1.2 Grundlagen der Basisdokumentation

■ **Ziele der Basisdokumentation:** Die Basisdokumentation dient zur einheitlichen Erfassung einer festgelegten Anzahl grundlegender Merkmale bei allen zu behandelnden Patienten. Ihr Ziel liegt in der Erfüllung gesetzlicher Auflagen (Gesundheitsstrukturgesetz 1993) und in der Erleichterung von Recherchen nach bestimmten Daten (Wassener 1995).

■ **Rolle der Basisdokumentation bei der Qualitätssicherung:** Ohne Basisdokumentation zur Erhebung von Daten können keine Aussagen über die Qualität von Behandlungen gemacht werden.

■ **Mindestanforderungen an eine Basisdokumentation:** Die Basisdokumentation muss zeitnah, regelkonform, vollständig und richtig sein. Die Informationen werden zu Beginn der Therapie, in Form von Zwischenerhebungen und am Ende der Therapie erhoben. Eine Basisdokumentation im psychiatrischen oder psychotherapeutischen Bereich sollte therapieschulenübergreifend, ökonomisch, im stationären und ambulanten Setting verwendbar und auf verschiedenen Stufen im Diagnostik- und Therapieprozess einsetzbar sein. Verbreitete standardisierte bzw. teilstandardisierte Systeme zur Basisdokumentation sind die Psy-Ba-Do (Senf und Heuft 1998), die PSYCHODOK (Laireiter et al. 1998) und die BADO (Cording 1998).

10.2 Therapiebegleitende Evaluation

10.2.1 Grundlagen

■ **Ziele der therapiebegleitenden Evaluation:** Therapieevaluation ist die systematische, datenbasierte Beschreibung und Bewertung von Behandlungsergebnissen im Gesamten und in ihrer Stabilität. Therapiebegleitende Evaluation in ambulanter, stationärer und rehabilitativer Versorgung dient der Überprüfung des Erfolgs der bisher eingesetzten therapeutischen Methoden. Sie sollte etwa in der Mitte und am Ende der Therapie durchgeführt werden.

■ **Begriffserklärungen:**
- **Interne und externe Evaluation:** Interne Evaluation wird von den Mitarbeitern einer Institution oder den Programmentwicklern selbst durchgeführt. Externe Evaluation wird von unabhängigen Evaluatoren umgesetzt.
- **Formative und summative Evaluation:** Bei der formativen Evaluation (Programmevaluation, Prozessevaluation) werden Informationen zur Optimierung einzelner Komponenten eines noch laufenden Programms genutzt, um es zu stabilisieren oder zu verbessern. Die summative (ergebnisorientierte) Evaluation erfolgt nach Durchführung und Fertigstellung einer Maßnahme.
- **Evaluation und Begleitforschung:** Die Begriffe werden weitgehend synonym verwendet. Bei der Evaluation geht es um die Bewertung von Effekten einer Maßnahme. Die Ziele der Begleitforschung können weiter gesteckt sein. Sie wird meist als wissenschaftliche Beratung bei Modellversuchen verstanden.

■ **Verschiedene Formen der Verlaufsdokumentation (z. B. Sitzungsprotokolle, Prozessbögen):** Die Verlaufsdokumentation umfasst
- **Tätigkeitsdaten** (z. B. diagnostische oder therapeutische Intervention),
- **Prozessdaten** (z. B. Motivation des Patienten),
- **Evaluationsdaten** (z. B. Veränderung der Symptomatik),
- **Auffälligkeiten** (z. B. Therapiepausen) und
- **subjektive Eindrücke** (z. B. Gegenübertragungen).

Routinemaßnahmen müssen nicht festgehalten werden. Zur Verlaufsdokumentation können verschiedene Methoden (z. B. Tonbandaufnahmen, Gedächtnisprotokolle oder strukturierte Stundenbeurteilungsbögen) eingesetzt werden. Mit den Stundenbeurteilungsbögen werden beispielsweise Angaben über die Themen der Sitzung, die Probleme innerhalb und außerhalb der Therapie, die Hausaufgaben oder die Planung der weiteren Sitzungen erfasst. Die Verlaufdokumentation soll ermöglichen, dass man schnell die wesentlichen Punkte der Therapie wie Verbesserung oder Verschlechterung des Befindens, Komplikationen, Veränderungen in den Lebensbedingungen des Patienten oder Ergänzungen zu Diagnose und Indikation überschauen kann. Sie dient als Gedächtnisstütze für den Therapeuten, erfüllt die Rechenschaftspflicht gegenüber dem Patienten und erleichtert gegebenenfalls die Weiterbehandlung des Patienten durch einen anderen Therapeuten.

■ **Therapiebegleitende Evaluation versus Qualitätssicherung:** Die Qualitätssicherung ist ein Bestandteil des Qualitätsmanagements. Sie umfasst alle Tätigkeiten, die vorbereitend, begleitend und prüfend die definierte Qualität eines Produktes oder einer Dienstleistung gewährleisten sollen. Die Evaluation ist eine Form der Qualitätssicherungsverfahren. Therapiebegleitende Evaluation dient dazu, dass Patienten eine Behandlung erhalten, die nach dem gegenwärtigen Stand des Wissens für ihre Erkrankung optimal ist.

10.2.2 Effektivität

■ **Unterscheidung von Efficacy und Effectiveness:** Efficacy umschreibt die Wirksamkeit unter Idealbedingungen wie im Experiment. Unter Effectiveness versteht man die Effektivität unter Alltagsbedingungen, also die Wirksamkeit in der klinischen Praxis. Psychotherapie hat ihre Effektivität in diesem doppelten Sinn bewiesen.

10.3 Verlaufs- und Ergebnisbewertung

10.3.1 Therapiedosis

■ **Medikamentenmetapher psychotherapeutischer Wirkungen:** In der Prozessforschung geht man meist implizit davon aus, dass das Motto „viel hilft viel" gilt. Diese generelle Annahme eines linearen oder additiven Zusammenhangs zwischen Aufwand und Wirkung (Medikamentenmetapher) ist jedoch in der Psychotherapie problematisch.

■ **Verlauf der Dosis-Wirkungskurve und Dosis-Wirkungszusammenhänge:** In der Psychotherapie lautet die Dosis-Wirkungsfrage: Welche Patienten haben unter welchen Bedingungen welchen Behandlungsbedarf? Die subjektiven und objektiven Faktoren, die zur Beantwortung dieser Frage beitragen, sind bisher kaum untersucht worden. Erste Forschungen zeigen, dass tendenziell schwer gestörte Patienten einen langsameren Heilungsverlauf zeigen und Variablen wie Wohlbefinden, Symptom oder Lebensbewältigung unterschiedlich schnell auf eine psychotherapeutische Behandlung ansprechen (z. B. Howard et al. 1986, Kordy et al. 1989).

■ **Klassifikation therapeutischer Leistungen unter dem Aspekt der Therapiedosis:** Es gibt Versuche, die Wirtschaftlichkeit von Behandlungen aus der eingesetzten Therapiedosis und dem damit erreichten Ergebnis mathematisch zu bewerten. Dabei schneidet die Psychoanalyse oft schlechter ab als die Verhaltenstherapie.

10.3.2 Zeitliche Aspekte der therapeutischen Wirkung

■ **Zeitliche Stabilität von Therapieeffekten:** Wie stabil die Therapieeffekte über die Zeit sind, ist für viele Störungen unklar. Jede Therapieschule beansprucht für sich hohe Stabilitätswerte. Es gibt allerdings Hinweise, dass strukturelle, lang anhaltende Veränderungen eher durch analytische Therapien erreicht werden können.

■ **Nachträgliche (posttherapeutische) Therapieeffekte:** Langzeitbeobachtungen zeigen, dass Therapieeffekte noch Jahre nach Abschluss einer Behandlung zunehmen können. Einige Studienergebnisse weisen darauf hin, dass dies umso ausgeprägter der Fall ist, je länger die Therapie gedauert hat.

■ **Katamnestische Ergebnismessung:** Zur Untersuchung der Langzeiteffekte von psychotherapeutischen Interventionen ist die Durchführung von Katamnesen notwendig. Es fehlen allerdings noch evaluierte Instrumente zur Katamneseerhebung. Meist findet die Ergebnismessung in einem Abstand von sechs Monaten bis fünf Jahren nach Abschluss der Therapie statt. Überblicksarbeiten weisen darauf hin, dass 5–10% der Psychotherapiepatienten eine Verschlechterung des Zustandes erleben und bei 15–25% keine messbare Veränderung zu finden ist. Der Rest der Patienten profitiert langfristig von der Therapie. Einfluss nehmen dabei neben den Therapeutenvariablen auch die Schwere der Störung, die Therapiemotivation und die Therapieerwartung des Patienten.

10.3.3 Ergebnisevaluation: Methoden und Instrumente

■ **Direkte und indirekte Veränderungsmessung (Prä-post-Status-Messungen):** Bei der direkten Veränderungsmessung wird der Patient zu einem Katamnesemesszeitpunkt befragt und bewertet z. B. mit Angaben von „sehr verschlechtert" bis „sehr verbessert". Bei der indirekten Veränderungsmessung macht der Patient zu zwei oder mehr Messzeitpunkten Angaben über sein Befinden, so dass Differenzwerte berechnet werden können. Durch indirekte Veränderungsmessung ist es möglich, Effektstärken zu bestimmen. Bei der pseudoindirekten Veränderungsmessung erfragt man zu einem Katamnesezeitpunkt den aktuellen Zustand und auch den erinnerten Zustand vor der Intervention und berechnet daraus Differenzwerte.

▪ **Veränderungsfragebögen:** Veränderungsmessung erfolgt z. B. durch:
- Fragebogen zu erlebten gesundheitlichen Veränderungen (FGV, Krampen und von Delius 1981)
- Veränderungsfragebogen des Erlebens und Verhaltens (VEV, Zielke und Kopf-Mehnert 1978)
- Veränderungsprozessbogen (VPB, Grawe 1982)
- Veränderungsfragebogen für Lebensbereiche (VLB, Itten und Grawe 2002)
- Kieler Änderungssensitive Symptomliste (KASSL, Zielke 1979)

▪ **Zielerreichungsskalierung:** Beim Goal Attainment Scaling (GAS, Zielerreichungsbeurteilung, Kirusek und Sherman 1968) formulieren Patient und Therapeut gemeinsam Therapieziele und gewichten sie hinsichtlich ihrer Relevanz. Die Ziele dürfen nicht zu leicht und nicht zu schwer, nicht zu unrealistisch und nicht zu vage formuliert werden. Für jedes Ziel wird eine Verhaltenserwartung gewählt, die vom schlechtmöglichsten bis zum bestmöglichsten Ereignis (fünfstufige Skala von -2 bis $+2$, 0 steht für das erwartete Ergebnis) rangiert. Der Patient schätzt nach einer Intervention seinen Jetzt-Zustand in Bezug auf die Ausgangsituation ein. Der GAS-Score gibt damit Aufschluss über die individuellen Veränderungen.

▪ **Einzelfallbezogene Erfolgsmessung, individualisierte Outcome-Skalen:** Die Einzelfallevaluation ist erforderlich, weil es keine zwei gleichen Psychotherapien gibt und des-

halb die Übertragbarkeit von Ergebnissen sehr schwierig ist. Die Bewertung eines Therapieergebnisses soll in Abhängigkeit von den individuellen Ausgangsbedingungen und den sich daraus ergebenden Therapiezielen erfolgen. Zur individuellen Evaluation werden bei allen Patienten gleiche Kriterien erfasst aber
- die Veränderungen einzelner Merkmale individuell beurteilt,
- individuell unterschiedliche Messverfahren eingesetzt abhängig vom Problem des Patienten oder
- für jeden Patienten individuelle Erfolgskriterien entwickelt (z. B. GAS).

▪ **Aufgaben und Methoden der Katamneseerhebung:** Katamnesen dienen zur Prüfung der Behandlungseffektivität, der Sicherung und Förderung der Behandlungsqualität oder zur Beantwortung von Forschungsfragen. Sie werden als schriftliche Befragung, oft kombiniert mit Erinnerungsschreiben, als persönliches Interview oder als Telefonat durchgeführt. Manchmal werden zum Selbstbericht des Patienten auch noch Fremdaussagen z. B. von Ärzten herangezogen.

10.4 Qualitätssicherung in der psychotherapeutischen Praxis

10.4.1 Grundlagen und Begriffe

- **Aufgaben der Qualitätssicherung:** Durch die Qualitätssicherung werden Aktivitäten auf drei Ebenen beschrieben:
  - Planung: Im Vorfeld des Projektes werden Art, Umfang und Ablauf von Maßnahmen zur Qualitätsprüfung festgelegt.
  - Prüfung: Im Hinblick auf das Sollvorhaben werden Kontrollmaßnahmen durchgeführt.
  - Lenkung: Aufgrund der Ergebnisse aus der Prüfungsphase werden Entscheidungen getroffen.

Durch den Nachweis dieser Aktivitäten im Rahmen der Qualitätssicherung wird die Transparenz der Maßnahme gewährleistet. Das weitere Vorgehen wird damit auf eine objektivere Basis gestellt.

- **Signalfunktion der Qualitätssicherung:** Viele Ansätze der Qualitätssicherung arbeiten mit einer Signalfunktion, die bei einer Abweichung des Ist- vom Soll-Zustand sofort reagiert. So wird zeitnah das Verfehlen der gewünschten Qualität gemeldet. Daneben ist es auch möglich, eine erreichte hohe Qualität zurückzumelden, was eine motivationssteigerndere Wirkung für die Beteiligten haben kann.
- **Rechtliche Aspekte:** Die gesetzlichen Regelungen zur Qualitätssicherung gehen auf eine Initiative der WHO zurück, nach der sich alle Mitgliedsstaaten der Europäischen Gemeinschaft verpflichteten bis zum Jahr 1990 rechtliche Grundlagen zur Sicherung und Verbesserung der Gesundheitssysteme zu schaffen. Entsprechende Regelungen des Bundesgesetzgebers finden sich z. B. im Psychotherapeutengesetz oder im SGB V. Die Sicherung der Qualität der psychotherapeutischen Berufsausübung fällt in die Gesetzgebungskompetenz der Länder, die die Ausgestaltung des Berufsrechts allerdings an die Kammern der Heilberufe delegieren. Daher hat die Psychotherapeutenkammer Ausschüsse zur Aus-, Fort- und Weiterbildung (Strukturqualität), Ausschüsse der Qualitätssicherung (Prozess- und Ergebnisqualität) und den Ausschuss der Berufsordnung (allgemeine Qualitätssicherung) mit der Regelung von Maßnahmen zur Qualitätssicherung beauftragt.

■ **Begriffe:** Man unterscheidet interne (Maßnahmen werden vom Leistungserbringer erbracht) und externe (Standards und Kriterien werden von außen vorgegeben) Qualitätssicherung. Die Schwerpunkte liegen in der:

- **Strukturqualität:** Sie bezieht sich auf die Rahmenbedingungen, wie z. B. die sachlichen, personellen und strukturellen Voraussetzungen einer Heilbehandlung (personelle und räumliche Ausstattung,

Qualifizierungsmaßnahmen der Mitarbeiter, interne Vernetzung durch Teamsitzungen usw.).
- **Prozessqualität:** Sie bezieht sich auf die Durchführung und den Verlauf einer Leistung, wie z. B. einer Therapie (Übereinstimmung mit anerkannten Standards, Kooperation und interdisziplinäre Zusammenarbeit, Dokumentation usw.).
- **Ergebnisqualität:** Sie bezieht sich auf die Erreichung genereller und individueller Ziele (z. B. Auswirkungen der Behandlung hinsichtlich Morbidität, Heilungsdauer, Lebensqualität usw.).

10.4.2 Maßnahmen der Qualitätssicherung in der Praxis

■ **Strukturqualität und Rahmenbedingungen:**

- **Qualifizierung des therapeutischen Personals:** Das Angebot von Fortbildungs- und Qualifizierungsmaßnahmen z. B. durch die Psychotherapeutenkammer wird der Sicherung der Strukturqualität zugeordnet. Man unterscheidet Fortbildung und Qualifizierung im Bereich der
  - theoretischen Vertiefung,
  - praktisch-klinischen Tätigkeit,
  - Supervision, Intervision (kollegiale Supervision innerhalb eines Teams) und Selbsterfahrung.
- **Vereinbarung von Leitbildern und Ethikkodes:** Die Richtlinien, wie sie von Berufsverbänden aufgestellt werden, regeln den Umgang mit Patienten, Ausbildungskandidaten und Kollegen. Das Verhalten von Therapeuten soll sich an Kriterien wie Gleichheit, Fürsorge, Nichtschädigung und Autonomiebewahrung orientieren.
- **Ermittlung und Vereinbarung von Kriterien, Normen und Standards:** Bei der Qualitätssicherung wird das Ausmaß an erreichter Qualität an der Erfüllung oder Nicht-Erfüllung von vorher festgelegten Kriterien, Normen oder Standards gemessen. Deren Erfassung ist bei psychotherapeutischen Behandlungen im Vergleich zum Bereich der

Industriegüterproduktion oder Dienstleistung erschwert, weil
- die Vorgaben des Patienten weniger präzise sind als die des Kunden,
- das erwartete Ausmaß an Heilung nicht bestimmbar ist,
- die subjektive Patientenzufriedenheit nur schwer erfassbar ist,
- der Verlauf und das Ergebnis der Behandlung schwer vorhersehbar sind.

Ein in Kliniken weit verbreitetes Qualitätssicherungsprogramm gemäß der DIN ISO Norm basiert auf folgenden fünf Punkten (DIN ISO 9004 Teil 2, 1992):
- Strukturerhebung, Erfassung des Konzepts, z. B. in Bezug auf das Leistungsspektrum, die Vernetzung, das Selbstverständnis der Einrichtung, der Dokumentation oder der Fortbildungen
- Erstellung von Patiententherapieplänen zur Dokumentation von Art, Umfang und Abfolge der diagnostischen und therapeutischen Leistungen
- Qualitätsscreening/Peer-Review-Verfahren, bei dem Fachkollegen anhand einer Stichprobe von Entlassungsberichten die Prozess- und Ergebnisqualität der Einrichtung beurteilen
- Patientenbefragung: Entlassene Patienten werden zur Beurteilung der Ergebnisqualität befragt.
- Qualitätszirkel zur internen Qualitätssicherung, damit zurückgemeldete Ergebnisse bearbeitet werden

- **Standardisierung der Therapievorbereitung**: Beim Einsatz von Basisdokumentationssystemen (s. 10.1.2, S. 190) wird unter anderem die Patientendokumentation mit Kontaktaufnahme und Registrierung der soziodemografischen Daten, die Anamneseerhebung und die Diagnostik zu Therapiebeginn relativ stark standardisiert.
- **Manualisierung von Therapieprogrammen:** Es gibt eine Tendenz zur Manualisierung in der Psychotherapie – vor allem im Bereich der kognitiv-behavioralen Behandlungsansätze. Manuale scheinen besonders Berufsanfängern in der Psychotherapie zu nützen. Beachtet werden muss, dass der Er-

folg einer Psychotherapie mehr von unspezifischen Wirkfaktoren (s. 1.1.2, S. 6 f.) abzuhängen scheint als vom Einsatz einzelner Techniken. Die flexible Abstimmung der Interventionen auf den Einzelfall muss gewährleistet bleiben.

■ **Qualitätssicherung des therapeutischen Vorgehens und des Therapieergebnisses:**
- **Qualitätszirkel bzw. -treffen:** Bei diesen soziotechnischen Instrumenten treffen sich kleine Gruppen von Mitarbeitern (meist aus verschiedenen Berufsgruppen der unteren Hierarchieebene) regelmäßig und auf freiwilliger Basis, um Probleme aus ihrem unmittelbaren Arbeitsbereich zu besprechen und Lösungen zu entwickeln, die sie teilweise auch selbst umsetzen oder aber weiterleiten. So soll das Wissen und die Innovationskraft der Mitarbeiter genutzt, die Arbeitszufriedenheit gesteigert und die Identifikation mit der Institution gefördert werden.
- **Externe und interne Supervision:** Supervision ist ein Beratungskonzept, das zur Sicherung und Verbesserung beruflicher Arbeit genutzt wird. Sie ist Reflexion und nicht Instruktion, gemeinsame Erörterung und nicht Schulung. Die Haltung von Supervisoren ist gekennzeichnet durch Allparteilichkeit, Ergebnisoffenheit, kritische Loyalität und Interesse an einer nachhaltigen Verbesserung von Arbeitsbedingungen und Arbeitsergebnissen. Manche Institutionen beschäftigen hauptamtliche Supervisoren (interne Supervision). Bei der externen Supervision werden Fachleute von außen zur Supervision engagiert.
- **Intervision:** Intervision ist eine Art Gruppensupervision ohne Supervisor. Die Teilnehmer einer solchen Gruppe supervidieren sich gegenseitig.
- **Standardisierung der Ergebnis- und Erfolgsbewertung:** Vergleiche zwischen Studien zur Ergebnisforschung sind nur bei einer standardisierten Erfolgsmessung möglich. Es gibt Ansätze einheitliche störungsübergreifende und -spezifische Messinstrumente zur Erfolgsmessung zusam-

menzustellen. Dabei können die Verfahren je nach therapeutischer Schule differieren, solange sie eine identische Funktion haben (Konzept der funktionalen Äquivalente). Die Festlegung der Kriterien für einen Therapieerfolg bzw. -misserfolg ist problematisch. Einen Ansatz bietet z. B. der Bewertungsalgorithmus der klinisch bedeutsamen Veränderung. Nach diesem Konzept liegt das Ziel der Behandlung darin, dass die bei Beginn außerhalb eines Normbereichs liegenden psychometrischen Werte bei Entlassung im Normbereich liegen und dass sich Werte im Normbereich nicht verschlech-

tern. Wenn die negativen Veränderungen gegenüber den positiven überwiegen oder zu geringe positive Veränderungen auftreten, hatte die Therapie keinen Erfolg.

- **Katamneseerhebung:** Vor allem im Suchtbereich wird versucht eine Qualitätssicherung über die Standardisierung von Katamneseerhebungen zu erreichen – auch durch Berechnungen der Abstinenzraten und der Rückfallquoten nach einheitlichen Regeln. Probleme ergeben sich daraus, dass die Rücklaufquoten bei Katamneseerhebungen oft gering und selektiv sind.

11 Berufsethik und Berufsrecht, medizinische und psychosoziale Versorgungssysteme, Organisationsstrukturen des Arbeitsfeldes, Kooperation mit Ärzten und anderen Berufsgruppen

11.1 Berufsethik und Berufsrecht

11.1.1 Grundprinzipien

Nach dem 4-Prinzipien-Modell der Medizinethik von Beauchamp und Childress (2001) gelten als wesentliche ethische Prinzipien:

- **Nichtschädigung (non-maleficence)**: Verbot, einen Schaden an Leib, Leben, Eigentum und Psyche zu verursachen
- **Autonomie (respect for autonomy)**: Forderung, die Wünsche und Ziele anderer ohne Bevormundung zu respektieren
- **Fürsorge (beneficence)**: Recht auf Besserung von Leidenszuständen
- **Gleichheit (justice)**: Gleichbehandlung aller; Gerechtigkeit unabhängig von Nationalität, Geschlecht, sexueller Orientierung, finanziellen Möglichkeiten usw.

11.1.2 Psychotherapeutengesetz

■ **Approbation:** Nach dem Psychotherapeutengesetz setzt die Approbation zum Psychologischen Psychotherapeuten den Nachweis über die bestandene Prüfung im Studiengang Psychologie mit dem Fach Klinische Psychologie und den erfolgreichen Abschluss einer Ausbildung zum Psychologischen Psychotherapeuten oder Kinder- und Jugendlichenpsychotherapeuten mit staatlicher Prüfung voraus (Behnsen 1999, Pulverich 1999). Bei Kinder- und Jugendlichenpsychotherapeuten kann die Grundausbildung auch in einem Studium der Pädagogik oder Sozialpädagogik bestehen. Die Approbation kann nicht erteilt werden, wenn sich der Antragsteller eines Verhaltens schuldig gemacht hat, aus dem sich die Unwürdigkeit oder Unzuverlässigkeit zur Ausübung des Berufs ergibt, oder wenn er wegen körperlicher bzw. geistiger Gebrechen oder Sucht zur Ausübung des Berufs unfähig oder ungeeignet erscheint.

■ **Berufsausübung:** Nach Artikel 1, § 1 des Psychotherapeutengesetzes darf heilkundliche Psychotherapie nur ausgeübt werden, wenn eine Approbation zum „Psychologischen Psychotherapeuten" oder „Kinder- und Jugendlichenpsychotherapeuten" vorliegt.

■ **Psychotherapeutenkammer:** Mit dem Psychotherapeutengesetz von 1998 wurden der „Psychologische Psychotherapeut" und der „Kinder- und Jugendlichenpsychotherapeut" als zwei neue Heilberufe staatlich anerkannt. Die Gesetze für Heilberufe werden von den Bundesländern erlassen, die auch die rechtlichen Voraussetzungen für die Einrichtung von Psychotherapeutenkammern als Selbstverwaltungsorgane geschaffen haben. Die Psychotherapeutenkammern sollen unter anderem die Berufsaufsicht über die Mitglieder ausüben, für die Wahrung des Ansehens des Berufsstandes eintreten, in Fragen der Berufsausübung beraten, bei Streitigkeiten vermitteln und Maßnahmen zur Qualitätssicherung ergreifen.

11.1.3 Rechtsstellung von Kindern und Jugendlichen

■ **Einsichts- und Urteilsfähigkeit von Kindern und Jugendlichen:** Kinder und Jugendliche sind graduell einsichts- und urteilsfähig, wobei die Einwilligungsfähigkeit mit dem Alter (s. unten) zunimmt. Wenn das Kind oder der Jugendliche aufgrund der nötigen Reife die umfassende Bedeutung einer Behandlung einsehen kann, kann es/er selbst über die Therapie entscheiden. Bei schwerwiegender Therapieentscheidung haben die Eltern allerdings ein Zustimmungsrecht.

■ **Geschäftsfähigkeit von Kindern:** Kinder unter sieben Jahren sind vollkommen geschäftsunfähig. Bis zu diesem Alter werden alle Entscheidungen von den Erziehungsberechtigten getroffen. Zwischen dem 7. und 14. Lebensjahr sind die unmündigen Minderjährigen beschränkt geschäftsfähig. Sie haben Rechte aber keine Pflichten. In diesem Alter müssen Patient und Erziehungsberechtigter bei Behandlungen zustimmen. Jugendliche zwischen 14 und 18 Jahren sind mündige Minderjährige. Sie sind erweitert geschäftsfähig. Über leichte Eingriffe kann der Patient selbst entscheiden, wenn die notwendige geistige Reife für diese Entscheidung gegeben ist.

■ **Abwendung von Gefahren für das Kind:** Nach dem Jugendschutzgesetz (früher Gesetz zum Schutze der Jugend in der Öffentlichkeit) müssen die zuständigen Behörden oder Stellen aktiv werden, wenn sich Kinder und Jugendliche an Orten aufhalten, an denen ihnen eine unmittelbare Gefahr für ihr körperliches, geistiges oder seelisches Wohl droht (s. auch unten „Kindeswohlgefährdung") (Bundesgesetzblatt 2002).

■ **Selbstbestimmungsrecht von Kindern und Jugendlichen und elterliches Erziehungsrecht:** Nach dem Grundgesetz haben die Eltern das Erziehungsrecht gegenüber dem Kind. Bis zum 14. Lebensjahr üben sie faktisch alle Teile des Selbstbestimmungsrechtes für die Kinder aus. Ab diesem Alter können bei gegebener Reife bestimmte Rechte auch von Jugendlichen wahrgenommen werden. Im Bürgerlichen Gesetzbuch ist geregelt, dass Eltern die Pflicht haben, die zunehmenden Fähigkeiten und das steigende Bedürfnis der Heranwachsenden ab dem 14. Lebensjahr zu selbstständigem und verantwortungsbewusstem Handeln zu berücksichtigen.

■ **Behandlungsvertrag mit Jugendlichen:** Minderjährige können zwar die Einwilligung zur Behandlung geben, das zugrunde liegende Rechtsgeschäft im Sinne des Behandlungsvertrags kann jedoch nur mit den Eltern abgeschlossen werden.

■ **Kindeswohl und Gefährdung des Kindeswohles:** Wenn das körperliche, geistige oder seelische Wohl des Kindes oder sein Vermögen durch missbräuchliche Ausübung der elterlichen Sorge, Vernachlässigung des Kindes, unverschuldetes Versagen der Eltern oder das Verhalten eines Dritten gefährdet wird, so hat das Familiengericht die zur Abwendung der Gefahr erforderlichen Maßnahmen zu treffen.

■ **Schuldfähigkeit und strafrechtliche Verantwortung von Jugendlichen:** Kinder sind absolut schuldunfähig. Sie können also – unabhängig von ihrem Entwicklungsstand – nicht bestraft werden. Die strafrechtliche Verantwortung beginnt mit dem 14. Lebensjahr. Der Jugendliche ist ab diesem Alter bedingt schuldfähig und strafmündig. Im Strafrecht wird man bis zum 21. Lebensjahr als Heranwachsender behandelt. Bei entsprechendem sittlichem und geistigem Entwicklungsstand wird bis zu diesem Alter Jugendstrafrecht angewendet.

■ **Jugendschutzvorschriften:** Die Vorschriften gelten für Kinder und Jugendliche mit bzw. ohne Aufsichtsperson. Unter anderem werden der Aufenthalt an jugendgefährdenden Orten, die Abgabe von Alkohol, die Teilnahme an Glücksspielen und das Rauchen in der Öffentlichkeit geregelt. Eltern können die Grenzen der Jugendschutzvorschriften enger, aber nicht weiter setzen.

■ **Jugendgerichtsgesetz:** Das Jugendgerichtsgesetz (JGG, Bundesgesetzblatt 1974) regelt das Jugendstrafrecht. Es ist auf alle strafmündigen Jugendlichen also auf alle Jugendlichen vom 14. bis zum 18. Lebensjahr anwendbar. Heranwachsende bis zum 21. Lebensjahr fallen unter das JGG, wenn ihre Einsichts- und Verantwortungsfähigkeit dies notwendig macht. Das Gesetz ist vom Erziehungsgedanken geprägt und enthält umfangreiche Erziehungsmaßregeln.

11.1.4 Rechtsbeziehung Psychotherapeut – Patient

- **Zivilrechtliche Aspekte (Haftung, Kontrakte):** Der Behandlungsvertrag kommt in der Regel dadurch zustande, dass sich der Patient in die Behandlung begibt. Es handelt sich um einen Dienstvertrag, in dem der Therapeut dem Patienten eine sorgfältige, dem gegenwärtigen Kenntnisstand entsprechende Leistung, aber keinen Heilerfolg schuldet. In ihm wird unter anderem geregelt
  - freie Therapeutenwahl,
  - Sorgfaltspflicht,
  - Informationspflicht,
  - Aufklärungspflicht und Einwilligung,
  - Dokumentationspflicht und
  - Schweigepflicht.

  Liegt ein haftungsbegründeter Tatbestand durch schuldhafte Behandlungsfehler vor, hat der Patient ein Recht auf Schadensersatz oder Schmerzensgeld. Diese muss er in einer Zivilrechtsklage einklagen, wenn die gütliche Einigung misslingt. Grundsätzlich trägt der Patient die Beweislast. Fehlt der Beleg über die Patientenaufklärung oder die Dokumentation, kann sich die Beweispflicht umkehren.

- **Behandlungsfehler:** Behandlungsfehler liegen vor, wenn das Verhalten des Therapeuten bei Anlegung des geltenden Ausbildungs- und Wissensmaßstabes nicht mehr verantwortbar ist, Sorgfalt vermissen lässt und damit unsachgemäß ist. Dies ist beispielsweise der Fall bei Verstößen gegen die Abstinenzregel (z. B. Missbrauch von Patientinnen), beim Nichterkennen von Suizidalität oder bei mangelhafter Koordination zwischen Behandlern. Damit Ansprüche auf Schadensersatz und Schmerzensgeld geltend gemacht werden können, müssen die Behandlungsfehler schuldhaft, das heißt vorsätzlich oder fahrlässig zustande gekommen sein. Grundsätzlich trägt der Patient die Beweispflicht. Wenn die Aufklärungs- oder Dokumentationspflicht vernachlässigt wurde, kehrt sich die Beweispflicht um.

■ **Aufklärung und Einwilligung (informed consent):** Psychotherapeuten müssen dem Patienten grundsätzlich Diagnose, Therapieplan, mögliche Behandlungsrisiken und Behandlungsalternativen mitteilen. Die Aufklärung umfasst auch Informationen über die Rahmenbedingungen wie Honorar, Sitzungsdauer und -frequenz. Jeder Patient hat das Recht frei und selbstbestimmt über seine Behandlung zu entscheiden. Der klinisch tätige Therapeut muss gegebenenfalls die Einwilligungsfähigkeit des Patienten individuell beurteilen.

■ **Dokumentationspflicht:** Der Therapeut ist verpflichtet, alle für die Behandlung wichtigen Umstände aufzuzeichnen und diese Dokumentation mindestens zehn Jahre aufzubewahren. Sie muss so formuliert sein, dass sie gegebenenfalls den Patienten oder Weiterbehandler über den Behandlungsweg informiert.

■ **Einsichtsrecht des Patienten:** Grundsätzlich haben Patienten auch nach Abschluss ihrer Therapie das Recht auf Einsicht in ihre Krankenakten. Im Bereich der Psychiatrie und Psychotherapie kann der Therapeut dieses Recht verweigern, wenn die Information in der Krankenakte zu psychischer Beeinträchtigung führen würde oder missbräuchlich verwendet werden könnte. Auf persönliche Notizen zu subjektiven Eindrücken oder Wahrnehmungen des Therapeuten hat der Patient kein Zugriffsrecht.

■ **Schweigepflicht und Zeugnisverweigerungsrecht:** Nach dem Strafgesetzbuch gilt bei der Psychotherapie grundsätzlich die Schweigepflicht (s. auch 10.1.1, S. 189 f.). Sie hat auch Gültigkeit in Zivil- und Verwaltungsprozessen. In Strafprozessen haben Psychologische Psychotherapeuten und Kinder- und Jugendlichenpsychotherapeuten ein Zeugnisverweigerungsrecht über alles, was ihnen in dieser Eigenschaft anvertraut oder bekannt geworden ist. Dies gilt nicht für Diplom-Psychologen, wenn sie nicht Mitarbeiter in einer Beratungsstelle für Schwangerschaftsberatung oder Betäubungsmittelabhängigkeit sind. Bei Kenntnis über Schwerverbrechen oder der Ausbreitung von gefährlichen Erkrankungen besteht grundsätzlich Offenbarungspflicht. Bei Selbst- oder Fremdgefährdung muss der Therapeut in Abwägung zwischen Schweige- und Fürsorgepflicht die erforderlichen Vorkehrungen zur Gefahrenabwehr treffen. Bei Fremdgefährdung muss er auch auf seine eigene Sicherheit achten.

■ **Besonderheiten der Schweigepflicht in der Paar-, Familien-, Kinder- und Jugendlichentherapie:** Grundsätzlich gelten in der Psychotherapie die Bestimmungen des Datenschutzes und der Schweigepflicht. Informationen werden nur nach Rücksprache und mit dem Einverständnis der Betroffenen weitergegeben. Dies soll auch bei der Behandlung Minderjähriger gelten. Nur wenn psychotherapeutische Erfordernisse eine Abweichung unabdingbar machen, kann die Verschwiegenheit gegenüber den Sorgeberechtigten aufgehoben werden.

11.1.5 Rechtsbeziehung Psychotherapeut – Krankenkasse

■ **Vertragsärztliche Leistung:** Der Bundesmantelvertrag zwischen der Kassenärztlichen Bundesvereinigung und den Spitzenverbänden der Krankenkassen wurde dem Psychotherapeutengesetz angepasst. Neben ärztlichen Psychotherapeuten gehören auch Psychologische Psychotherapeuten und Kinder- und Jugendlichenpsychotherapeuten zum Kreis der Behandler. Die Zulassung zur vertragsärztlichen Versorgung durch den Zulassungsausschuss setzt die Eintragung in das Psychotherapeutenregister der Kassenärztlichen Vereinigung voraus. Dazu müssen die Approbation und der Fachkundenachweis für ein Richtlinienverfahren (Verhaltenstherapie, analytische Therapie, tiefenpsychologisch fundierte Psychotherapie) vorgelegt werden.

■ **Notwendigkeit, Zweckmäßigkeit, Wirtschaftlichkeit:** Im Hinblick auf die Leistungspflicht der Gesetzlichen Krankenversicherung beurteilt das Gutachterverfahren die Notwendigkeit, Zweckmäßigkeit und Wirtschaftlichkeit einer Psychotherapie auch hinsichtlich ihres Umfanges.
- **Ausreichend:** Die Leistung darf nicht ungenügend sein.
- **Notwendig:** Es darf nicht mehr geschehen als zur Erzielung des Heilerfolges geschehen muss. Nur das unvermeidliche, zwangsläufige, unentbehrliche und erforderliche Maß einer Leistung soll im Einzelfall eingesetzt werden.
- **Zweckmäßig:** Zweckmäßig ist eine Leistung dann, wenn sie auf die Behandlung einer Krankheit objektiv ausgerichtet und hinreichend wirksam ist.
- **Wirtschaftlich:** Stehen mehrere Heilmethoden zur Verfügung, die ausreichend, notwendig und zweckmäßig sind, dann wird die wirtschaftlichste also effizienteste gewählt.

■ **Antragsverfahren:** Eine Psychotherapie ist keine Regelleistung der Krankenkassen, sondern wird nur auf Antrag des Patienten gewährt, wenn ein unabhängiger Gutachter die Behandlung befürwortet. Im Antrag legt der Therapeut nach den probatorischen Sitzungen die Diagnose dar, begründet die Indikation und beschreibt Art und Umfang der geplanten Therapie (Bericht an den Gutachter). Außerdem muss der Konsiliarbericht eines Arztes beigelegt werden. Grundsätzlich wird von den Krankenkassen nur ein Psychotherapieverfahren genehmigt, das den Richtlinien entspricht und das von einem zugelassenen Therapeuten durchgeführt wird.

11.1.6 Rechtsbeziehung Psychotherapeut – Staat, Gesellschaft

■ **Psychotherapeutenkammer:** Die Landespsychotherapeutenkammern und die Bundespsychotherapeutenkammer als ihre Arbeitsgemeinschaft vertreten die Interessen der rund 30000 Psychologischen Psychotherapeuten und Kinder- und Jugendlichenpsychotherapeuten in Deutschland gegenüber der Politik und der Gesellschaft.

■ **Fachverbände:** Es gibt eine Vielzahl von psychotherapeutischen Berufsverbänden und Fachverbänden, die sich zum Teil zusammengeschlossen haben, wie z. B. in die:
- Allianz psychotherapeutischer Berufs- und Fachverbände
- Arbeitsgemeinschaft der Richtlinienverbände (AGR)
- Arbeitsgemeinschaft Psychotherapie (AGP)
- Ständige Konferenz ärztlicher psychotherapeutischer Verbände

Ihre Aufgaben liegen unter anderem in der Interessenvertretung ihrer Mitglieder durch das Bemühen um Mitwirkung an gesundheitspolitischen Entscheidungen.

■ **Organisationsstrukturen:** Die Psychotherapeuten werden durch das Psychotherapeu-

tengesetz in die kassenärztliche Organisationsstruktur eingegliedert.

11.2 Strukturen der psychotherapeutischen Versorgung

11.2.1 Sozialrechtliche Grundlagen

■ **Aufgaben und Leistungen der gesetzlichen Krankenversicherung:** Nach dem Sozialgesetzbuch V haben Versicherte von gesetzlichen Krankenversicherungen Anspruch auf Leistungen
- zur Verhütung von Krankheiten und deren Verschlimmerung,
- zur Früherkennung von Krankheiten,
- zur Behandlung von Krankheiten,
- zur medizinischen Rehabilitation sowie
- auf unterhaltssichernde und andere ergänzende Leistungen, um eine Behinderung oder Pflegebedürftigkeit abzuwenden, zu beseitigen, zu mindern, auszugleichen, ihre Verschlimmerung zu verhüten oder ihre Folgen zu mindern.

■ **Aufgaben und Leistungen der gesetzlichen Rentenversicherung:** Die Aufgaben der Rentenversicherung (Sozialgesetzbuch VI) liegen in der Erhaltung, Besserung und Wiederherstellung der Erwerbsfähigkeit, der Gewährung von Renten an Versicherte wegen Erwerbsminderung und von Altersruhegeld sowie der Gewährung von Renten an Hinterbliebene. Außerdem gehören auch Maßnahmen zur Verbesserung der gesundheitlichen Verhältnisse in der Bevölkerung zum Aufgabengebiet der Rentenversicherungsträger.

■ **Aufgaben und Leistungen der gesetzlichen Unfallversicherung:** Die gesetzliche Unfallversicherung tritt nach dem siebten Buch des Sozialgesetzes (SGB VII) bei Berufskrankheiten und bei Unfällen bei der Arbeit oder auf dem Arbeitsweg ein. Die Berufsgenossenschaften übernehmen die Haftung für Risiken der Betriebe. Sie haben den Auftrag, arbeitsbedingte Gesundheitsgefahren zu verhüten und nach Eintritt eines Versicherungsfalls den Betroffenen und gegebenenfalls seine Angehörigen zu entschädigen.

■ **Aufgaben und Leistungen der gesetzlichen Pflegeversicherung:** Im elften Buch des Sozialgesetzes (SGB XI) ist die Pflegeversicherung geregelt. Im Bedarfsfall werden Pflegesachleistungen, Pflegegeld für selbstbeschaffte Pflegehilfen, Kombination von Geld- und Sachleistung, häusliche Pflege bei Verhinderung der Pflegeperson, Pflegehilfsmittel, Pflegekurse, Leistungen zur sozialen Sicherung der Pflegepersonen und Leistungen des persönlichen Budgets gewährt. Die Pflegeversicherung tritt ein bei Tages-, Nacht-, Kurzzeit- und vollstationärer Pflege. Art und Umfang der Leistungen richten sich nach der Schwere der Pflegebedürftigkeit und danach, ob häusliche, teilstationäre oder vollstationäre Pflege in Anspruch genommen wird.

■ **Aufgaben und Leistungen der Bundesagentur für Arbeit:** Die Bundesagentur für Arbeit ist zuständig für die Durchführung der Regelungen nach dem dritten Buch des Sozialgesetzbuches (SGB III) zur Arbeitsförderung. Zu ihren Aufgaben gehören Arbeitsvermittlung, Berufsberatung, Arbeitgeberberatung, Förderung der beruflichen Bildung, aktive Arbeitsmarktpolitik, Förderung der Chancengleichheit von Frauen, Gewährung von Geldleistungen, Führung der Arbeitsmarktstatistiken und Bekämpfung illegaler Beschäftigung.

■ **Aufgaben und Leistungen der Sozialhilfe für psychisch kranke Menschen:** Nach dem Bundessozialhilfegesetz erhält derjenige keine Sozialhilfe, der sich selbst helfen kann oder die notwendige Hilfe von anderen erhalten kann. Bei der Sozialhilfe unterscheidet man die Hilfe zum Lebensunterhalt und die Hilfe in besonderen Lebenslagen. Bei psychisch kranken Menschen werden z. B. Eingliederungshilfe, Pflege in Einrichtungen, teilstationäre Betreuung oder Krankenhilfekosten durch die Sozialhilfe

finanziert. Die Sozialhilfe trägt auch den größten Teil der Kosten für rehabilitative Leistungen bei psychisch kranken Menschen.

11.2.2 Professionelle psychotherapeutische Kompetenz, Praxisfelder

■ **Spezifische Fort- und Weiterbildung von Ärzten, Psychologischen Psychotherapeuten und Kinder- und Jugendlichenpsychotherapeuten:** Psychologische Psychotherapeuten oder Psychologische Kinder- und Jugendlichenpsychotherapeuten haben an einer staatlich anerkannten Ausbildungsstätte eine Ausbildung mit Vertiefung in Verhaltenstherapie, tiefenpsychologisch fundierter Therapie oder Psychoanalyse im Umfang von 4200 Stunden abgeleistet. Dies gilt auch für Sozialpädagogen oder Pädagogen, die als Kinder- und Jugendlichenpsychotherapeut tätig sind. Ärztliche Psychotherapeuten haben nach ihrem Medizinstudium eine psychotherapeutische Weiterbildung absolviert, die sie zum Tragen der Zusatzbezeichnung „Psychotherapie" (tiefenpsychologisch oder verhaltenstherapeutisch) oder „Psychoanalyse" berechtigt bzw. mit der Prüfung zum Facharzt für Psychiatrie und Psychotherapie oder für psychotherapeutische Medizin abschließt. Allgemeinmediziner oder Ärzte anderer Fachrichtungen, die sich über das übliche Maß hinaus in der psychosozialen Betreuung von Patienten engagieren, können Curricula der psychosomatischen Grundversorgung belegen. Die Fort- und Weiterbildung der Psychotherapeuten dient der Sicherung, Erweiterung und Aktualisierung des erworbenen theoretischen und praktischen Wissens.

■ **Ambulante Psychotherapie** erfolgt in
- **der Allgemeinarztpraxis:** Hausärzte können sich durch die Teilnahme am Curriculum psychosomatische Grundversorgung speziell weiterbilden.
- **der Gebietsarztpraxis:** Der Gebietsarzt oder Facharzt für Psychiatrie und Psychotherapie hat eine fünfjährige Weiterbildungszeit (davon ein Jahr in der Neurologie) absolviert.

- **der fachpsychologischen Praxis:** Approbierte Psychotherapeuten können eine Zulassung erwerben und sich niederlassen. Im Kassenbereich ist die Niederlassung reglementiert.
- **der Ambulanz:** Die Aufgabe der psychiatrischen Ambulanz ist die Verkürzung oder Vermeidung eines stationären Aufenthaltes durch eine ambulante Nachsorge. Unter Umständen wird eine aufsuchende Behandlung durchgeführt. Das Team ist multiprofessionell und arbeitet mit extramuralen Einrichtungen eng zusammen.
- **einem Weiterbildungsinstitut:** Zu Ausbildungszwecken führen zukünftige Psychologische Psychotherapeuten und Kinder- und Jugendlichenpsychotherapeuten unter Aufsicht Psychotherapien durch.

■ (Teil-)Stationäre Psychotherapie:
- **Fachabteilung:** In Kliniken können sich z. B. Fachabteilungen für Psychiatrie, Psychotherapie, Kinder- und Jugendpsychiatrie oder Suchtmedizin befinden.
- **Abteilung in der Psychiatrie:** In einigen psychiatrischen Kliniken gibt es spezielle psychotherapeutische Abteilungen.
- **Integrierte psychosomatische Abteilung:** Psychosomatische Abteilungen nennen sich oft auch Abteilungen für psychosomatische Medizin und können z. B. in Universitätskliniken oder Rehabilitationskliniken angesiedelt sein. Es gibt jedoch auch eigenständige psychosomatische Kliniken.
- **Rehabilitationsklinik:** Es gibt Forderungen, nach denen in jeder Rehabilitationsklinik zumindest eine Stelle mit einem Psychotherapeuten besetzt sein soll. Dies ist nicht überall der Fall.
- **Somatisches Akutkrankenhaus:** Im somatischen Akutkrankenhaus wird Psychotherapie meist als Konsiliardienst angeboten.
- **Psychiatrie:** In der Psychiatrie arbeitet ein multiprofessionelles Team mit unterschiedlicher psychotherapeutischer Aus- und Weiterbildung.

■ Konsiliar- und Liaisonpsychotherapie:
Konsiliaranfragen kommen von allen Bereichen der Medizin. Im Konsiliarmodell ist der Therapeut institutionell von der anfragenden Einrichtung unabhängig. Er besucht den Patienten auf dessen Station oder untersucht ihn in der eigenen Institution. Im Liaisonmodell ist der Therapeut in die Stationsarbeit integriert und damit Teil des Teams. Aufgaben bei beiden Modellen sind Diagnostik, Erarbeitung eines Behandlungsvorschlags, Mitbehandlung bei Komorbidität, Unterstützung bei der Krankheitsbewältigung, Sterbebegleitung, Hilfe bei schlechter Compliance, Unterstützung der Angehörigen oder soziale Beratung. Unter Umständen kann auch die psychotherapeutische Arbeit mit dem Team zum Aufgabenfeld gehören.

■ Sozialpsychiatrische Dienste:
In den meisten Bundesländern sind die sozialpsychiatrischen Dienste bei den Gesundheitsämtern angesiedelt. Zielgruppe sind chronisch psychisch kranke Menschen, die oft von Sozialpädagogen, Sozialarbeitern und von Fachkrankenpflegepersonal für Psychiatrie betreut werden.

■ Professionelle Kompetenz außerhalb des heilkundlichen Kontextes bei Pädagogen, Lehrern, Erziehern, Juristen mit definierter Fortbildung:
Es gibt eine Vielzahl von psychotherapeutischen Fortbildungen vornehmlich für Berufsgruppen in beratender Funktion. Diese befähigen jedoch nicht zur eigenständigen psychotherapeutischen Arbeit und sind daher nicht mit den Ausbildungen nach dem Psychotherapeutengesetz gleichzusetzen. Der nicht heilkundliche Kontext umfasst ein breites Feld an Beratungstätigkeit, Ausbildung, Coaching, Supervision etc. Wenn die Tätigkeit nicht heilkundlich ist, spricht man von der Arbeit mit Klienten und nicht mit Patienten.

- **Aufgaben im Zusammenhang mit dem Kinder- und Jugendhilfegesetz:** Nach dem Kinder- und Jugendhilfegesetz (KJHG) im achten Sozialgesetzbuch (SGB VIII) haben Erziehungsberechtigte einen rechtlichen Anspruch auf psychotherapeutische Hilfe, wenn dieser Bedarf von einem fachdiagnostischen Dienst festgestellt wird. Unter anderem kann bei Kindern und Jugendlichen, die seelisch behindert sind oder die von einer solchen Behinderung bedroht sind, Eingliederungshilfe gewährt werden. Im Einzelfall kann sie

- in ambulanter Form,
- in Tageseinrichtungen,
- durch geeignete Pflegepersonen und
- in Wohnformen

geleistet werden.

- **Jugendhilfe:** Unter Jugendhilfe werden alle Leistungen des Jugendamtes, wie sie im achten Sozialgesetzbuch (SGB VIII) formuliert sind, zusammengefasst. Dabei handelt es sich unter anderem um:
  - Angebote der Jugendsozialarbeit
  - Angebote der Familienförderung
  - Hilfen zur Erziehung
  - Hilfen für junge Volljährige
  - Inobhutnahme von Kindern und Jugendlichen
  - intensive sozialpädagogische Einzelbetreuung
  - Fachaufsicht der freien Träger, wie z. B. Diakonie oder ASB

Literatur

Abele-Brehm A, Brehm W (1986). Zur Konzeptualisierung und Messung von Befindlichkeit. Die Entwicklung der „Befindlichkeitsskalen" (BFS). Diagnostica; 32, Heft 3: 209–28.

Ainsworth MDS (1977). Feinfühligkeit versus Unempfindlichkeit gegenüber den Signalen des Babys. In: Grossmann KE (Hrsg). Entwicklung der Lernfähigkeit in der sozialen Umwelt München: Kindler.

Ainsworth MDS, Blehar MC, Waters E, Wall SN (1978). Patterns of attachment: A psychological study of the strange situation. Hillsdale, NJ: Erlbaum.

Alexander F (1951) Psychosomatische Medizin. Berlin: De Gruyter.

Altgeld T, Laser I, Walter U (Hrsg) (1997). Wie kann Gesundheit verwirklicht werden? Weinheim, München: Juventa.

Amthauer R, Brocke B, Liepmann D, Beauducel A (1999, 2001). Intelligenz-Struktur-Test 2000: I-S-T 2000 und I-S-T 2000R. Göttingen: Hogrefe.

Angermeier MJW (1977). Psycholinguistischer Entwicklungstest (PET). Göttingen: Hogrefe.

Antonovsky A (1979). Health, stress, and coping: New perspectives on mental and physical well-being. San Francisco, CA: Jossey-Bass.

Arbeitskreis OPD (Hrsg) (2004). Operationalisierte Psychodynamische Diagnostik (OPD). 4. Aufl. Bern: Huber.

Atkinson JW (1957). Motivational determinants of risk-taking behavior. Psychological Review; 64: 359–72.

Avé-Lallemant U (1994). Der Wartegg-Zeichentest in der Lebensberatung. Göttingen: Hogrefe.

Bandura A (1976). Lernen am Modell: Ansätze zu einer sozial-kognitiven Lerntheorie. Stuttgart: Klett.

Bandura A (1977). Self-efficacy: Toward a unifying theory of behavioral change. In: Psychological Review; 84: 191–215.

Bandura A (1979). Sozial-kognitive Lerntheorie. Stuttgart: Klett-Cotta.

Baumrind D (1971). Current patterns of parental authority. Developmental Psychology Monograph; 4: 1–103.

Bauriedl T (1980). Beziehungsanalyse. Das dialektisch-emanzipatorische Prinzip der Psychoanalyse und seine Konsequenzen für die psychoanalytische Familientherapie. Frankfurt/M.: Suhrkamp.

Beauchamp TL, Childress JF (2001). Principles of Biomedical Ethics. New York, Oxford: Oxford University Press.

Bech P, Bolwig TG, Kramp P, Rafaelson OJ (1979). Bech Rafaelsen Mania Scale and the Hamilton Depression Scale. Acta Psychiatrica Scandinavica; 59: 420–30.

Beck AT (1978). The depression inventory. Philadelphia: Center for Cognitive Therapy.

Beck AT, Rush AJ, Shaw BF, Emery G (1992). Kognitive Therapie der Depression. Weinheim: Psychologie Verlags Union.

Beck AT, Rush AJ, Shaw BF, Emery G (1994). Kognitive Therapie der Depression. 4. Aufl. Weinheim: Psychologie Verlags Union.

Becker P (1997). Psychologie der seelischen Gesundheit. Bd. 1. Theorien, Modelle, Diagnostik. Göttingen: Hogrefe.

Behnsen E, Bernhardt A (1999). Psychotherapeutengesetz. Erläuterte Textausgabe zur Neuordnung der psychotherapeutischen Versorgung. Köln: Bundesanzeiger Verlag.

Bellak L, Bellak SS, Moog W (1955). Der Kinder Apperzeptionstest. Handanweisung. Göttingen: Verlag für Psychologie.

Benjamin LS (1974). Structural analysis of social behavior (SASB). Psychological Review; 81: 392–425.

Bion WR (1962). Lernen aus Erfahrung: Frankfurt/M.: Suhrkamp.

Bion WR (1971). Erfahrungen in Gruppen. Stuttgart: Klett.

Blanck G, Blanck R (1980). Ich-Psychologie II. Stuttgart: Klett-Cotta.

Bleuler E (1910). Die Psychoanalyse Freuds. Jahrb. f. psychoanalyt. u. psychopatholog. Forschungen, Vol. II.

Bleuler E (1911). Dementia praecox oder die Gruppe der Schizophrenien. In: Aschaffenburg G (ed). Handbuch der Psychiatrie. Leipzig, Wien: Franz Deuticke Verlag.

Bodenmann G (2000). Kompetenzen für die Partnerschaft. Freiburger Stresspräventionstraining. Weinheim: Juventa.

Boszormenyi-Nagy I, Spark GM (2001). Unsichtbare Bindungen. Die Dynamik familiärer Systeme. Stuttgart: Klett-Cotta.

Bowlby J (1969a). Attachment and loss. Vol. 1. Attachment. New York: Basic Books.

Bowlby J (1969b). Attachment and loss. Vol. 1–3. New York: Basic Books.

Bowlby J (1975). Bindung. Eine Analyse der Mutter-Kind-Beziehung. München: Kindler.

Brähler E (1992). Gießener Beschwerdebogen für Kinder und Jugendliche (GBB-KJ). Göttingen: Hogrefe.

Brähler E, Schumacher J, Strauss B (Hrsg) (2002). Diagnostische Verfahren in der Psychotherapie. Göttingen: Hogrefe.

Brandt I (1983). Griffith-Entwicklungsskalen (GES). Göttingen: Hogrefe.

Brem-Gräser L (1995). Familie in Tieren: Die Familiensituation im Spiegel der Kinderzeichnung. 7. Aufl. München: Reinhardt.

Brown GW, Monck EM, Carstairs GM, Wing JK (1962). Influence of Family Life on the Course of Schizophrenic Illness. British Journal of Prevention and Social Medicine; 16: 55–68.

Bruner JS, Olver RR, Greenfield PM (eds) (1966). Studies on cognitive growth. New York: Wiley.

Buggle F, Baumgärtel F (1975). Hamburger Neurotizismus- und Extraversionsskala für Kinder und Jugendliche (HANES-KJ). Göttingen: Hogrefe.

Bullinger M, Ravens-Sieberer U. Diagnostik der Lebensqualität. In: Stieglitz R-D, Baumann U, Freyberger HJ (Hrsg) (2001). Psychodiagnostik in Klinischer Psychologie, Psychiatrie, Psychotherapie. Suttgart: Thieme; 246–57.

Bundesgesetzblatt (Bonn) (1974). Teil I; 3427.

Bundesgesetzblatt (Bonn) (2002). Teil I; 51: 2730.

Bundesministerium für Familie, Senioren, Frauen und Jugend (2002). Elfter Kinder- und Jugendbericht. Bericht über die Lebenssituation junger Menschen und die Leistungen der Kinder- und Jugendhilfe in Deutschland. Berlin.

Cashdan S (1990). Sie sind ein Teil von mir – Objektbeziehungstheorie in der Psychotherapie. Köln: Edition Humanistische Psychologie.

Charnock D, Shepperd S, Needham G, Gann R (1999). DISCERN – an instrument for judging the quality of written consumer health information on treatment choices. Journal of Epidemiology and Community Health; 53: 105–11.

Chess S, Thomas A (1986). Temperament in clinical practice. London: Guilford Press.

Cierpka M (Hrsg) (2003). Handbuch der Familiendiagnostik. Springer: Berlin.

Cierpka M, Frevert G (1995). Die Familienbögen. Ein Inventar zur Einschätzung von Familienfunktionen. Göttingen: Hogrefe.

Cloninger CR (1987). A systematic method for clinical description and classification of personality variants. A proposal. Arch Gen Psychiatry; 44 (6): 573–88.

Conners CK (1990). Manual for Conners' Rating Scales. Toronto: Multi-Health Systems.

Cording C (1998). Gedanken zum Sinn und Unsinn der BADO. Psychiatrische Praxis; 25: 161–2.

Cumming E, Henry WE (1961). Growing old. The process of disengagement. New York: Basic Books.

Daniels JC (1971). Figure Reasoning Test (FRT). London: Crosby Lockwood & Son.

DIN ISO 9004 Teil 2 (1992). Qualitätsmanagement und Elemente eines Qualitätssicherungssystems – Leitfaden für Dienstleistungen. Berlin: Beuth.

Döpfner M, Lehmkuhl G (2000). Diagnostik-System für psychische Störungen im Kindes- und Jugendalter nach ICD-10 und DSM-IV (DISYPS-KJ). Bern: Huber.

Döpfner M, Plück J, Bölte S, Melchers P, Heim K (1998). Fragebogen für Jugendliche; Deutsche Bearbeitung des Youth Self-Report (YSR) der Child Behavior Checklist. Einführung und Anleitung zur Handauswertung. Köln: Arbeitsgruppe Kinder-, Jugend- und Familiendiagnostik (KJFD).

Döpfner M, Schürmann S, Frölich J (1998). Therapieprogramm für Kinder mit hyperkinetischem und oppositionellem Problemverhalten (THOP). Weinheim: Psychologie Verlags Union.

Dornes M (2001). Der kompetente Säugling. Die präverbale Entwicklung des Menschen. Frankfurt/M.: Fischer.

Düker H, Lienert GA (1965). Konzentrations-Leistungs-Test (KLT). Göttingen: Hogrefe.

Duhm E, Althaus D (1980). Beobachtungsbogen für Kinder im Vorschulalter 4–6 (BBK). Braunschweig: Westermann.

Duhm E, Hansen I (1957). Der Rosenzweig P-F Test (PFT): Form für Kinder. Göttingen: Hogrefe.

Duhm E, Huss K (1979). Fragebogen zur Erfassung praktischer und sozialer Selbständigkeit 4- bis 6-jähriger Kinder (FPSS). Braunschweig: Westermann.

D'Zurilla TJ, Goldfried MR (1971). Problem-solving and behaviour modification. Journal of Abnormal Psychology; 78: 107–26.

Ebbinghaus H (1885). Über das Gedächtnis. Leipzig: Duncker & Humblot.

Ellis A (1977). Die rationalemotive Therapie. Das innere Selbstgespräch bei seelischen Problemen und seiner Veränderung. München: Pfeiffer.

Engl J, Thurmaier F, Black C (1999). Konstruktive Ehe und Kommunikation (KEK). Ein Kurs zur Weiterentwicklung von Partnerschaft. 1½-Jahres-Ergebnisse: Entwicklung von Kommunikationsqualität, Ehequalität und individuellen Allgemeinbeschwerden. München: Institut für Forschung und Ausbildung in Kommunikationstherapie.

Erikson EH (1959). Childhood and society. New York: Norton.

Erikson EH (1973). Identität und Lebenszyklus, Fankfurt: Suhrkamp.

Ermert C (1997). Spielverhalten im Scenotest. Bern: Huber.

Esser G, Blanz B, Geisel B, Laucht M (1989). Mannheimer Elterninterview – Strukturiertes Interview zur Erfassung von kinderpsychiatrischen Auffälligkeiten. Weinheim: Beltz.

Fahrenberg J, Hampel R, Selg H (1994). Das Freiburger Persönlichkeitsinventar FPI. Revidierte Fassung FPI-R und teilweise geänderte Fassung FPI-A1. Handanweisung, 6. ergänzte Aufl. Göttingen: Hogrefe.

Feldhege FJ, Krauthan G (1979). Ein Verhaltenstrainingsprogramm zum Aufbau sozialer Kompetenz (VTP). Berlin: Springer.

Fichter MM, Keeser W (1980). Das Anorexia-Nervosa Inventar zur Selbstbeurteilung (ANIS). European Archives of Psychiatry and Neurological Sciences; 228: 228–39.

Flehming I, Schloon M, Uhde J, von Bernuth H (1973). Denver Entwicklungsskalen. Uni Düsseldorf.

Folstein MF, Folstein SE, McHugh PR (1975). „Mini-Mental State": A practical method for grading the cognitive state of patients for the clinician. J Psychiat Res; 12: 189–98.

Foulkes SH (1948). Introduction to Group Analytic Psychotherapy. London: Heinemann Medical Books.

Foulkes SH, Anthony EJ (1957). Group Psychotherapy: The Psychoanalytic Approach. Baltimore: Penguin Books.

Franke GH (1995). SCL-90-R. Die Symptom-Check-Liste von Derogatis – Deutsche Version. Manual. Göttingen: Beltz.

Franke R, Hart D (1999). Charta der Patientenrechte. Baden-Baden: Nomos Verlagsgesellschaft.

Freud A (1989). Einführung in die Technik der Kinderanalyse. Frankfurt/M.: Fischer.

Freud S (1895/1999). Studien über Hysterie. In: Freud S. Gesammelte Werke. Bd. 13. Frankfurt/M.: Fischer.

Freud S (1905/1982). Drei Abhandlungen zur Sexualtheorie. Studienausgabe Bd. 5. Frankfurt/M.: Fischer.

Freud S (1923/1999). Das Ich und das Es. In: Freud S. Gesammelte Werke. Bd. 13. Frankfurt/M.: Fischer.

Freud S (1930/1966). Das Unbehagen in der Kultur. In: Freud S. Gesammelte Werke. Bd. 9. Frankfurt/M.: Fischer.

Freud S (1933/1999). Neue Folge der Vorlesungen zur Einführung in die Psychoanalyse. Gesammelte Werke. Bd. 15. Frankfurt/M.: Fischer.

Freud S (1969). Vorlesungen zur Einführung in die Psychoanalyse. Studienausgabe. Bd. 1. Frankfurt/M.: Fischer.

Frostig M, Lockowandt O (1974). Frostigs Entwicklungstest der visuellen Wahrnehmung (FEW), deutsche Bearbeitung von O. Lockowandt. Weinheim: Beltz.

Gatterer G (1990). Alters-Konzentrations-Test (AKT). Göttingen: Hogrefe.

Gauggel S, Bikner B (1999). Validität und Reliabilität einer deutschen Version der Geriatrischen Depressions Skala (GDS). Zeitschrift für Klinische Psychologie; 28: 18–27.

Gehring T (1998). Family System Test (FAST). Göttingen: Hogrefe.

Goldberg EM, Morrison SL (1963). Schizophrenia and social class. Br J Psychiatry; 109: 785–802.

Goodman WK, Price LH, Rasmussen SA, Mazure C, Fleischmann RL, Hill CL (1989): The Yale-Brown obsessive compulsive scale. I. Development, use, and reliability. Arch Gen Psychiatry; 46: 1006–11.

Gordon T (1998). Das Gordon-Modell. Anleitungen für ein harmonisches Leben. München: Heyne.

Gordon T (1999). Die neue Familienkonferenz. München: Heyne.

Gottman JM (1994). What predicts divorce? The relationship between marital processes and marital outcomes. Hillsdale, NJ: Lawrence Erlbaum.

Grawe K. (1982) Der Veränderungsprozeßbogen (VPB). In: Zielke M (Hrsg). Diagnostik in der Psychotherapie. Stuttgart: Kohlhammer; 231–52.

Grawe K (1995). Grundriß einer Allgemeinen Psychotherapie. Psychotherapeut; 40: 130–45.

Grawe K, Donati R, Bernauer F (1994). Psychotherapie im Wandel – Von der Konfession zur Profession. Göttingen: Hogrefe.

Grimm H, Schoeler H (1991). Heidelberger Sprachentwicklungstest (HSET). Göttingen: Hogrefe.

Grützner W, Langenmayr A, Peykan V (1997). Therapeutische Intervention bei Scheidungsfamilien. Journal für Psychologie; 5 (2): 21–31.

Gutzmann H, Kühl K-P, Göhringer K (2000). Das AGP-System. Manual zur Dokumentation gerontopsychiatrischer Befunde. Göttingen: Hogrefe.

Hahlweg K (1996). Fragebogen zur Partnerschaftsdiagnostik. Göttingen: Hogrefe.

Hahlweg K, Reisner L, Kohli G, Vollmer M, Schindler L, Revenstorf D (1984). Development and validity of a new system to analyze interpersonal communication: Kategoriensystem für partnerschaftliche Interaktion. In: Hahlweg K, Jacobson NS (eds). Marital interaction: Analysis and modification. New York: Guilford; 182–98.

Hahlweg K, Thurmaier F, Engl J, Eckert V, Markman H (1993). Prävention von Beziehungsstörungen. System Familie; 6: 89–100.

Haley J, Hoffmann L (1967). Techniques of Family Therapy. Five Leading Therapists Reveal Their Working Styles, Strategies, and Approaches. New York: Basic Books.

Hamilton M (1976a). HAMD Hamilton Depression Scale. In: Guy W (ed). ECDEU assessment manual for psychopharmacology. Rockville: National Institute of Mental Health; 179–92.

Hamilton M (1976b). HAMA Hamilton Anxiety Scale. In: Guy W (ed). ECDEU assessment manual for psychopharmacology. Rockville: National Institute of Mental Health; 193–8.

Hark H (1988). Lexikon Jungscher Grundbegriffe, Düsseldorf: Walter.

Havighurst RJ (1948). Developmental task and education. New York: Davis McKay; 1–3.

Havighurst R J (1982). Developmental tasks and education. New York: Longman; Kap. 4.

Heckhausen H (1965). Leistungsmotivation. In: Handbuch der Psychologie. Bd. 2. Göttingen: Hogrefe; 602–702.

Heigl-Evers A, Heigl F (1994). Das Göttinger Modell der Anwendung der Psychoanalyse in Gruppen unter besonderer Berücksichtigung der psychoanalytisch-interaktionellen Methode. Gruppenpsychotherapie und Gruppendynamik; 30: 1–29.

Heigl-Evers A, Ott J (1995). Die psychoanalytisch-interaktionelle Methode. Göttingen: Vandenhoeck & Ruprecht.

Hellbrügge T (1984/1994). Münchner Funktionelle Entwicklungsdiagnostik (MFED). Göttingen: Hogrefe.

Helmke A, Renkl A (1992). Das Münchner Aufmerksamkeitsinventar (MAI). Ein Instrument zur systematischen Verhaltensbeobachtung der Schüleraufmerksamkeit im Unterricht. Diagnostica; 38: 130–41.

Hinsch R, Pfingsten U (1998). Das Gruppentraining sozialer Kompetenzen (GSK). Grundlagen, Durchführung, Materialien. Weinheim: PVU.

Höck K, Ott J, Vorwerg M. (1981). Theoretische Probleme der Gruppenpsychotherapie. Leipzig: Barth.

Holling H (2002). Brickenkamp Handbuch psychologischer und pädagogischer Tests. Göttingen: Hogrefe.

Horn W (1983). Leistungsprüfsystem LPS. Göttingen: Hogrefe.

Horowitz LM, Strauß B, Kordy H (1993). Inventar zur Erfassung interpersonaler Probleme. Deutsche Version (IIP-D). Weinheim: Beltz.

Howard KI, Kopta SM, Krause MS, Orlinsky DE (1986). The dose-effect relationship in psychotherapy. Am Psychol; 41: 159–64.

Howells JG, Lickorisch JR (2003). Familien-Beziehungs-Test. München: Reinhardt.

Hull CL (1951). Essentials of behavior. Yale: University Press.

Igl A, Joachim Müller-Lange (Hrsg) (1998). Streßbearbeitung nach belastenden Ereignissen. Zur Prävention psychischer Traumatisierung. Edewecht: Stumpf & Kossendey.

Ihl R, Weyer G (1993). Alzheimer's Disease Assessment Scale (ADAS). Deutschsprachige Bearbeitung. Manual. Weinheim: Beltz.

Itten S, Grawe K (2002). VLB – Veränderungsfragebogen für Lebensbereiche. In: Brähler E., Schumacher J, Strauss B (Hrsg) Diagnostische Verfahren in der Psychotherapie. Göttingen: Hogrefe; 382–4.

Jacobson E (1999). Entspannung als Therapie. Progressive Relaxation in Theorie und Praxis. Stuttgart: Klett-Cotta.

Jahnke W, Erdmann G, Kallus W (1985). Stressverarbeitungsfragebogen (SVF) nach Jahnke, Erdmann, Boucsein. Göttingen: Hogrefe.

Kanfer FH (1987). Selbstregulation und Verhalten. In: Heckhausen H, Gollwitzer P, Weinert FE (Hrsg). Jenseits des Rubikon. Der Wille in den Humanwissenschaften. Berlin: Springer; 286–99.

Kanfer FH, Reinecker H, Schmelzer D (1996). Selbstmanagement-Therapie: Ein Lehrbuch für die klinische Praxis. Berlin, Heidelberg, New York: Springer.

Kanfer FH, Reinecker H, Schmelzer D (2000). Selbstmanagement-Therapie: Ein Lehrbuch für die klinische Praxis. 3. Aufl. Berlin, Heidelberg, New York: Springer.

Kanfer FH, Saslow G (1965). Behavioral analysis. An Alternative to diagnostic classification. Archive of General Psychiatry; 12: 529–38.

Kastner-Koller U, Deimann P (1998). Der Wiener Entwicklungstest (WET): Ein allgemeines Entwicklungstestverfahren für Kinder von 3 bis 6 Jahren. Göttingen: Hogrefe.

Katz E, Ford AB, Moskowitz RW, Jackson BA, Jaffe MW (1963). Studies of Illness in the Aged. The Index of ADL. A Standardized Measure of Biological and Psychological Function. Journal of the American Medical Association (JAMA); 185: 914–9.

Kernberg OF (1970). A psychoanalytic classification of character pathology. J Am Psychoanal Assoc; 18: 800–22.

Kernberg OF (1981). Structural Interviewing. Psychiatric Clin North Am; 4: 169–95.

Kernberg OF (1996). Ein psychoanalytisches Modell der Klassifizierung von Persönlichkeitsstörungen. Psychotherapeut; 41: 288–96.

Kirusek T, Sherman R (1968). Goal Attainment Scaling: A general method for evaluating comprehensive community mental health programs. Community Mental Health Journal; 4: 443–53.

Klann N, Hahlweg K, Hank G (1992). Deutsche Validierung des „Marital Satisfaction Inventory" (MSI) von Snyder (1981). System Familie; 5: 10–21.

Klauer T, Filipp SH (1993). Trierer Skalen zur Krankheitsbewältigung (TSK). Göttingen: Hogrefe.

Klein M (1962). Das Seelenleben des Kleinkindes und andere Beiträge zur Psychoanalyse. Stuttgart: Klett.

Klein M (1985). Frühstadien des Ödipuskomplexes: Frühe Schriften (1928-1945). Frankfurt/M.: Fischer.

Koch K (2000). Der Baumtest. Bern: Huber.

Kohlberg J, Turiel E (1978). Moralische Entwicklung und Moralerziehung. In: Portele G (Hrsg). Sozialisation und Moral. Weinheim: Beltz.

Kordy H, von Rad M, Senf W (1989). Empirical hypotheses on the psychotherapeutic treatment of psychosomatic patients in short- and long-term time-unlimited psychotherapy. Psychother Psychosom; 52: 155–63.

Kornadt HJ, Husarek B (1989). Frühe Mutter-Kind-Beziehungen im Kulturvergleich. In: Trommsdorff G (Hrsg). Sozialisation im Kulturvergleich: Der Mensch als soziales und personales Wesen, Bd. 10. Stuttgart: Enke; 65–96.

Kos M, Bierman G, Haub G (1999). Die verzauberte Familie. Ein tiefenpsychologischer Zeichentest. München: Reinhardt.

Kraepelin E (1899). Psychiatrie – Ein Lehrbuch für Studierende und Ärzte. Leipzig: Johann Ambrosius Barth Verlag.

Krampen G, von Delius A (1981). Zur direkten Messung subjektiv erlebter gesundheitlicher Veränderungen. Medizinische Psychologie; 7: 166–74.

Kratzmeier H, Horn R (1979). Raven-Matrizen-Test. Standard Progressive Matrices (SPM). Weinheim: Beltz.

Kubinger KD, Wurst E (1981). Adaptives Intelligenz Diagnostikum (AID). Weinheim: Beltz.

Laireiter AR, Lettner K, Baumann U (1998). PSYCHODOK: Allgemeines Dokumentationssystem für Psychotherapie. Manual und Glossar. Tübingen: dgvt.

Langer W, Haag G (1987). Realitätsorientierungstraining in der Praxis. Altenpflege; 5: 330–3.

Laswell H (1948). The structure and function of communication and society: The communication of ideas. New York: Institute for Religious and Social Studies; 203–43.

Lazarus AA (1973). Multimodal behavior therapy: Treating the BASIC ID. J Nerv Ment Dis; 156: 404–11.

Lazarus RS, Launier S (1978). Stress-related Transactions between Person and Environment. In: Pervin LA, Lewis M (eds). Perspectives in Interactional Psychology. New York: Plenum.

Liberman RP, King LW, DeRisi WJ, McCann M (1975). Personal effectiveness: guiding people to assert themselves and improve their social skills. Champaign (Illinois); Research Press.

Linder M, Grissemann H (1972). Zürcher Lesetest. Bern: Huber.

Luborsky L, McLellan T, Woody G, O'Brien CP, Auerbach A (1985). Therapist Success and its Determinants. Archives of General Psychiatry; 42: 602–11.

Luborsky L, Kächele H (1988). Der zentrale Beziehungskonflikt. Ulm: PSZ-Verlag.

Luborsky L, Singer B, Luborsky L (1975). Comparative studies on psychotherapies: Is it true that "everyone has won and all must have prizes"? Archives of General Psychiatry; 32: 995–1008.

Lutz R, Koppenhöfer E (1983). Kleine Schule des Genießens. In: Lutz R (Hrsg). Genuss und Genießen. Zur Psychologie genussvollen Erlebens und Handelns. Weinheim: Beltz.

Marker KR (1996). Handbuch zum Programmpaket COGPACK©. Version 4.5. Ladenburg: marker software.

Markgraf J (Hrsg) (1996). Lehrbuch der Verhaltenstherapie. Bd. 1. Berlin, Heidelberg, New York: Springer.

Massing A, Reich G, Sperling E (1992). Die Mehrgenerationen-Familientherapie. Göttingen: Vandenhoeck & Ruprecht.

Masters W, Johnson V (1966). Human Sexual Response. Boston: Little Brown.

May P (1998). Diagnose orthographischer Kompetenz. Zur Erfassung der grundlegenden Rechtschreibstrategien mit der Hamburger Schreibprobe. Unter Mitarbeit von Vieluf U, Malitzky V. Hamburg: Verlag für pädagogische Medien.

McClelland DC, Atkinson J (1953). The Achievement Motive. New York: Century-Crofts.

McDougall W (1908). An Introduction to Social Psychology. London: Methuen.

Meichenbaum DW (1995). Kognitive Verhaltensmodifikation. Weinheim: PVU.

Meichenbaum DW (1975). Self-instructional methods. In: Kanfer FH, Goldstein A (eds). Helping People Change. A Textbook of Methods. New York: Pergamon Press.

Meichenbaum D (1991). Anwendung und Wirkung des Stressimpfungstrainings. Bern: Huber.

Melches P, Preuß U (1994). Kaufman-Assessment Battery for Children (K-ABC). Göttingen: Hogrefe.

Mentzos S (1976). Interpersonale und institutionalisierte Abwehr. Frankfurt: Suhrkamp.

Mertens W (1994). Psychoanalyse auf dem Prüfstand? Eine Erwiderung auf die Meta-Analyse von Klaus Grawe. Berlin, München: Quintessenz.

Minuchin S (1983). Familie und Familientherapie: Theorie und Praxis struktureller Familientherapie. Freiburg: Lambertus.

Monsch A (1997). CERAD – Neuropsychologische Testbatterie, Universität Basel.

Moreno JL (1988). Gruppenpsychotherapie und Psychodrama. Einleitung in die Theorie und Praxis. Stuttgart: Thieme.

Morton I (2002). Die Würde wahren. Personenzentrierte Ansätze in der Betreuung von Menschen mit Demenz. Stuttgart: Klett-Cotta.

Muthny FA (1989). Freiburger Fragebogen zur Krankheitsverarbeitung (FKV). Weinheim: Beltz.

Myschker N (1999). Verhaltensstörungen bei Kindern und Jugendlichen. Erscheinungsformen – Ursachen – hilfreiche Maßnahmen. 3. Aufl. Stuttgart: Kohlhammer.

Niethammer L (Hrsg) (1985). Lebenserfahrung und kollektives Gedächtnis: die Praxis der „Oral History". Frankfurt/M.: Suhrkamp.

Oerter R, Montada L (Hrsg) (2002). Entwicklungspsychologie. 5.Aufl. Weinheim: Beltz, PVU.

Öst LB (1987). Applied Relaxation: Description of a coping technique and review of controlled studies. Behav Res Ther; 25 (5): 397–409.

Oswald WD, Fleischmann UM (1997). Das Nürnberger Altersinventar (NAI). Göttingen: Hogrefe.

Oswald W, Roth E (1978). Der Zahlen-Verbindungs-Test (ZVT). Göttingen: Hogrefe.

Overall JE, Gorham DR (1976). BPRS – Brief Psychiatric Rating Scale. In: Guy W (ed). ECDEU assessment manual for psychopharmacology. Rockville: National Institute of Mental Health; 157–69.

Petermann F (Hrsg) (1994). Chronische Krankheiten bei Kindern und Jugendlichen. München: Quintessenz.

Petermann F (Hrsg) (2000). Lehrbuch der klinischen Kinderpsychologie und -psychotherapie, Göttingen: Hogrefe.

Piaget J (1954). Das moralische Urteil beim Kinde. Zürich: Rascher.

Piaget J (1966). Psychologie der Intelligenz. Zürich: Rascher.

Pöldinger W (1968). Die Abschätzung der Suizidalität. Bern: Huber.

Pulverich G (1999). Psychotherapeutengesetz. Kommentar, 3. Aufl. Bonn: Deutscher Psychologen Verlag.

Reichle B (1999). Wir werden Familie. Ein Kurs zur Vorbereitung auf die erste Elternschaft. Weinheim: Juventa.

Remschmidt H, Schmidt M, Poustka F (Hrsg) (2001). Multiaxiales Klassifikationsschema für psychische Störungen des Kindes- und Jugendalters nach ICD-10 der WHO. Bern: Huber.

Revenstorf D (1993). Psychotherapeutische Verfahren. Bd. 1–4. Stuttgart: Kohlhammer.

Richter HE (1970). Patient Familie. Entstehung, Struktur und Therapie von Konflikten in Ehe und Familie. Reinbek: Rowohlt.

Rigling C, Rigling P (1988/89). Software Katalog und Programmdokumentationen. Waldbronn: C. & P. Rigling Reha-Service.

Ringel E (1974). Selbstmord – Appell an die anderen. München: Christian-Kaiser-Verlag.

Rogers CR (1957). The Necessary and Sufficient Conditions of Therapeutic Personality Change. Journal of Consulting Psychology; 21: 95–103.

Rogers CR (1959). A theory of therapy, personality, and interpersonal relationships, as developed in the client centered framework. In: Koch S (ed). Psychology: a study of a science, Vol. 3. New York: McGraw Hill; 184–256.

Rogers CR, Schmid PF (1991). Die notwendigen und hinreichenden Bedingungen für Persönlichkeitsentwicklung durch Psychotherapie. In: Rogers CR, Schmid PF. Personzentriert. Grundlagen von Theorie und Praxis. Mainz: Grünewald-Verlag; 165–84.

Rosenhan DL (1973). On being sane in insane places. Science; 179: 250–8.

Rüger U, Dahm A, Kallinke D (2003). Faber/Haarstrick Kommentar. Psychotherapie-Richtlinien. 6. Aufl. München, Jena: Urban & Fischer.

Rühl D, Bölte S, Feineis-Mathews, Poustka F (2004). Diagnostische Beobachtungsskala für Autistische Störungen (ADOS). Bern: Huber.

Rutter M (1988). Studies of Psychosocial Risk: The Power of Longitudinal Data. Cambridge (UK): Cambridge University Press.

Rutter M, Brown GW (1966). The reliability and validity of measures of family life and relationships in families containing a psychiatric patient. Social Psychiatry; 1: 38–53.

Salter A (1983). Selbstsicherheitstraining. In: Corsini R (Hrsg). Handbuch der Psychotherapie. Weinheim: Beltz.

Sanders MR (1999). The Triple P – Positive Parenting Program: Towards an empirically validated multi-level parenting and family support strategy for the prevention and treatment of child behavior and emotional problems. Child and Family Psychology Review; 2: 71–90.

Satir V, Stachowiak J, Taschman HA (2000). Praxiskurs Familientherapie. Paderborn: Junfermann.

Schepank H (1995). Der Beeinträchtigungs-Schwere-Score (BSS). Göttingen: Beltz.

Schneewind KA, Graf J (1998). Der 16-Persönlichkeits-Faktoren-Test, Revidierte Fassung (16 PF-R). Testmanual. Bern: Huber.

Schindler R. (1973). Das Verhältnis von Soziometrie und Rangordnungsdynamik. In: Heigl-Evers A (Hrsg). Gruppendynamik. Göttingen: Vandenhoeck & Ruprecht; 30–6.

von Schlippe A, Schweitzer J (2003). Lehrbuch der systemischen Therapie und Beratung. Göttingen: Vandenhoeck & Ruprecht.

Schmidt H (1981). Mehrdimensionaler Persönlichkeitstest für Jugendliche (MPT-J). Braunschweig: Westermann.

Schmitz M (2004). 1 × 1 der Psychopharmaka. Grundlagen, Standardtherapien und neue Konzepte. Darmstadt: Steinkopff.

Schneewind KA, Graf J (1998). Der 16-Persönlichkeits-Faktoren-Test, Revidierte Fassung (16 PF-R). Testmanual. Bern: Huber.

Schneewind KA, Herrmann T (Hrsg) (1980). Erziehungsstilforschung. Theorien, Methoden und Anwendung der Psychologie elterlichen Erziehungsverhaltens. Bern: Huber.

Schneewind KA, Kruse J (2002). Die Paarklimaskalen (PKS). Bern: Huber.

Schneider K (1992). Klinische Psychopathologie. 14. Aufl. (1. Aufl. 1946) Stuttgart: Thieme.

Schuhmacher J, Brähler E (2002). In: Senf W, Broda M (Hrsg). Praxis der Psychotherapie – Ein integratives Lehrbuch. Psychoanalyse, Verhaltenstherapie, Systemische Therapie. 3. Aufl. Stuttgart: Thieme.

Schultz JH (1991). Das autogene Training. Stuttgart: Thieme.

Seitz W, Rausche A (1992). Persönlichkeitsfragebogen für Kinder PFK 9–14. Göttingen: Hogrefe.

Seligman MEP (1970). On the generality of the laws of learning. Psychological review; 77: 406–18.

Selvini-Palazzoli M, Cirillio S, Selvini M, Sorrentino AM (1992). Die psychotischen Spiele in der Familie. Stuttgart: Klett-Cotta.

Senf W, Heuft G (1998). Praxis der Qualitätssicherung in der Psychotherapie. Das Manual zur Psy-Ba-Do. Stuttgart: Thieme.

Shapiro F (1998). EMDR, Grundlagen und Praxis. Paderborn: Junfermann.

Siegel AM (2000). Einführung in die Selbstpsychologie. Das psychoanalytische Konzept Kohuts. Stuttgart: Kohlhammer.

Siewert R, Siewert HH (1991). Nutze Deine zweite Chance: Wege aus dem Trennungstief. München: Heyne.

Spangler G, Zimmermann P (1995). Die Bindungstheorie. Grundlagen, Forschung und Anwendung. Stuttgart: Klett-Cotta.

Spitz R (1945). Hospitalismus: Eine Untersuchung der Genese psychischer Krankheitsbilder in der frühen Kindheit. In: Bittner G, Schmid-Cords E (Hrsg) (1969). Erziehung in früher Kindheit. München: Piper.

Steyer R, Schwenkmezger P, Notz P, Eid M (1997). Der Mehrdimensionale Befindlichkeitsfragebogen (MDBF). Handanweisung. Göttingen: Hogrefe.

Stieglitz RD, Baumann U, Freyberger HJ (Hrsg) (2001). Psychodiagnostik in Klinischer Psychologie, Psychiatrie, Psychotherapie. Suttgart: Thieme.

Stiensmeier-Pelster J, Schürmann M, Duda K (2000). Depressions-Inventar für Kinder und Jugendliche (DIKJ). Göttingen: Hogrefe.

Stierlin H (1978). Delegation und Familie. Frankfurt: Suhrkamp.

Stierlin H (1994). Ich und die anderen. Psychotherapie in einer sich wandelnden Gesellschaft. Stuttgart: Klett-Cotta.

Strupp HH, Binder JL (1991). Kurzpsychotherapie. Stuttgart: Klett-Cotta.

Stumpf H, Angleitner A, Wieck T, Jackson DN, Beloch-Till H (1985). Deutsche Personality Research Form (PRF). Handanweisung. Göttingen: Hogrefe.

Sturm W, Willmes K, Horn W (1993). Leistungsprüfsystem für 50–90-Jährige (LPS 50+). Göttingen: Hogrefe.

Sturm W, Herrmann M, Wallesch CW (Hrsg) (2000). Klinische Neuropsychologie. Lisse: Swets & Zeltinger.

Tewes U (1991). Hamburg-Wechsler-Intelligenztest für Erwachsene, Revision 1991, HAWIE-R. Bern: Huber.

Tewes U, Schallberger H, Rossmann K (Hrsg) (2000). Hamburg-Wechsler-Intelligenz-Test für Kinder III (HAWIK III). Göttingen: Hogrefe.

Thomae H (1971). Die Bedeutung der kognitiven Persönlichkeitstheorie für die Theorie des Alterns. Zeitschrift für Gerontologie; 4 (1): 8–18.

Thurmaier F (1997). Ehevorbereitung – ein Partnerschaftliches Lernprogramm (EPL). Methodik, Inhalte und Effektivität eines präventiven Paarkommunikationstrainings. München: Institut für Forschung und Ausbildung in Kommunikationstherapie.

Thurner F, Tewes U (2000). Der Kinder-Angst-Test (KAT-II). Göttingen: Hogrefe.

Tillmann KJ (1997). Sozialisationstheorien. Eine Einführung in den Zusammenhang von Gesellschaft, Institution und Subjektwerdung. 8. Aufl. Reinbek: Rowohlt.

Tornstam L (1989). Gerotranscendence: A metatheoretical reformulation of the disengagement theory. Aging: Clinical and Experimental Research; 1: 55–63.

Tornstam L (1996). Gerotranscendence – a theory about maturing in old age. Journal of Aging and Identity; 1: 37–50.

Tress W (Hrsg) (1993). SASB – Die Strukturale Analyse Sozialen Verhaltens – Ein Arbeitsbuch. Heidelberg: Asanger.

Tress W, Henry WP, Junkert-Tress B, Hildenbrand G, Hartkamp N, Scheibe G (1996). Das Modell des Zyklisch-Maladaptiven Beziehungsmusters und der Strukturalen Analyse Sozialen Verhaltens (CMP/SASB). Psychotherapeut; 41: 215–24.

Ullrich de Muynck R, Ullrich R (1990). Das Assertiveness-Training-Programm ATP. München: Pfeiffer.

Unnewehr S, Schneider S, Margraf J (1998). Kinder-DIPS. Diagnostisches Interview bei psychischen Störungen im Kindes- und Jugendalter. Springer: Berlin.

von Zerssen D, Koeller DM (1976). Paranoid-Depressivitäts-Skala und Depressivitäts-Skala. Weinheim: Beltz.

Wassener D (1995). Das Gesundheits-Strukturgesetz 1993 und die Organisationsreform der gesetzlichen Krankenversicherung – Eine Analyse der Rahmenbedingungen und der Ausgestaltung des Risikostrukturausgleichs. Frankfurt/M.: Lang.

Watzlawick P, Beavin JH, Jackson DD (2000). Menschliche Kommunikation. Formen, Störungen, Paradoxien. Bern: Huber.

Weiß R, Osterland J (1980). Grundintelligenztest CFT 1. Braunschweig: Westermann.

Wieczerkowski W, Nickel H, Janowski A, Fittkau A (1981). Angst-Fragebogen für Schüler (AFS). Braunschweig: Westermann.

Willi J (1990). Die Zweierbeziehung. Spannungsursachen, Störungsmuster, Klärungsprozesse, Lösungsmodelle. Analyse des unbewussten Zusammenspiels in Partnerwahl und Paarkonflikt: Das Kollusions-Konzept. Reinbek: Rowohlt.

Winkel R (2001). Schwierige Kinder – Problematische Schüler. Hohengehren: Schneider.

Winnicott DW (1984). Reifungsprozesse und fördernde Umwelt. Frankfurt/M.: Fischer.

Wolpe J (1954). Reciprocal Inhibition as the Main Basis of Psychotherapeutic Effects. AMA Archive of Neurology and Psychiatry; 72: 205–26.

World Health Organization (WHO) (1980). International classification of impairments, disabilities and handicaps. Genf: World Health Organization.

Zentralstelle für Psychologische Information und Dokumentation (1993). Spezialbibliographie deutschsprachiger psychologischer Testverfahren. Zusammengestellt von Eberwein M. Trier: ZPID, Universität Trier.

Zielke M (1979). Kieler Änderungssensitive Symptomliste (KASSL). Göttingen: Hogrefe.

Zielke M, Kopf-Mehnert C (1978). Veränderungsfragebogen des Erlebens und Verhaltens. Göttingen: Hogrefe.

Ziler H (1970). Der Mann-Zeichen-Test in de-ailstatistischer Auswertung. 2. Aufl. Münster: Aschendorff.

Zimmer R, Volkamer M (1987). Motoriktest für vier- bis sechsjährige Kinder (MOT 4–6). Göttingen: Beltz.

Zung WWK (1971). A rating instrument for anxiety disorders. Psychosomatics; 12: 371–9.

Sachverzeichnis

Psychotherapie bei Schattauer

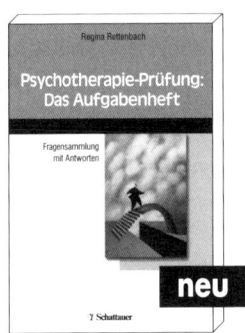

Die ideale Ergänzung zum Lehrbuch „Die PT-Prüfung" von Regina Rettenbach

Rettenbach

Psychotherapie-Prüfung: Das Aufgabenheft

Fragensammlung mit Antworten

Erfolgreich durch die Psychotherapie-Prüfung – was hilft Ihnen bei der Vorbereitung? „Das Aufgabenheft" bietet mit über 550 Fragen inkl. Kurzantworten eine optimale Einstimmung auf die konkrete Prüfungssituation. Die Fragensammlung ist in Auswahl, Vielfalt und Stil auf den schriftlichen Teil der Prüfung zum Psychologischen Psychotherapeuten und zum Kinder- und Jugendlichenpsychotherapeuten zugeschnitten. Querverweise auf das jeweilige Kapitel in dem erfolgreichen Lernbuch „Die Psychotherapie-Prüfung" von Regina Rettenbach ermögli-

chen eine fundierte Auseinandersetzung mit den Themen.

Das Buch beinhaltet: ■ **Tipps und Kniffe** mit Hinweisen zur Bewältigung der inhaltlichen und formalen Prüfungsanforderungen ■ **Offene Fragen zum IMPP-Gegenstandkatalog** ■ **Kompaktkurse** mit Fragen zur Vertiefung der Themen des IMPP Gegenstandkatalogs ■ **Drei Übungsprüfungen** mit 240 rekonstruierten Aufgaben.

Die Inhalte des Aufgabenheftes: erprobt und bewährt in zahlreichen, von der Autorin durchgeführten Repetitorien.

2006. 96 Seiten, kart.
€ 19,95/CHF 31,90
ISBN-13: 978-3-7945-2496-9
ISBN-10: 3-7945-2496-9

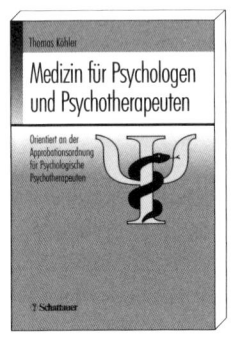

Köhler

Medizin für Psychologen und Psychotherapeuten

Orientiert an der Approbationsordnung für Psychologische Psychotherapeuten

Die Praxis konfrontiert Psychologen und Psychotherapeuten häufig mit Krankheitsbildern, zu deren Diagnose allgemeines medizinisches Wissen Voraussetzung ist. Zudem ist es bei der Einleitung von medikamentösen Therapiemaßnahmen erforderlich, die Wirkungsmechanismen der Psychopharmaka und ihre Auswirkungen auf den menschlichen Organismus zu kennen.

Mit diesem Buch ist es dem Autor gelungen, kurz und prägnant die für Psycho-

logen und Psychotherapeuten relevanten Themenkomplexe aus der Medizin vorzustellen. Orientiert an der Approbationsordnung für Psychologische Psychotherapeuten, setzt er Schwerpunkte unter anderem in den Bereichen: ■ Anatomie und Physiologie des Nervensystems ■ biologische Grundlagen und biologische Behandlung psychischer Störungen ■ Wirkungen und Wirkungsmechanismen von psychotropen Substanzen ■ Formen von körperlicher und geistiger Behinderung ■ Biologie des Schmerzes ■ Genetik

2003. 335 Seiten, 11 Abb., 21 Tab., kart.
€ 36,95/CHF 59,10
ISBN-13: 978-3-7945-2238-5
ISBN-10: 3-7945-2238-9

Kernberg/Dulz/Eckert (Hrsg.)

WIR: Psychotherapeuten

über sich und ihren „unmöglichen" Beruf

Konfessionen über eine Profession

Psychotherapeuten schreiben gern, fast immer über andere und fast nie über sich selbst. Deshalb gibt es kaum Publikationen über die Angehörigen jenes Berufes, den Sigmund Freud einen der „unmöglichen" genannt hat. Nun nehmen erstmals 60 Insider ihre eigene Zunft ins Visier, liefern harte

Daten und Fakten, schildern Entwicklungen, üben Selbstkritik, berichten über Erfolge und Niederlagen und lassen keinen Zweifel an der Faszination ihrer täglichen Arbeit. Abgerundet wird das Buch durch die Eindrücke von Patienten über ihre Behandler und die Gedanken von Sprösslingen über ihre Therapeuten-Eltern.

Übersetzungen der engl. Beiträge von Petra Holler

Sonderausgabe der 1. Auflage 2005. 629 Seiten, 68 Abb., 9 Tab., kart.
€ 29,95/CHF 47,90 · ISBN-13: 978-3-7945-2466-2
ISBN-10: 3-7945-2466-7